《临床药学监护》丛书

国家卫生健康委医院管理研究所药事管理研究部
国家医院药事管理质量控制中心　组织编写

吴永佩　颜青　高申　　　总主编

肿瘤
药物治疗的药学监护

主　编　杜　光

副主编　刘　东　桂　玲

编　委（以姓氏笔画为序）

王　燕（宜昌市中心人民医院）

邓小莹（广州市第一人民医院）

付　强（华中科技大学同济医学院
　　　　附属同济医院）

刘　东（华中科技大学同济医学院
　　　　附属同济医院）

刘　宇（重庆医科大学附属第一医院）

刘金玉（华中科技大学同济医学院
　　　　附属同济医院）

杜　光（华中科技大学同济医学院
　　　　附属同济医院）

李　梦（华中科技大学同济医学院
　　　　附属同济医院）

李俊威（深圳市人民医院）

何光照（常州市肿瘤医院）

宋秋艳（云南省玉溪市人民医院）

张　文（山东省立医院）

张程亮（华中科技大学同济医学院附属
　　　　同济医院）

金　鑫（宿迁市第一人民医院）

赵冰清（北京大学肿瘤医院）

桂　玲（华中科技大学同济医学院附属
　　　　同济医院）

夏　凡（苏州大学附属第一医院）

徐　姗（南京医科大学附属常州第二人
　　　　民医院）

徐苏颖（湖北省肿瘤医院）

翁秀华（福建医科大学附属第一医院）

黄琰菁（海南省人民医院）

韩　娜（华中科技大学同济医学院附属
　　　　同济医院）

傅昌芳（中国科学技术大学附属第一医院）

蔡　爽（哈尔滨医科大学附属第一医院）

人民卫生出版社

图书在版编目（CIP）数据

肿瘤药物治疗的药学监护 / 杜光主编．—北京：人民卫生出版社，2020

（《临床药学监护》丛书）

ISBN 978-7-117-29321-1

Ⅰ.①肿…　Ⅱ.①杜…　Ⅲ.①肿瘤 - 用药法　Ⅳ.①R730.5

中国版本图书馆 CIP 数据核字（2019）第 297884 号

人卫智网	**www.ipmph.com**	医学教育、学术、考试、健康，购书智慧智能综合服务平台
人卫官网	**www.pmph.com**	人卫官方资讯发布平台

《临床药学监护》丛书

肿瘤药物治疗的药学监护

组织编写： 国家卫生健康委医院管理研究所药事管理研究部
国家医院药事管理质量控制中心
主　　编： 杜　光
出版发行： 人民卫生出版社（中继线 010-59780011）
地　　址： 北京市朝阳区潘家园南里 19 号
邮　　编： 100021
E - mail： pmph @ pmph.com
购书热线： 010-59787592　010-59787584　010-65264830
印　　刷： 保定市中画美凯印刷有限公司
经　　销： 新华书店
开　　本： 710×1000　1/16　**印张：** 18
字　　数： 333 千字
版　　次： 2020 年 4 月第 1 版　2020 年 4 月第 1 版第 1 次印刷
标准书号： ISBN 978-7-117-29321-1
定　　价： 59.00 元

打击盗版举报电话：**010-59787491　E-mail：WQ @ pmph.com**
质量问题联系电话：**010-59787234　E-mail：zhiliang @ pmph.com**

《临床药学监护》丛书
编 委 会

总 主 编　吴永佩　颜 青　高 申

副总主编　缪丽燕　王长连

编 委 会（以姓氏笔画为序）：

丁 新　卜一珊　万自芬　王建华

卢晓阳　包明晶　冯 欣　齐晓涟

闫峻峰　劳海燕　苏乐群　杜 光

李 妍　李喜西　李智平　杨 敏

杨婉花　张 峻　张 健　张毕奎

陆 进　陆方林　陈 英　林英忠

罗 莉　胡 欣　姜 玲　高红梅

游一中　谢 娟　裘云庆　翟晓文

樊碧发

《临床药学监护》丛书
分册目录

书名	分册主编	
1. 质子泵抑制剂临床应用的药学监护	高 申	
2. 血栓栓塞性疾病防治的药学监护	高 申	陆方林
3. 疼痛药物治疗的药学监护	陆 进	樊碧发
4. 免疫抑制剂药物治疗的药学监护	王建华	罗 莉
5. 营养支持疗法的药学监护	杨婉花	
6. 调脂药物治疗的药学监护	杨 敏	劳海燕
7. 糖皮质激素药物治疗的药学监护	缪丽燕	
8. 癫痫药物治疗的药学监护	齐晓涟	王长连
9. 糖尿病药物治疗的药学监护	李 妍	苏乐群
10. 肿瘤药物治疗的药学监护	杜 光	
11. 高血压药物治疗的药学监护	陈 英	林英忠
12. 止咳平喘药物临床应用药学监护	谢 娟	万自芬
13. 吸入制剂药物治疗的药学监护	胡 欣	游一中
14. 感染性疾病药物治疗的药学监护	卢晓阳	裘云庆
15. 重症疾病药物治疗的药学监护	卜一珊	高红梅
16. 精神障碍疾病药物治疗的药学监护	张 峻	张毕奎
17. 儿童肾病综合征药物治疗的药学监护	姜 玲	
18. 骨质疏松症药物治疗的药学监护	闫峻峰	包明晶
19. 儿科常见疾病药物治疗的药学监护	李智平	翟晓文
20. 妇科疾病雌、孕激素药物治疗的药学监护	冯 欣	丁 新
21. 静脉药物临床应用药学监护	张 健	

丛 书 序

第二次世界大战后，欧美各国现代经济和制药工业迅速发展，大量新药被开发、生产并应用于临床。随着药品品种和药品临床使用量的增加，不合理用药现象也逐趋加重，严重的药物毒副作用和过敏反应也不断增多，患者用药风险增加。同时，人类面临的疾病负担愈加严峻，慢性病及其他疾病的药物应用问题更加复杂，合理用药成为人类共同关心的重大民生问题。为充分发挥临床药师在药物治疗和药事管理中的专业技术作用，提升药物治疗水平，促进药物安全、有效、经济、适当的合理使用，西方国家于20世纪中叶前后在高等医药院校设置6年制临床药学专业Pharm D.课程教育，培养临床型药学专业技术人才。同期，在医院建设临床药师制度，建立药师与医师、护士合作共同参加临床药物治疗，共同为患者临床药物治疗负责，共同防范医疗风险，提高医疗工作质量，保障患者健康的优良工作模式，这在西方国家已成为临床药物治疗常规，并得到社会和医药护理学界的共识。

1997年我们受卫生部委托起草《医疗机构药事管理暂行规定》，经对国内外医院药学技术服务情况调研分析，提出了我国"医院药学部门工作应该转型""药师观念与职责必须转变"和医院药学专业技术服务扩展发展方向，并向卫生部和教育部提出三点具体建议：一是高等医药院校设置临床药学专业教学，培养临床应用型药学专业技术人才；二是在医院建立临床药师制，药师要直接参与临床药物治疗，促进合理用药；三是为提高成品输液质量、保障患者用药安全和保护护理人员免受职业暴露，建议对静脉输液实行由药学部门管理、药学人员负责的集中统一调配与供应模式。卫生部接受了此建议，在2002年1月卫生部公布《医疗机构药事管理暂行规定》，首次规定要在医院"逐步建立临床药师制"。为此，在2005年和2007年卫生部先后启动"临床药师培训基地"和"临床药师制"建设两项试点工作，并于2009年和2010年作了总结，取得了很大的成功，目前临床药师岗位培训制度和临床药师制建设已日趋规范化和常态化。随着临床药学学科的发展和临床药师制体系建设的深化，临床药师队伍迅速成长，专业技术作用逐渐明显，但临床药师普遍深感临床药学专业系统知识的不足，临床用药实践技能的不足。为提升临床药师参加临床药物治疗工作的药学监护能力，我们邀请临床药学专家和临床药师以及临床医学专家共同编写了《临床药学监护》丛书。本丛书将临床药物治疗学理论与药物治疗监护实践相结合，反映各分册临床疾病药物治疗的最新进展，以帮助临床药师在药物治疗实践活动中实施药学监护措施，提升运用临床药学专业知识解决临床用药中实际问题的能力。本丛书主要内容为依据不同疾病的药物治疗方案，设计药学监护措施，明确药学监护重点：对药物治疗方案的评价与正确实施；遴选药品的适宜性和随着疾病治疗的进展调整药物治疗意见；对药物治疗效果的评价；监测与杜绝用药错误；监测与防范药品不良反应；对患者进行用药教育等。

　　《临床药学监护》丛书的编写与出版，体现了国内外临床药物治疗学和临床实践活动最新发展趋势，反映了国际上临床药学领域的新的药学监护技术。本丛书可满足广大医疗机构药师学习、实践工作的需要，也可作为医疗机构医护人员和高等医药院校学员的参考用书，但撰写一部系统的《临床药学监护》丛书我们尚缺乏经验，不足之处在所难免，希望临床药师和广大读者批评指正，为再版的修订与完善提供条件。

　　我们衷心感谢为本丛书编写和出版付出辛勤劳动的专家、临床药师和相关人员并向其致以崇高的敬意！

吴永佩 颜 青 高 申

2018 年 3 月

前　言

随着恶性肿瘤发病率在我国的日益增高，人民健康生活受到严重影响，社会经济负担显著增加。国家高度重视全民医疗及健康问题，尤其是针对恶性肿瘤这类高医疗成本疾病，切实制定并落实了一系列的政策来促进和保障人民的就医用药，如国家通过谈判降低抗肿瘤药物价格，促进医保目录抗肿瘤药物的准入，加速进口抗肿瘤新药的审批流程等，尽力缓解患者负担，使人民用得起、用得上新药、好药。

但随之而来的问题是，这类药物作用机制复杂、多数毒性较大，如何合理地应用和管理种类日渐增多的抗肿瘤药物，如何权衡利弊，让患者获得安全、经济和有效的药物治疗方案，是医务人员时刻面临的挑战。同时，因恶性肿瘤患者合并症较多，临床上还面临着与众多对症支持治疗药物同时使用所导致的各类复杂的药物治疗问题。在此情况下，肿瘤专科临床药师可在结合临床药学专业知识的基础上参与医疗团队，协助医护人员制定和应用抗肿瘤药物治疗方案，对患者进行有效的用药管理和药学监护，在保障患者安全、合理用药方面发挥积极作用。

抗肿瘤药物治疗和实践的专科性较强，而由于历史原因，我国医疗机构内肿瘤专科临床药师无论从实际从业人数还是专业水平上，距离临床医疗需求还有一定差距。因此，为促进肿瘤专科临床药师工作，提高药学监护实践水平，我们邀请了全国多家知名医疗机构的医药学专家，以及具有实践经验的一线临床药师，共同编写了本书。在编写过程中，编者除了概述抗肿瘤药物相关知识外，还尽可能地结合常见肿瘤疾病治疗原则以及最新药物治疗进展，紧密围绕药学监护实施要点，在实际案例中展示了如何应用临床及药学知识来开展患者药学监护，充分体现了临床药学的实用性和实践性。

本书可作为肿瘤专科临床药师在职岗位培训规范化培训教材，亦可作为医疗机构医务人员和高等医药院校师生的参考用书。

由于肿瘤临床治疗技术及新药研究的发展迅速，加之编者的编写经验有限,本书可能存在不妥之处,敬请广大读者批评指正,以期为修订时积累更多理论和实践经验,共同为促进肿瘤疾病合理用药、提升人民健康水平而努力。

编　者

2020 年 2 月

目　录

第一章　肿瘤治疗药物概述 ·· 1

　　第一节　化学治疗 ·· 1

　　　　一、概述 ·· 1

　　　　二、药物分类与作用机制 ·· 2

　　　　三、应用原则及管理 ·· 3

　　　　四、耐药机制及进展 ·· 3

　　　　五、常见药物 ·· 3

　　第二节　内分泌治疗 ··· 16

　　　　一、概述 ··· 16

　　　　二、药物分类与作用机制 ·· 16

　　　　三、应用原则及管理 ··· 17

　　　　四、耐药机制及进展 ··· 17

　　　　五、常见药物 ··· 17

　　第三节　分子靶向治疗 ··· 20

　　　　一、概述 ··· 20

　　　　二、药物分类与作用机制 ·· 20

　　　　三、应用原则及管理 ··· 22

　　　　四、耐药机制及进展 ··· 23

　　　　五、常见药物 ··· 23

　　第四节　肿瘤免疫治疗 ··· 33

　　　　一、概述 ··· 33

　　　　二、药物分类与作用机制 ·· 33

　　　　三、应用原则 ··· 34

　　　　四、耐药机制及进展 ··· 34

　　　　五、常见药物 ··· 34

第二章　肿瘤治疗药物常见不良反应 ⋯⋯⋯⋯⋯⋯⋯⋯⋯⋯⋯⋯ 39

第一节　化疗药物常见不良反应 ⋯⋯⋯⋯⋯⋯⋯⋯⋯⋯⋯⋯ 39

一、骨髓及血液系统不良反应 ⋯⋯⋯⋯⋯⋯⋯⋯⋯⋯⋯ 39

二、消化系统不良反应 ⋯⋯⋯⋯⋯⋯⋯⋯⋯⋯⋯⋯⋯⋯ 42

三、皮肤及附件不良反应 ⋯⋯⋯⋯⋯⋯⋯⋯⋯⋯⋯⋯⋯ 44

四、神经系统不良反应 ⋯⋯⋯⋯⋯⋯⋯⋯⋯⋯⋯⋯⋯⋯ 45

五、其他常见不良反应 ⋯⋯⋯⋯⋯⋯⋯⋯⋯⋯⋯⋯⋯⋯ 47

第二节　内分泌治疗药物常见不良反应 ⋯⋯⋯⋯⋯⋯⋯⋯⋯ 50

一、骨不良反应 ⋯⋯⋯⋯⋯⋯⋯⋯⋯⋯⋯⋯⋯⋯⋯⋯⋯ 50

二、心(脑)血管不良反应 ⋯⋯⋯⋯⋯⋯⋯⋯⋯⋯⋯⋯⋯ 51

三、其他不良反应 ⋯⋯⋯⋯⋯⋯⋯⋯⋯⋯⋯⋯⋯⋯⋯⋯ 51

第三节　分子靶向药物常见不良反应 ⋯⋯⋯⋯⋯⋯⋯⋯⋯⋯ 52

一、皮肤及附件毒性 ⋯⋯⋯⋯⋯⋯⋯⋯⋯⋯⋯⋯⋯⋯⋯ 52

二、心血管系统毒性 ⋯⋯⋯⋯⋯⋯⋯⋯⋯⋯⋯⋯⋯⋯⋯ 52

三、胃肠道毒性 ⋯⋯⋯⋯⋯⋯⋯⋯⋯⋯⋯⋯⋯⋯⋯⋯⋯ 53

四、间质性肺炎 ⋯⋯⋯⋯⋯⋯⋯⋯⋯⋯⋯⋯⋯⋯⋯⋯⋯ 54

第四节　肿瘤免疫治疗药物常见不良反应 ⋯⋯⋯⋯⋯⋯⋯⋯ 54

一、皮肤毒性 ⋯⋯⋯⋯⋯⋯⋯⋯⋯⋯⋯⋯⋯⋯⋯⋯⋯⋯ 54

二、内分泌疾病 ⋯⋯⋯⋯⋯⋯⋯⋯⋯⋯⋯⋯⋯⋯⋯⋯⋯ 55

三、肝脏毒性 ⋯⋯⋯⋯⋯⋯⋯⋯⋯⋯⋯⋯⋯⋯⋯⋯⋯⋯ 55

四、胃肠道毒性 ⋯⋯⋯⋯⋯⋯⋯⋯⋯⋯⋯⋯⋯⋯⋯⋯⋯ 56

第三章　肿瘤治疗药物的药学监护 ⋯⋯⋯⋯⋯⋯⋯⋯⋯⋯⋯⋯ 57

第一节　肿瘤治疗药物的配伍和给药方式 ⋯⋯⋯⋯⋯⋯⋯⋯ 57

一、肿瘤治疗药物的配伍 ⋯⋯⋯⋯⋯⋯⋯⋯⋯⋯⋯⋯⋯ 57

二、肿瘤治疗药物的给药方式 ⋯⋯⋯⋯⋯⋯⋯⋯⋯⋯⋯ 60

第二节　肿瘤治疗药物的相互作用 ⋯⋯⋯⋯⋯⋯⋯⋯⋯⋯⋯ 61

一、肿瘤治疗药物与其他药物、食物的相互作用 ⋯⋯⋯ 62

二、肿瘤治疗药物之间的相互作用及给药顺序 ⋯⋯⋯⋯ 63

第三节　特殊人群的药学监护 ⋯⋯⋯⋯⋯⋯⋯⋯⋯⋯⋯⋯⋯ 64

一、老年人用药的药学监护 ⋯⋯⋯⋯⋯⋯⋯⋯⋯⋯⋯⋯ 64

二、儿童用药的药学监护 ⋯⋯⋯⋯⋯⋯⋯⋯⋯⋯⋯⋯⋯ 65

　　三、妊娠期妇女的药学监护 ……………………………………… 65

　　四、肝、肾功能异常者的药学监护 ……………………………… 66

　　五、常见合并症的药学监护 ……………………………………… 67

第四章　常见实体肿瘤 ……………………………………………… 69

　第一节　乳腺癌 …………………………………………………… 69

　　一、概述 …………………………………………………………… 69

　　二、药物治疗原则 ………………………………………………… 71

　　三、药学评估与监护要点 ………………………………………… 80

　第二节　肺癌 ……………………………………………………… 86

　　一、概述 …………………………………………………………… 86

　　二、药物治疗原则 ………………………………………………… 89

　　三、药学评估与监护要点 ………………………………………… 93

　第三节　胃癌 ……………………………………………………… 99

　　一、概述 …………………………………………………………… 99

　　二、药物治疗原则 ………………………………………………… 101

　　三、药学评估与监护要点 ………………………………………… 103

　第四节　大肠癌 …………………………………………………… 106

　　一、概述 …………………………………………………………… 106

　　二、药物治疗原则 ………………………………………………… 109

　　三、药学评估与监护要点 ………………………………………… 116

　第五节　原发性肝癌 ……………………………………………… 123

　　一、概述 …………………………………………………………… 123

　　二、药物治疗原则 ………………………………………………… 125

　　三、药学评估与监护要点 ………………………………………… 127

第五章　血液系统肿瘤 ……………………………………………… 130

　第一节　白血病 …………………………………………………… 130

　　一、概述 …………………………………………………………… 130

　　二、药物治疗原则 ………………………………………………… 133

　　三、药学评估与监护要点 ………………………………………… 137

　第二节　淋巴瘤 …………………………………………………… 140

　　一、概述 …………………………………………………………… 140

二、药物治疗原则 ·· 143

三、药学评估与监护要点 ·· 144

第三节　多发性骨髓瘤 ·· 148

一、概述 ·· 148

二、药物治疗原则 ·· 149

三、药学评估与监护要点 ·· 151

第六章　泌尿生殖系统肿瘤 ·· 154

第一节　卵巢癌 ·· 154

一、概述 ·· 154

二、上皮性卵巢癌 ·· 157

三、少见病理组织学类型的卵巢肿瘤 ································ 160

四、药学评估与监护要点 ·· 163

第二节　肾癌 ·· 170

一、概述 ·· 170

二、药物治疗原则及方案 ·· 172

三、药学评估与监护要点 ·· 174

第三节　前列腺癌 ·· 176

一、概述 ·· 176

二、药物治疗原则 ·· 179

三、药学评估与监护要点 ·· 181

第四节　膀胱肿瘤 ·· 184

一、概述 ·· 184

二、药物治疗原则 ·· 186

三、药学评估与监护要点 ·· 187

第七章　皮肤、骨及软组织肿瘤 ······································ 190

第一节　骨肿瘤 ·· 190

一、概述 ·· 190

二、骨肉瘤 ·· 191

三、尤因肉瘤 ·· 198

第二节　软组织肿瘤 ·· 199

一、概述 ·· 199

　　二、药物治疗原则 ┈┈┈┈┈┈┈┈┈┈┈┈┈┈┈┈┈┈┈┈┈┈ 200

　第三节　恶性黑色素瘤 ┈┈┈┈┈┈┈┈┈┈┈┈┈┈┈┈┈┈ 202

　　一、概述 ┈┈┈┈┈┈┈┈┈┈┈┈┈┈┈┈┈┈┈┈┈┈┈┈┈┈ 202

　　二、药物治疗原则 ┈┈┈┈┈┈┈┈┈┈┈┈┈┈┈┈┈┈┈┈┈┈ 204

　　三、药学评估与监护要点 ┈┈┈┈┈┈┈┈┈┈┈┈┈┈┈┈┈ 205

第八章　对症支持治疗 ┈┈┈┈┈┈┈┈┈┈┈┈┈┈┈┈┈┈┈┈┈ 209

　第一节　癌性疼痛 ┈┈┈┈┈┈┈┈┈┈┈┈┈┈┈┈┈┈┈┈┈┈ 209

　　一、概述 ┈┈┈┈┈┈┈┈┈┈┈┈┈┈┈┈┈┈┈┈┈┈┈┈┈┈ 209

　　二、药物治疗原则 ┈┈┈┈┈┈┈┈┈┈┈┈┈┈┈┈┈┈┈┈┈┈ 209

　　三、药学评估与监护要点 ┈┈┈┈┈┈┈┈┈┈┈┈┈┈┈┈┈ 216

　第二节　静脉血栓栓塞症 ┈┈┈┈┈┈┈┈┈┈┈┈┈┈┈┈┈ 219

　　一、概述 ┈┈┈┈┈┈┈┈┈┈┈┈┈┈┈┈┈┈┈┈┈┈┈┈┈┈ 219

　　二、药物预防与治疗原则 ┈┈┈┈┈┈┈┈┈┈┈┈┈┈┈┈┈ 220

　　三、药学评估与监护要点 ┈┈┈┈┈┈┈┈┈┈┈┈┈┈┈┈┈ 223

　第三节　感染 ┈┈┈┈┈┈┈┈┈┈┈┈┈┈┈┈┈┈┈┈┈┈┈┈ 227

　　一、概述 ┈┈┈┈┈┈┈┈┈┈┈┈┈┈┈┈┈┈┈┈┈┈┈┈┈┈ 227

　　二、药物治疗原则 ┈┈┈┈┈┈┈┈┈┈┈┈┈┈┈┈┈┈┈┈┈┈ 228

　　三、药学评估与监护要点 ┈┈┈┈┈┈┈┈┈┈┈┈┈┈┈┈┈ 230

　第四节　肿瘤营养支持 ┈┈┈┈┈┈┈┈┈┈┈┈┈┈┈┈┈┈ 233

　　一、概述 ┈┈┈┈┈┈┈┈┈┈┈┈┈┈┈┈┈┈┈┈┈┈┈┈┈┈ 233

　　二、药物治疗原则及方案 ┈┈┈┈┈┈┈┈┈┈┈┈┈┈┈┈┈ 235

　　三、药学评估与监护要点 ┈┈┈┈┈┈┈┈┈┈┈┈┈┈┈┈┈ 238

　第五节　骨转移 ┈┈┈┈┈┈┈┈┈┈┈┈┈┈┈┈┈┈┈┈┈┈┈ 240

　　一、概述 ┈┈┈┈┈┈┈┈┈┈┈┈┈┈┈┈┈┈┈┈┈┈┈┈┈┈ 240

　　二、药物治疗原则 ┈┈┈┈┈┈┈┈┈┈┈┈┈┈┈┈┈┈┈┈┈┈ 241

　　三、药学评估与监护要点 ┈┈┈┈┈┈┈┈┈┈┈┈┈┈┈┈┈ 243

　第六节　恶性肠梗阻 ┈┈┈┈┈┈┈┈┈┈┈┈┈┈┈┈┈┈┈┈ 247

　　一、概述 ┈┈┈┈┈┈┈┈┈┈┈┈┈┈┈┈┈┈┈┈┈┈┈┈┈┈ 247

　　二、药物治疗原则 ┈┈┈┈┈┈┈┈┈┈┈┈┈┈┈┈┈┈┈┈┈┈ 248

　　三、药学评估与监护要点 ┈┈┈┈┈┈┈┈┈┈┈┈┈┈┈┈┈ 250

第七节　水电解质紊乱 ································ 253

一、概述 ··· 253

二、药物治疗原则 ······················· 255

三、药学评估与监护要点 ·············· 257

第八节　恶性浆膜腔积液 ···················· 260

一、概述 ··· 260

二、药物治疗原则 ······················· 260

三、药学评估与监护要点 ·············· 261

第九节　肿瘤溶解综合征 ···················· 264

一、概述 ··· 264

二、药物治疗原则及方案 ·············· 265

三、药学评估与监护要点 ·············· 266

第十节　心理精神异常 ························ 269

一、概述 ··· 269

二、药物治疗原则 ······················· 269

三、药学评估与监护要点 ·············· 271

第一章　肿瘤治疗药物概述

恶性肿瘤是严重威胁人类生命健康的全球性问题。目前抗肿瘤治疗主要有三种方式，手术、放射治疗和全身治疗。全身治疗是初诊断就发现肿瘤已转移、其他治疗不能根除或复发的患者的主要治疗手段，包括化学治疗、内分泌治疗、分子靶向治疗和肿瘤免疫治疗。

第一节　化 学 治 疗

一、概　述

恶性肿瘤也称作癌症（cancer），是一类由生长失控的异常细胞侵害正常组织器官所引起的疾病的统称。通常情况下，细胞的分裂增殖和生长受到严格调控，主要由生长因子介导，调节过程以正或负的方式影响细胞的增生，并在靶细胞中引起一系列生化反应。在某些外界和体内的因素作用下，一些细胞的遗传物质发生了改变，从而导致细胞增殖过程失控，这些细胞就成为了具有无限增殖能力及侵袭性的肿瘤细胞。基因突变与癌症发生息息相关，当细胞的癌基因被不适当地激活后，在没有接收到生长信号的情况下仍然不断地促使细胞生长或使细胞免于凋亡，导致细胞癌变。信号传导是细胞对外界刺激产生反应并最终引发特异性生物学效应的有效方式。受体蛋白将细胞外信号转变为细胞内信号，经信号级联放大、分散和调节，最终产生一系列综合性的细胞应答，包括下游基因表达的调节、细胞内酶活性的变化、细胞骨架构型和 DNA 合成的改变等。癌症发生、生长和转移过程中的关键信号通路，如 JAK-STAT5、P53、NF-κB 等信号通路表达异常，持续激活会刺激细胞生长，导致细胞增殖失控。

化疗药物是一类作用于肿瘤细胞增殖周期的不同环节上，抑制或杀死肿瘤细胞的药物。细胞增殖动力学从定量方面研究细胞增殖、细胞分化、细胞迁移、细胞死亡过程及体内外因素对这些过程的影响。根据细胞增殖动力学规律，增长缓解的实体瘤，其 G_0 期细胞较多，一般先用周期非特异性药物，杀死增殖期及部分 G_0 细胞，使瘤体缩小而驱动 G_0 细胞进入增殖周期，继而用周期特异性药物杀死肿瘤细胞。相反,对生长比率较高的肿瘤,则先用杀死 S 期或 M 期的周期特异性药物,以后再用周期非特异性药物杀死其他各期细胞,待 G_0 期细胞进入周期时,可重复上述疗程。不同的肿瘤细胞,生物特征不同,细胞增殖动力学也有较大的差异。细胞倍增时间随肿瘤的增大而增大,增殖比率越高,化疗越敏感。

二、药物分类与作用机制

传统的分类方法是根据抗肿瘤药物的来源及其药物的作用机制,将化疗药物分为烷化剂、抗代谢药、抗肿瘤抗生素、植物来源的抗肿瘤药物及其衍生物、其他抗肿瘤药物五大类。另外,根据抗肿瘤药物对细胞增殖周期中 DNA 合成前期(G_1 期)、DNA 合成期(S 期)、DNA 合成后期(G_2 期)、有丝分裂期(M 期)各时相的作用靶点不同,将抗肿瘤药物分为细胞周期特异性药物和细胞周期非特异性药物。

1. 烷化剂 分子中通常含有一或两个烷基,这些烷基通常可转变成缺电子的活泼中间产物,与细胞的生物大分子(DNA、RNA 及蛋白质)中含有的电子基团(如氨基、巯基、羟基、羧酸基、磷酸基等)共价结合,发生烷化反应,使这些细胞成分在细胞代谢中失去作用,从而影响细胞分裂,致使细胞死亡。常用的烷化剂有环磷酰胺、异环磷酰胺、尼莫司汀、替莫唑胺、达卡巴嗪等。

2. 抗代谢药 通常它们的化学结构与体内的核酸或蛋白质代谢物相似,可与合成正常代谢物所必需的酶相结合,从而干扰核酸的合成,抑制肿瘤细胞的生长和增殖。常用的抗代谢药物有:甲氨蝶呤、氟尿嘧啶、替加氟、阿糖胞苷、吉西他滨、羟基脲、卡培他滨、培美曲塞二钠、雷替曲塞等。

3. 抗肿瘤抗生素 由微生物培养液中提取,通过直接嵌入 DNA 分子,改变 DNA 模板性质,阻止转录过程,抑制 DNA 及 RNA 合成。常用的抗肿瘤抗生素有放线菌素 D、博来霉素、平阳霉素、丝裂霉素、柔红霉素、多柔比星、表柔比星、吡柔比星、阿柔比星、伊达比星等。

4. 植物来源的抗肿瘤药物及其衍生物 这类抗肿瘤药物从植物中提取、改造,具有抑制肿瘤生长的作用,包含长春碱类、鬼臼毒素类、喜树碱类、紫杉醇类药物。长春碱类药物作用机制是在有丝分裂阶段(M 期),与微管蛋白二聚体结合,抑制微管聚合,妨碍纺锤微管的形成,从抑制肿瘤细胞分裂增殖。鬼臼毒素及其衍生物通过抑制有丝分裂中微管蛋白集结及微管的形成,干扰肿瘤细胞分裂,使细胞有丝分裂停滞在 M 期,抑制肿瘤生长。依托泊苷和替尼泊苷等鬼臼毒素的 4′ 位去甲基衍生物则是以共价键形成稳定的药物 -DNA-Topo Ⅱ 三元复合物,最终导致 DNA 单链及双链的断裂,使肿瘤细胞周期终

止于 G_1 期（DNA 合成前期）。紫杉醇类药物通过影响肿瘤细胞在有丝分裂时的纺锤体（纺锤丝）形成，导致染色体数目异常，从而抑制了肿瘤细胞分裂和增殖。常见的植物来源的抗肿瘤药物有长春新碱、长春地辛、长春瑞滨、依托泊苷、替尼泊苷、高三尖杉酯碱、羟喜树碱、伊立替康、紫杉醇、多西他赛等。

5. 其他抗肿瘤药物　包括糖皮质激素、铂类化合物、门冬酰胺酶等。糖皮质激素类药物包括地塞米松、泼尼松等，可以诱导淋巴细胞凋亡，并通过增强肿瘤细胞蛋白质合成抑制，促进蛋白质分解而提高细胞毒类药物疗效。铂类药物通过与 DNA 发生链间交联，引起 DNA 复制障碍，从而抑制肿瘤细胞的分裂。门冬酰胺酶使门冬酰胺水解，导致肿瘤细胞缺乏门冬酰胺，从而起到抑制其生长的作用。常见的药物有顺铂、卡铂、奥沙利铂、洛铂、奈达铂、门冬酰胺酶、培门冬酶等。

三、应用原则及管理

正确合理地应用抗肿瘤药物是提高肿瘤患者生存率和生活质量，降低死亡率、复发率和药物不良反应发生率的重要手段。

抗肿瘤药物合理应用原则包括：①权衡利弊，使患者最大获益；②明确治疗目标，进行有序治疗；③医患沟通，知情同意；④治疗适度、规范合理；⑤个体化制定治疗方案。

四、耐药机制及进展

肿瘤细胞对化疗药物产生耐药性是造成化疗失败的主要原因，包括原发性耐药和获得性耐药。肿瘤耐药的分子机制，包括靶基因突变、靶基因扩增、DNA 损伤修复能力差异、各种原因引起的药物摄取减少和外排增多，或者是药物无法接近其作用靶点或药物迅速灭活。这些机制导致肿瘤细胞对化疗药物的敏感性降低，从而使药物无法有效抑制肿瘤的进展。

五、常 见 药 物

常用抗肿瘤药物见表1-1。

表1-1　常见抗肿瘤药物

（一）烷化剂

药名	适应证	药动学	用法用量
环磷酰胺（cyclophosphamide, CTX）	用于白血病、恶性淋巴瘤，以及转移性和非转移性的恶性实体瘤（卵巢癌、睾丸癌、乳腺癌、小细胞肺癌）、儿童横纹肌肉瘤及骨肉瘤	口服后易被吸收，生物利用度为74%~97%。静脉给药后在体内约$t_{1/2}$为4~6.5小时。48小时内可由肾脏排出50%~70%（仅10%为原型）。环磷酰胺不易透过血脑屏障，脑脊液浓度仅为血浆的20%	对于持续治疗的成人或儿童，3~6mg/（kg·d）；对于间断性治疗，10~15mg/kg，间隔2~5天；对于大剂量的间断性治疗和大剂量冲击治疗20~40mg/kg，间隔21~28天
异环磷酰胺（ifosfamide, IFO）	用于睾丸癌、宫颈癌、卵巢癌、乳腺癌、肉瘤、恶性淋巴瘤和肺癌等	血浆蛋白结合率低，分布容积约等于总体液量；原型及其代谢产物的$t_{1/2}$为7小时，主要经肾排泄	单药1.2~2.4g/（m²·d），最高60mg/（kg·d），静脉滴注，连续5日；或大剂量（每疗程5g/m²，125mg/kg）24小时连续静脉滴注
尼莫司汀（nimustine, ACNU）	用于脑肿瘤、消化道癌（胃癌、肝癌、结肠/直肠癌）、肺癌、恶性淋巴瘤、白血病	给药30分钟后脑脊液中浓度达高峰，血浆$t_{1/2}$约为35分钟	每5mg溶于注射用水1ml的比例溶解，静脉或动脉用药。每次2~3mg/kg，间隔1~4~6周；或每次2mg/kg，隔1周给药1次，给药2~3周后，停药4~6周
雌莫司汀（estramustine）	用于晚期前列腺癌，尤其是激素难治性前列腺癌；对于预后因素显示对单纯激素疗法疗效差的患者，可作为一线治疗	在体内主要以氧化的异构体雌酮氮芥存在，两种形式在前列腺内都有累积。雌莫司汀和雌酮氮芥的血浆$t_{1/2}$为10~20小时，代谢物主要经粪便排泄	剂量范围为每日7~14mg/kg，分2次或3次口服使用，建议初始剂量为至少10mg/kg

续表

（一）烷化剂

药名	适应证	药动学	用法用量
替莫唑胺（temozolomide）	新发多形性胶质母细胞瘤，先与放疗联合治疗，随后作为辅助治疗；常规治疗复发或进展的多形性胶质母细胞瘤或间变性星形细胞瘤	口服吸收迅速，0.5~1.5小时达峰；血浆蛋白结合率15%，能迅速通过血脑屏障，进入脑脊液；消除途径：尿液37.7%和粪便0.8%	①同步放化疗期：口服，75mg/(m²·d)，共42天，同时接受放疗；②同步放化疗结束后4周，进行6个周期辅助治疗：第1周期的剂量是150mg/(m²·d)，q.d.，共5天，然后停药23天。第2周期时，如果第1周期后血常规检查显示可接受化疗，则剂量可增至200mg/(m²·d)
达卡巴嗪（dacarbazine）	用于治疗黑色素瘤，也用于组织细胞恶性淋巴瘤等	静脉给药，蛋白结合率0~5%；分布广泛，在脑脊液分布为14%；肝脏代谢，肾脏排泄40%，呈双相消除，初始半衰期19分钟，终末相消除半衰期5小时	通常的剂量200~400mg/m²，连用5~10日为1个疗程，一般间歇3~6周重复给药；单次大剂量650~1 450mg/m²，每4~6周1次

（二）抗代谢药

药名	适应证	药动学	用法用量
甲氨蝶呤（methotrexate, MTX）	联合使用：急性白血病（特别是急性淋巴细胞性白血病或急性淋巴母细胞性白血病），Burketts淋巴瘤、晚期淋巴肉瘤和晚期蕈样真菌病；单独使用：乳腺癌、妊娠性绒毛膜癌、恶性葡萄胎；大剂	用量小于30mg/m²时，口服吸收良好；肌内注射后达峰时间为0.5~1小时，血浆蛋白结合率约为50%，约10%通过胆汁排泄，主要经肾以原型排泄；$t_{1/2}$初期为2~3小时；终末期为8~10小时	①用于急性白血病：肌内或静脉注射，每日10~30mg，每周1~2次；儿童每日20~30mg/m²，每周1次，或视骨髓情况而定。②用于脑膜白血病：鞘内注射每次一般6mg/m²，最大不超过12mg，一日1次，5日为1个疗程。③用于实体

（二）抗代谢药

药名	适应证	药动学	用法用量
	量甲氨蝶呤一般应用单独应用下列肿瘤：成骨肉瘤、急性白血病、支气管肺癌或头颈部上皮癌		瘤，静脉输注一般每次20mg/m²，也可大剂量治疗某些肿瘤
氟尿嘧啶（fluorouracil, 5-FU）	抗瘤谱较广，主要用于治疗消化道肿瘤，或较大剂量氟尿嘧啶治疗绒毛膜上皮癌。亦常用于治疗乳腺癌、卵巢癌、肺癌、宫颈癌、膀胱癌及皮肤癌等	主要经肝脏代谢，分解为二氧化碳经呼吸道排出体外，约15%的氟尿嘧啶在给药1小时内经肾以原型药排出体外。大剂量用药能透过血脑屏障，静脉滴注半小时后到达脑脊液中，可维持3小时。$t_{1/2}$为10~20分钟	静脉滴注，通常每日300~500mg/m²，连用3~5天，每次静脉滴注时间不得少于6~8小时；静脉滴注时可用输液泵连续给药维持24小时。腹腔内注射每次500~600mg/m²，每周1次，2~4次为1个疗程
替吉奥（替加氟20mg、吉美嘧啶5.8mg、奥替拉西钾19.6mg）	不能切除的局部晚期或转移性胃癌	口服替吉奥胶囊25~200mg，替加氟、吉美嘧啶、奥替拉西钾和5-FU的AUC和C_{max}呈剂量依赖性上升。替加氟、吉美嘧啶、奥替拉西钾、5-FU的$t_{1/2}$分别约为2.4小时、2.1小时、2.3小时和3.5小时；血浆蛋白结合率分别为49%~56%、32%~33%、7%~10%、17%~20%	用法为每日2次，早晚餐后口服，连续给药28天，休息14天，为一个治疗周期。给药直至患者病情恶化或无法耐受为止。每次给药量按40mg、50mg、60mg、75mg四个剂量顺序递增或递减，可根据实验室检查与患者情况增减给药量。上限为75mg/次，下限为40mg/次
卡培他滨（capecitabine, CAP）	用于转移性乳腺癌、结肠癌、结直肠癌的辅助化疗、转移性结直肠癌及胃癌的治疗	口服后1.5小时达峰，2小时5-FU达峰，食物会降低卡培他滨的吸收速度和程度，血浆蛋白结合率小于60%，主要经肾排泄	口服1.25mg/m²，b.i.d.，治疗2周后停药1周，3周为1个疗程。餐后30分钟内用水吞服。根据毒性反应和肝、肾功能调整剂量

（二）抗代谢药

药名	适应证	药动学	用法用量
硫鸟嘌呤 （thioguanine）	1. 急性淋巴细胞白血病及急性非淋巴细胞白血病的诱导缓解期及继续治疗期 2. 慢性粒细胞白血病的慢性期及急变期	口服后吸收不完全，活化及分解过程均在肝脏内进行，经甲基化作用转为氨甲基硫嘌呤或脱氨作用而失去活性。40%的药物在24小时内以代谢产物形式经尿液排出	成人常用量，口服，开始时每日2mg/kg，可将每日剂量增至3mg/kg。维持量按每日2~3mg/kg或100mg/m²，一次或分次口服。联合化疗中75~200mg/m²，一次或分次服，连用5~7日
羟基脲 （hydroxycarbamide）	1. 慢性粒细胞白血病（CML）有效，并可用于对白消安耐药的CML 2. 对黑色素瘤、肾癌、头颈部癌有一定疗效，与放疗联合对头颈部及宫颈癌癌有效	口服吸收佳，血浆 t_{max} 为1~2小时，6小时后从血中消失，可透过血脑脊液屏障，CFS中 t_{max} 为3小时，80%由尿排出	口服，CML 每日20~60mg/kg，每周2次，6周为1个疗程；头颈癌、宫颈鳞癌等每次80mg/kg，每3日1次，需与放疗合用
氟达拉滨 （fludarabine）	对B-细胞慢性淋巴细胞白血病（CLL）疗效显著，特别是对常规治疗方案失效的患者有效	口服给药的生物利用度50%~65%，食物对药物吸收影响极小；生物利用度19%~29%，肝脏内活化，40%经肾脏排泄，活性产物的消除半衰期约20小时	每日25mg/m²，d1~5，每28天1个疗程
阿糖胞苷 （cytarabine，Ara-C）	用于急性白血病的诱导缓解期及维持巩固期、非霍奇金金淋巴瘤	可静脉、皮下、肌内或鞘内注射而吸收。静脉注射后分布后广泛，静脉滴	成人常用量： 诱导缓解：静脉注射或滴注一次按体重

（二）抗代谢药

药名	适应证	药动学	用法用量
		注后约有中等量的药物可透过血脑屏障，其浓度约为血浆中浓度的40‰，静脉给药时，$t_{1/2\alpha}$为10~15分钟，$t_{1/2\beta}$为2~2.5小时，鞘内给药时，$t_{1/2}$可延至11小时。在24小时内约10%以阿糖胞苷，70%~90%以尿嘧啶阿糖胞苷为主的无活性代谢物质形式从肾脏排泄	2mg/kg（或1~3mg/kg），一日1次，连用10~14日 维持：一次按体重1mg/kg，一日1~2次，皮下注射，连用7~10日
吉西他滨 （gemcitabine, GEM）	1. 用于胰腺癌局部进展期病变或已转移的胰腺癌，也可用于5-FU无效的胰腺癌 2. 非小细胞肺癌局部进展期或已转移的非小细胞肺癌 3. 其他实体瘤如乳腺癌、小细胞肺癌、卵巢癌、子宫颈癌、头颈部癌等	GEM的给药剂量范围是500~2 592mg/m²，输液时间变化范围0.4~1.2小时。输液结束后5分钟内达到）。$t_{1/2}$为42~94分钟，与年龄和性别无关。GEM主要由肾脏排泄，其中原型不超过10%	1 000mg/m²，加入0.9%氯化钠溶液中静脉滴注30分钟，每周1次，连用3周休1周，每4周重复；或每周1次，连用2周休1周，每3周重复
培美曲塞 （pemetrexed, PEM）	单独使用或与顺铂／卡铂、帕利珠单抗联合使用，治疗局部晚期或转移性非小细胞肺癌患者；还与顺铂联合用于治疗无法切	蛋白结合率约81%，稳态分布容积为16.1L；主要以原药形式从尿肾排泄。总清除率为91.8ml/min，肾功能正常患者，体内$t_{1/2}$为3.5小时。肾功	只能静脉滴注。联合顺铂用于治疗恶性胸膜间皮瘤的推荐剂量500mg/m²，静脉滴注10分钟，每21天为一周期

续表

药名	适应证	药动学	用法用量
	除疾病或不能治愈性手术的恶性胸膜间皮瘤	能降低，清除率会降低。多周期治疗并未改变培美曲塞的药动学参数	
雷替曲塞（raltitrexed）	在患者无法接受联合化疗时，可单药用于治疗不适合 5-FU/亚叶酸钙的晚期结直肠癌患者	注射 3mg/m² 雷替曲塞，最初分布相（α）的 $t_{1/2\alpha}$ 约为 10 分钟，主要以原型经尿排出（40%~50%）。肾脏清除率 21.5ml/min。轻到中度的肝功能不全患者血浆清除率下降于 25%。轻中度肾功能不全（Ccr 25~65ml/min）者血浆清除率明显下降（约 50%）	推荐剂量 3mg/m²，每 3 周重复给药 1 次

（三）抗肿瘤抗生素

药名	适应证	药动学	用法用量
博来霉素（bleomycin, BLM）	用于皮肤恶性肿瘤、头颈部肿瘤、食管癌、肺癌、恶性淋巴瘤、子宫颈癌、神经胶质瘤、甲状腺癌等的治疗	通过各种胃肠道外途径给药，血浆 $t_{1/2}$ 2~8 小时。65% 经肾脏排泄，肾排泄迅速，肾衰竭者应避免或减量使用。由于代谢药物的酶在肝、肾中丰富而在肺和皮肤中缺乏，故易在肺和皮肤中出现毒性	肌内或皮下注射：每次 15~30mg，溶于 5ml 生理盐水。静脉注射：每次 15~30mg，溶于 5~20ml 注射用水或 NS 中，缓慢静脉注入。动脉注射：每次 5~15mg，溶于 NS 或 GS 中，缓慢注射。胸腔内热灌注化疗：20~40mg/次。给药频次根据病情调节，每日 1 次每周 1 次不等

9

续表

（三）抗肿瘤抗生素

药名	适应证	药动学	用法用量
丝裂霉素（mitomycin，MMC）	适用于胃癌、结直肠癌、肺癌、胰腺癌、肝癌、宫颈癌、宫体癌、乳腺癌、头颈部肿瘤、膀胱肿瘤	分布广泛，蛋白结合率低（约10%），分布容积11~48L，主要经肝肾代谢，10%经肾排出，全身清除率332.9ml/(min·m²)，$t_{1/2}$为23~78小时	间歇给药：成人4~6mg/d，每周静脉注射1~2次。连日给药：成人1日2mg，连日静脉注射。大量间歇给药：成人10~30mg/d，间隔1~3周以上静脉注射。与其他抗肿瘤药物合用：成人2~4mg，每周与其他抗肿瘤药物合用1~2次
柔红霉素（daunorubicin，DNR）	用于治疗急性粒细胞白血病、早幼粒性白血病、急性淋巴细胞白血病；对神经母细胞瘤及横纹肌肉瘤有良好疗效	DNR迅速与各组织结合，特别是那些富含核酸的组织，比如脾脏、淋巴结和骨髓。DNR不能透过血脑屏障。蛋白结合率97%，25%经肾脏排泄，40%经胆道排泄。消除半衰期18.5小时	只能静脉注射给药。单一剂量0.5~3mg/kg，0.5~1mg/kg的剂量须间隔1天或以上才可重复注射；2mg/kg的剂量须间隔4天或以上才可重复注射；2.5~3mg/kg的剂量须间隔7~14天才可重复注射。总剂量不能超过20mg/kg
多柔比星（doxorubicin，ADM）	用于急性白血病、恶性淋巴瘤、乳腺癌、肺癌、卵巢癌、软组织肉瘤和骨肉瘤、肾母细胞瘤、神经母细胞瘤、膀胱癌、甲状腺癌、前列腺癌、头颈部鳞癌、睾丸癌、胃癌、肝癌等	必须通过血管给药（静脉内或动脉内），血浆蛋白结合率75%，不能透过血脑屏障，主要经肝胆代谢，经CYP3A4与CYP2D6代谢，40%经胆汁和粪便排泄，终末$t_{1/2}$为20~48小时	成人常用量单药为60~75mg/m²，每3周1次。联合用药为30~40mg/m²，每3周1次。胸腔内热灌注化疗：30~40mg/次

续表

（三）抗肿瘤抗生素

药名	适应证	药动学	用法用量
表柔比星（epirubicin, EPI）	用于治疗白血病、恶性淋巴瘤、多发性骨髓瘤、乳腺癌、肺癌、软组织肉瘤、食管癌、胃癌、肝癌、结肠直肠癌、卵巢癌等。膀胱给药有助于表浅性膀胱癌、原位癌的治疗和预防其经尿道切除后的复发	分布广泛，蛋白结合率77%，药动学呈三房室模型-快速Ⅰ期和缓慢终末期，平均 $t_{1/2}$ 约40小时。主要在肝脏代谢，34%经粪便排泄，27%经肾脏排泄。消除半衰期31.1~35.3小时	静脉注射：单药化疗成人每次 60~90mg/m²，联合化疗每次 50~60mg/m²；高剂量给药，100~135mg/m²，在每疗程的第1天，或45mg/m²，在每疗程的第1、2、3天；联合化疗每次90~120mg/m²，在每疗程的第1天
吡柔比星（pirarubicin, THP）	对恶性淋巴瘤和急性白血病有较好疗效，对乳腺癌、头颈部癌、胃癌、泌尿系恶性肿瘤、及卵巢癌、子宫内膜癌、子宫颈癌等有效	静脉注射后迅速吸收，组织分布广，以脾、肺及胃组织浓度高，心脏内浓度低，有选择性作用于肿瘤细胞的作用。其 $t_{1/2}$ 明显低于多柔比星。$t_{1/2\alpha}$、$t_{1/2\beta}$ 各为0.89分钟、0.46小时及14.2小时	静脉注射：一般按体表面积一次25~40mg/m²；动脉给药，如头颈部癌按体表面积一次7~20mg/m²，一日1次，共用5~7日，亦可每次14~25mg/m²，每周1次

（四）植物来源的抗肿瘤药物及其衍生物

药名	适应证	药动学	用法用量
长春新碱（vincristine, VCR）	主要用于急性白血病，尤其是儿童急性白血病，对急性淋巴细胞白血病疗效显著；也可用于治疗恶性淋巴瘤、慢性淋巴细胞白血病、生殖细胞肿瘤、多发性骨髓瘤、神经母细胞瘤	静脉注射后迅速分布于各组织，神经细胞内浓度较高，很少透过血脑屏障，蛋白结合率75%，肝内代谢，主要经CYP3A亚家族代谢，80%由胆汁经粪便排出，末梢消除 $t_{1/2}$ 长达	成人剂量1~2mg（或1.4mg/m²），最大不大于2mg，年龄大于65岁者，最大每次1mg。儿童75μg/kg或2.0mg/m²，每周1次。联合化疗时连用2周为一周期

续表

（四）植物来源的抗肿瘤药物及其衍生物

药名	适应证	药动学	用法用量
	瘤、小细胞肺癌、尤因肉瘤、肾母细胞瘤、神经母细胞瘤、乳腺癌、消化道癌、黑色素瘤等	85小时	
长春地辛（vindesine，VDS）	对非小细胞肺癌、小细胞肺癌、恶性淋巴瘤、乳腺癌、食管癌及恶性黑色素瘤等恶性肿瘤有效	VDS分布广泛，脑脊液浓度很低，蛋白结合率65%~75%，主要经胆汁分泌到肠道排泄，终末相 $t_{1/2}$ 约为24.2小时	单药每次3mg/m²，每周1次，联合化疗时剂量酌减。通常连续用药4~6次完成疗程
长春瑞滨（vinorelbine，NVB）	用于非小细胞肺癌、（转移性）乳腺癌等	血浆动力学呈三室模型，蛋白结合率79.6%~91.2%，主要在肝代谢，经CYP3A代谢，46%经胆道由粪便排出，18%经肾排泄，终末 $t_{1/2}$ 为27.7~43.6小时	单药：每周25~30mg/m²；联合用药：据治疗方案而定。NVB必须溶于NS（125ml）并于短时间内（15~20分钟）静脉输入，然后输入大量NS冲洗静脉
依托泊苷（etoposide，VP-16）	用于治疗小细胞肺癌、恶性淋巴瘤、恶性生殖细胞瘤、白血病、对神经母细胞瘤、横纹肌肉瘤、卵巢癌、非小细胞肺癌、胃癌和食管癌等有一定疗效	口服生物利用度50%，约1~2小时达峰，分布广泛，难以透过血脑屏障，蛋白结合率97%，44%~60%经肾排泄，$t_{1/2}$ 约为7小时	实体瘤：60~100mg/（m²·d），连续3~5天，每隔3~4周重复。白血病：60~100mg/（m²·d），连续5天，根据血象间隔一定时间重复给药。口服单药，60~100mg/（m²·d），连续10日，每隔3~4周重复

（四）植物来源的抗肿瘤药物及其衍生物

药名	适应证	药动学	用法用量
替尼泊苷（teniposide, VM-26）	用于治疗恶性淋巴瘤、霍奇金病、急性淋巴细胞性白血病、颅内高危病例，颅内恶性肿瘤、膀胱癌、神经母细胞瘤和成人与儿童的高危病例，膀胱癌、神经母细胞瘤和儿童的其他实体瘤	蛋白结合率高，能通过血脑屏障，在脑脊液的浓度低于血药浓度，44% 经肾脏排泄，约 10% 经粪类便排泄，$t_{1/2}$ 约 6~20 小时	单药：每疗程总剂量为 0.3g/m²，在 3~5 天期间给予，每三周或待骨髓恢复后可重复 1 个疗程。一般重复 4~6 个疗程
高三尖杉酯碱（homoharringtonine）	适用于急性髓细胞白血病的诱导缓解及缓解后治疗，对骨髓增生异常综合征（MDS）、慢性粒细胞性白血病及真性红细胞增多症等亦有一定疗效	肌内注射或静脉注射给药吸收慢而不完全，静脉注射后骨髓内的浓度最高。$t_{1/2\alpha}$ 为 2.1 分钟，$t_{1/2\beta}$ 为 53.7 分钟。本药主要在肝内代谢，代谢物主要经肾脏及胆道排泄，少量经粪类便排泄，约 1/3 以药物原型排出	静脉滴注，每天 1~4mg，滴注时间应在 3 小时以上。4~6 天为 1 个疗程，间歇 1~2 周重复用药
羟喜树碱（hydroxycamptothecin, HCPT）	用于原发性肝癌、胃癌、膀胱癌、直肠癌、头颈部上皮癌、白血病等恶性肿瘤	主要从胆汁排泄，通过粪便排出体外，第二相 $t_{1/2}$ 约为 29 分钟	静脉注射，成人每次 8mg，每周 2~3 次，1 个疗程 60~120mg
伊立替康（irinotecan, CPT-11）	适用于晚期大肠癌患者的治疗。与 5-氟尿嘧啶和亚叶酸联合治疗既往未接受化疗的晚期大肠癌患者；对肺癌、乳腺癌、胰腺癌等也有一定疗效	血浆蛋白结合率中等，经肝代谢呈活性代谢产物 SN-38，伊立替康的 $t_{1/2}$ 大约 6~12 小时，SN-38 终末 $t_{1/2}$ 大约 10~20 小时	单药剂量为 350mg/m²，每三周 1 次。或 125mg/m²，第 1、8、15、22 天，然后休息 2 周。联合治疗剂量为 180mg/m²，每二周 1 次，静脉滴注 30~90 分钟，随后静脉滴注亚叶酸和 5-FU

续表

（四）植物来源的抗肿瘤药物及其衍生物

药名	适应证	药动学	用法用量
紫杉醇（paclitaxel，PTX）	用于进展期卵巢癌的一线和后继治疗，乳腺癌患者在含多柔比星标准方案联合化疗后的辅助治疗、转移性乳腺癌联合化疗失败或者辅助化疗6个月内复发的乳腺癌患者，也用于非小细胞肺癌患者的一线治疗	组织分布广泛，肝、肾、脾、肺及大肠中药物浓度较高。蛋白结合率89%~98%，主要在肝脏代谢，随胆汁进入肠道，经粪便排出体外（＞90%）	单药剂量为135~200mg/m²，将紫杉醇稀释成0.3~1.2mg/ml溶液，静脉滴注3小时。联合用药剂量为0.135~0.175g/m²，3~4周重复
多西他赛（docetaxel，TXT）	用于局部晚期或转移性乳腺癌，非小细胞肺癌，对头颈部癌、膜腺癌、胃癌、黑色素瘤、软组织肉瘤有一定疗效	血浆蛋白结合率超过95%，代谢产物主要从粪便排出，$t_{1/2\alpha}$、$t_{1/2\beta}$、$t_{1/2\gamma}$分别为4分钟、36分钟和11.1小时符合三室模型	只能用于静脉滴注。推荐剂量为每周三周75mg/m²静脉滴注1小时。为减轻体液潴留，除有禁忌外，推荐所有患者在接受多西他赛治疗前1天开始口服地塞米松，每次8mg，一日2次，连用3日

（五）其他抗肿瘤药物

药名	适应证	药动学	用法用量
顺铂（cisplatin，DDP）	为治疗多种实体瘤的一线用药。此外，DDP为放疗增敏剂，目前国外广泛用于IV期不能手术的NSCLC的局部放疗	分布迅速而广泛，27%~43%经肾排泄，通过肾小球过滤或部分由肾小管分泌，$t_{1/2}$在2日以上，并用利尿剂可缩短	一般剂量：20mg/m²，q.d.，连用5天，或30mg/m²，q.d.，连用3天。大剂量：80~120mg/m²，静脉滴注，每3~4周1次，以0.1g/m²为宜。最大剂量不应超过0.12g/m²。胸腔内热灌注化疗：20~60mg/次，7~10天1次

（五）其他抗肿瘤药物

药名	适应证	药动学	用法用量
卡铂 （carboplatin, CBP）	用于卵巢癌、小细胞肺癌、非小细胞肺癌、头颈部鳞癌、食管癌、精原细胞瘤、膀胱癌、胸腺瘤、胸膜/腹膜间皮瘤等	卡铂在体内与血浆蛋白结合较少，呈二室开放模型，71%经肾脏排泄，血浆中总铂的 $t_{1/2}$ 为24小时。可滤过的游离铂的全身清除和肾脏清除率与肾小球滤过率有关，与肾小管分泌无关	肾功能正常的成人患者，推荐初始剂量为400mg/m²；肌酐清除率41~59ml/min者，初始剂量为250mg/m²；肌酐清除率16~40ml/min者，初始剂量为200mg/m²；或根据公式计算＝设定AUC×（GFR+25）
奥沙利铂 （oxaliplatin, OXA）	用于经氟尿嘧啶治疗失败后的结直肠癌转移的患者，可单独使用或联合氟尿嘧啶使用	表观分布容积440L，2小时瘤液结束时，15%的铂存在于体循环，剩余的85%迅速扩散到组织内或随尿排出，可与红细胞和血浆蛋白进行不可逆的结合。54%经尿排出，在用药后48小时消除	限成人使用。推荐剂量为85mg/m²，每2周重复；也可用130mg/m²，每3周重复
洛铂 （lobaplatin）	用于乳腺癌、小细胞肺癌及慢性粒细胞白血病	游离铂的终末 $t_{1/2}$ 为131min±15min，总铂为6.8d±4.3d。主要经肾脏排出	静脉注射，50mg/m²，3周为1个疗程
奈达铂 （nedaplatin）	用于头颈部癌、小细胞肺癌、非小细胞肺癌、食管癌、卵巢癌等实体瘤	口服不吸收，蛋白结合率低，在血浆内主要以游离形式存在，主要分布于肾脏和膀胱，以尿排泄为主，消除 $t_{1/2}$ 为2~13小时	推荐为每次80~100mg/m²，3~4周为1个疗程。建议老年患者初次用药剂量为80mg/m²

第二节　内分泌治疗

一、概　述

乳腺癌、卵巢癌、子宫内膜癌和前列腺癌，其肿瘤的发生发展与体内激素调控水平密切相关，改变激素平衡可以有效控制肿瘤的生长，这些肿瘤被称为激素依赖性肿瘤。因此，内分泌治疗目前仍然是乳腺癌、前列腺癌等肿瘤治疗的重要手段，尤其对不能耐受化疗和化疗失效的患者更是至关重要。内分泌治疗主要通过与激素竞争肿瘤细胞表面受体，阻断激素发挥作用，从而达到治疗的目的；还可通过抑制芳香化酶的作用，从而减少雌激素的合成；此外，与促黄体素释放素竞争结合垂体细胞膜表面受体，减少垂体释放促性腺激素，从而降低雌激素的产生，也是内分泌治疗的作用机制之一。

二、药物分类与作用机制

目前国内常用的内分泌治疗药物有抗雌激素类药物、芳香酶抑制药、促性腺激素释放激素类似物、抗雄激素类药物和孕酮类药物。

1. 抗雌激素类药物　以他莫昔芬、托瑞米芬为代表的抗雌激素类药物是目前最常用的乳腺癌内分泌治疗药物。他莫昔芬与雌二醇竞争细胞表面的雌激素受体，使乳腺肿瘤细胞停滞于 G_1 期，抑制肿瘤生长，且还具有雌激素样作用。

2. 芳香酶抑制药　绝经后妇女的雌激素主要来源于肾上腺分泌的胆固醇的转化，芳香化酶是这种转化过程的限速酶。芳香酶抑制药通过抑制芳香化酶的作用而减少雌激素的合成，还通过抑制肿瘤细胞内芳香化酶活性抑制肿瘤细胞的生长。第一代芳香酶抑制药是非选择性的，代表药物是非甾体类的氨鲁米特；第二代芳香酶抑制药包括非甾体类的 fadrozole 和甾体类的福美司坦（formestane，兰他隆）；第三代芳香酶抑制药包括非甾体类的阿那曲唑（anastrozole，瑞宁得）和来曲唑（letrozole，氟隆），以及甾体类的芳香化酶灭活剂依西美坦（exemestane）。

3. 促性腺激素释放激素类似物　绝经前妇女下丘脑分泌促黄体素释放素（LHRH）与垂体细胞膜上相应的受体结合，使垂体释放促性腺激素，从而作用于卵巢并释放雌激素和孕激素。LHRH 类似物与脑垂体上 LHRH 受体的结合，导致 LH 分泌的减少，从而减少雌激素的产生。常用的药物有戈舍瑞林（goserelin，诺雷得）等。

4. 抗雄激素类药物　包括甾体类雄性激素拮抗剂氟他胺，以及非甾体类抗雄激素药物比卡鲁胺，其通过与雄性激素竞争雄激素受体，抑制靶组织、细胞对雄激素的摄取，用于前列腺癌的治疗。

5. 孕酮类药物　孕酮类药物主要通过负反馈作用抑制卵泡刺激素和黄体激素的分泌，减少卵巢雌激素的产生；通过抑制促肾上腺皮质激素的分泌，减少肾上腺皮质中雌激素的产生；与孕激素受体（PR）结合后竞争性抑制雌二醇与 ER 的结合，阻断了雌激素对乳腺肿瘤细胞的作用。常用的药物有甲羟孕酮和甲地孕酮。

三、应用原则及管理

1. 医院及科室开展内分泌治疗的条件保障　有明确的科室管理构架，有从事内分泌治疗的专业的医护人员，可定期有针对性地开展充分的患者教育及管理。

2. 有明确的治疗前患者评估、治疗适应证，并有合理的药物治疗方案。

3. 有明确内分泌治疗不良反应的预防和处理对策　关注骨质疏松与骨不良相关不良反应的发生，代谢相关不良反应和心（脑）血管等不良反应的发生，并有明确的处理防止措施。

四、耐药机制及进展

内分泌治疗的耐药机制主要集中在激素受体表达缺失或表观遗传修饰，使肿瘤细胞表面的激素受体表达缺失，从而引发耐药；雌激素受体信号通路与生长因子信号通路的交叉效应会导致肿瘤增殖增加，引发耐药；细胞循环及凋亡机制的转变，抗雌激素治疗可以导致 G_1 期特异细胞循环停滞及生长率的下降，长期用药会导致细胞色素 E1 和 D1 的过表达引起内分泌耐药；特异性 RNA 表达的改变；上皮细胞向具有间质表型的细胞转化，促进肿瘤的转移。

五、常见药物

常见内分泌治疗药物见表 1-2。

表 1-2　内分泌治疗药物

药名	适应证	药动学	用法用量
他莫昔芬（tamoxifen）	激素受体敏感的乳腺癌	单次口服后，约 5 小时出现峰值血浆浓度。口服后广泛代谢，双相消除，终末消除半衰期为约 5~7 天。粪便排泄是主要的消除途径	口服日剂量为20mg。有时有必要使用较高剂量，但每日最大剂量不应超过40mg
来曲唑（letrozole）	用于绝经后早期，激素受体敏感的乳腺癌患者辅助内分泌治疗；或绝经后激素受体敏感或状态不明的晚期乳腺癌治疗	口服迅速吸收，食物不影响药物吸收。肝脏代谢：通过 CYP3A4 和 CYP2A6 途径。90% 经肾脏排泄。消除半衰期2天	口服，每次 2.5mg，每日 1 次
阿那曲唑（anastrozole）	同上	口服给药后迅速吸收到全身性循环中。在禁食条件下通常在 2 小时内达到峰值血浆浓度。蛋白结合率 40%，90% 经肾脏排泄。半衰期 2 小时	口服，每次 1mg，每日 1 次
依西美坦（exemestane）	用于他莫昔芬治疗 2~3 年后妇女雌激素受体阳性的早期浸润性乳腺癌的辅助治疗；他莫昔芬治疗后病情进展的绝经后晚期乳腺癌患者	口服给药，生物利用度受食物影响，高脂肪食物使 AUC 增加 59%，C_{max} 增加 39%。t_{max} 1.2 小时。广泛分布于组织中，血浆蛋白结合率 90%。在肝脏广泛代谢，主要通过 CYP3A4 途径。42% 经粪便排泄，45% 经肾脏排泄。消除半衰期 24 小时	饭后口服，每次 1 片（25mg），每日 1 次
戈舍瑞林（goserelin）	前列腺癌：用于可用激素治疗的前列腺癌；乳腺癌：可用激素治疗的绝经前期及围绝经期妇女的乳腺癌；子宫内膜异位症	口服吸收差，皮下给药后迅速吸收，表观分布容积 44.1L，蛋白结合率 27.3%。清除迅速，超过 90% 随尿液排泄。半衰期：女性为 2.3 小时 ±0.6 小时；男性为 4.2 小时 ±1.1 小时	成人：在腹前壁皮下注射，每次 3.6mg，每28天 1 次

续表

药名	适应证	药动学	用法用量
亮丙瑞林（leuprorelin）	用于绝经前乳腺癌，且雌激素受体阳性患者；前列腺癌；子宫积瘤；子宫内膜异位症；中枢性性早熟症	皮下给药的生物利用度与通过静脉内给药的生物利用度相当。分布容积27L；蛋白结合率43%~49%；在肝脏主要由肽酶而不是细胞色素P450酶降解。主要经肾脏排泄。半衰期约3小时	①前列腺癌、绝经前乳腺癌：成人每4周1次，皮下注射醋酸亮丙瑞林3.75mg。②子宫内膜异位症：成人每4周1次，皮下注射醋酸亮丙瑞林3.75mg
氟维司群（fulvestrant）	用于在抗雌激素辅助治疗后或治疗过程中复发的，或是在抗雌激素治疗中进展的绝经后（包括自然绝经和人工绝经）雌激素受体阳性的局部晚期或转移性乳腺癌	分布容积3~5L，在肝脏通过CYP3A4途径代谢，90%经粪便排出，半衰期40天	成年女性：臀部缓慢肌内注射，推荐剂量为每月给药1次，一次500mg，首次给药后两周时需再给予500mg
甲羟孕酮（medroxy-progesterone）	用于治疗乳腺癌、子宫内膜癌、前列腺癌、肾癌	口服给药，胃肠道吸收迅速，蛋白结合率90%，口服给药后，MPA通过羟基化在肝脏中广泛代谢，随后在尿液中结合并消除。大多数MPA代谢物作为葡糖苷酸结合物在尿液中排泄，仅少量以硫酸盐形式排出。半衰期50天	口服，乳腺癌：推荐每日500~1 500mg。子宫内膜癌、前列腺癌及肾癌等激素依赖性肿瘤：每日100~500mg，一般一次100mg，一日3次；或一次500mg，一日1次

第三节　分子靶向治疗

一、概　　述

抗肿瘤分子靶向治疗是指利用肿瘤细胞与正常细胞之间分子细胞生物学上的差异,采用封闭受体、抑制血管生成、阻断信号传导通路等方法作用于肿瘤细胞特定的靶点,特异性地抑制肿瘤细胞的生长,促使肿瘤细胞凋亡的治疗方法,已成为当前临床研究的新热点。分子靶向治疗主要包括表皮生长因子和信号转导的靶向治疗、靶向血管内皮生长因子及受体的抗肿瘤治疗、PI3K/AKT/mTOR 信号传导通路靶向治疗、以细胞周期为靶点的抗肿瘤治疗、聚 ADP 核糖聚合酶为抑制靶点的抗肿瘤治疗等。

二、药物分类与作用机制

抗肿瘤分子靶向药物的分类,目前并无标准。但通常按化学结构可分为大分子的单克隆抗体类和小分子激酶类,而按药物作用的靶点可分为以下几类。

1. 抗表皮生长因子受体的分子靶向药物　表皮生长因子受体(epidermal growth factor receptor, EGFR)是一种跨膜糖蛋白,在正常细胞膜上表达,对细胞生长发育起关键作用,但当其异常激活或功能失调时,会导致肿瘤增殖、侵袭和转移。EGFR 属于人类表皮因子受体家族之一,包括 EGFR(HER-1/ErbB-1)、HER-2(ErbB-2)、HER-3(ErbB-3)、HER-4(ErbB-4)。EGFR 由胞外配体结合区、跨膜疏水结构区和胞内酪氨酸激酶区三部分组成,当与配体结合后,受体蛋白可形成二聚体,发生自磷酸化,从而激活下游信号通路。根据作用靶点和药物性质,又可分为酪氨酸激酶抑制剂、单克隆抗体等类别。

(1)酪氨酸激酶抑制剂(tyrosine kinase inhibitor, TKI):该类药物可以通过与 EGFR 胞内区结合,阻断激酶的自磷酸化,从而阻断异常的信号传导。目前常用药物有吉非替尼(gefitinib)、厄洛替尼(erlotinib)、埃克替尼(icotinib)、阿法替尼(afatinib)、奥希替尼(osimertinib)、拉帕替尼(lapatinib)等。

(2)单克隆抗体(monoclonal antibody, mAb):该类药物一方面与配体竞争结合 EGFR 胞外区,从而阻断信号通路的激活,另一方面还可引发 EGFR 的内吞降解,减少受体密度,同时,抗体与受体的结合还可激活补体介导的细胞杀伤效应,发挥多重抗肿瘤作用。目前常用药物有,西妥昔单抗(cetuximab)、尼妥珠单抗(nimotuzumab)、帕尼单抗(panitumumab)、曲妥珠单抗（trastuzumab）、帕妥珠单抗（pertuzumab）、T-DM1（Ado-trastuzumab emtansine）。

2. 抗肿瘤血管生成的分子靶向药物　肿瘤组织内的新生血管，能为快速增殖的肿瘤细胞提供生长所必需的营养物质和氧气，但同时，肿瘤新生血管也是受肿瘤细胞释放各种刺激因子和抑制因子的相互调节而生成。这些刺激因子包括血管内皮生长因子（vascular endothelial growth factor，VEGF）、血小板衍生生长因子（platelet derived growth factor，PDGF）、成纤维细胞生长因子（fibroblast growth factor，FGF-2）、肿瘤坏死因子（tumor necrosis factor α，TNF-α）等，抑制因子则包括内皮抑素（endostatin）、血管抑素（angiostatin）、血小板反应素 -1（thrombospondin-1，TSP-1）。因此，抗肿瘤血管生成的靶向药物是一大类包括各种作用机制的分子，主要分为以下两大类。

（1）直接的血管形成抑制剂：通过抑制血管形成刺激因子，阻断内皮细胞的血管形成过程，从而发挥作用，与放化疗协同使用。常用的药物有沙利度胺（thalidomide）、重组人血管内皮抑制素（endostar）等。

（2）间接的血管形成抑制剂：通过降低血管形成因子的生物学活性发挥抗肿瘤血管生成作用。其中，因大部分肿瘤存在 VEGF 高表达，对 VEGF 家族的研究较多，目前取得的成果较为显著。作用于 VEGF 家族的药物又可分为两种：一种是直接作用于 VEGF，与其结合，可防止 VEGF 进一步与内皮细胞表面受体的结合，降低 VEGF 的生物学活性，代表药物包括贝伐单抗（bevacizumab）、阿柏西普（zivaflibercept）等；另一种为 VEGFR 的抑制剂，多为小分子酪氨酸激酶抑制剂，这些抑制剂同时还会与其他受体（如 VEGFR、PDGFR、FGFR 等）相结合，因此也被称为多靶点酪氨酸激酶抑制剂，目前常用药物包括舒尼替尼（sunitinib）、索拉非尼（sorafenib）、阿帕替尼（apatinib）、凡德他尼（vandetanib）等。

3. 与特异性抗原相关的分子靶向药物　肿瘤细胞上常有一些高表达的抗原，针对这些抗原所开发的分子靶向药物，通过与细胞膜表面抗原结合，可启动补体依赖的细胞毒作用或抗体依赖的细胞介导的细胞毒作用机制，导致肿瘤细胞凋亡。目前常用的有靶向 CD20 的利妥昔单抗、靶向 CD52 的阿仑单抗、靶向 CD33 的吉妥珠单抗，但国内仅利妥昔单抗获批上市。

4. Raf/MEK/MAPK 信号通路抑制剂　Raf/MEK/MAPK 是相应受体激酶（如 EGFR）下游的信号通道，当上游信号激活后，该通路可被活化并转递信号进入细胞核，调节细胞增殖与分化相关基因的转录，从而产生生物学效应。该通路在多种恶性肿瘤细胞中可持续激活，目前作用于该通路的药物主要有维罗非尼（vemurafenib）和达拉非尼（dabrafenib）。

5. PI3K/Akt/mTOR 信号通路抑制剂　是细胞内重要的信号转导通路之

一，可影响肿瘤发生发展过程中许多重要效应分子的活化状态，对肿瘤细胞的生长、凋亡、增殖及转移均有重要作用。靶向该信号通路的研究主要集中在雷帕霉素靶蛋白（target of rapamycin，TOR）抑制剂上，目前的常用药物包括依维莫司、西罗莫司等。

6. 靶向细胞周期的治疗药物　周期蛋白依赖性激酶（cyclin-dependent kinases，CDK）/细胞周期蛋白（cyclin）复合物，对细胞周期的调控起重要作用，目前开发成熟的药品主要是 CDK4/6 抑制剂，目前国内上市的有哌柏西利。

7. 靶向 DNA 损伤与修复的治疗药物　聚腺苷酸二磷酸核糖基聚合酶Ⅰ（PARP-1）可帮助肿瘤细胞修复细胞毒药物导致的 DNA 损伤，PARP-1 抑制剂可延缓肿瘤细胞对损伤的修复，尤其对有同源重组修复缺陷（如 BRCA1/2 缺陷）的肿瘤，有高度选择性的杀伤作用。目前国内上市的药物为奥拉帕利。

8. 泛素-蛋白酶体抑制剂　泛素-蛋白酶体可降解体内许多调节细胞周期和凋亡的关键蛋白，泛素-蛋白酶体抑制剂通过抑制其活性，影响细胞功能，抑制肿瘤细胞生长。常用药物包括硼替佐米、卡非佐米。

9. Bcr-Abl 激酶抑制剂　95% 以上的慢性髓性白血病患者表现为 Bcr-Abl 融合基因阳性，其编码的 Bcr-Abl 激酶持续激活，导致不受控的细胞增殖。Bcr-Abl 激酶抑制剂包括一代的伊马替尼（imatinib），二代的尼洛替尼（nilotinib）、达沙替尼（dasatinib）等。

10. 其他　组蛋白去乙酰化酶抑制剂，能恢复癌症抑制因子及抗癌基因的表达，代表药物为伏立诺他等，但均未在国内上市；布鲁顿酪氨酸激酶（Bruton's tyrosine kinase，BTK）抑制剂，通过抑制 BTK 酶活性，抑制 B 细胞的生长，代表药物伊布替尼；间变型淋巴瘤激酶（lymphoma kinase，ALK）抑制剂，属于受体酪氨酸激酶抑制剂家族，代表药物克唑替尼（crizotinib）、色瑞替尼（ceritinib）等。

三、应用原则及管理

（一）应用原则

1. 病理组织学确诊为肿瘤且基因检测为阳性后方可使用。

2. 严格遵循适应证用药。

3. 优先选择有药物经济学评价和效价比高的药品，体现患者治疗价值，并分级管理。

4. 在上市的抗肿瘤药物尚不能完全满足肿瘤患者的用药需求时，可根据其他国家药品说明书中已注明的用法、国际权威学协会或组织发布的诊疗规范、国家级学会/协会发布的经国家卫生健康委员会认可的诊疗规范,遵循患者知情同意原则,进行使用,但仅限于三级医院授权的具有高级专业技术职称的医师开立相关处方,并做好用药监测和观察。

5. 医疗机构应当将抗肿瘤药物不良反应报告纳入医疗质量考核体系,定期分析和报告抗肿瘤药物不良反应的动态和趋势,密切随访患者的用药相关毒性,并及时上报不良反应。

(二)应用管理

1. 医疗机构建立抗肿瘤药物临床应用管理体系　包括设立抗肿瘤药物管理工作组,组建抗肿瘤药物临床应用管理专业技术团队,制定抗肿瘤药物供应目录和处方集,对抗肿瘤药物使用率、不良反应、费用比例等进行临床应用监测,并加强信息化管理。

2. 对抗肿瘤药物临床应用实行分级管理　对抗肿瘤药物进行分级,并设置相应的处方权限。

3. 明确细胞或组织病理学诊断　在没有获得细胞或组织病理学诊断之前,医师不能开具抗肿瘤药物进行治疗,应当根据细胞或组织病理学结果合理选用抗肿瘤药物。

4. 加强培训、评估和督查　加强对各级人员抗肿瘤药物临床应用和管理的培训,定期评估抗肿瘤靶向药物使用的合理性,及时反馈并干预,加强督导检查。

四、耐药机制及进展

分子靶向治疗药物的耐药机制主要集中在药物外排转运增加,将药物泵出胞外,阻止药物发挥疗效;靶基因发生改变,使原有作用位点不能发挥作用;靶基因旁路激活,激活下游代偿信号通路,导致耐药;肿瘤微环境改变,胞外基质和成纤维细胞等过表达,使抗肿瘤药物难以发挥功能。此外临床最为常见的是 EGFR-TKI 类药物的耐药,前期对 EGFR-TKI 类药物治疗敏感的患者,治疗 1 年内也会有大约 50% 的患者出现耐药,其中 EGFR T790M 基因的突变是最重要的耐药原因。

五、常 见 药 物

分子靶向治疗的常见药物见表 1-3。

表 1-3　分子靶向治疗的常见药物

（一）抗表皮生长因子受体的分子靶向药物

酪氨酸激酶抑制剂

药名	适应证	药动学	用法用量
吉非替尼 （gefitinib）	表皮生长因子受体基因敏感突变的局部晚期或转移性非小细胞肺癌	血浆峰浓度为给药后 3~7 小时，平均绝对生物利用度为 60%，血浆蛋白结合率约为 90%，平均清除半衰期为 48 小时，进食无影响，主要经肝脏代谢	口服，每次 1 片（250mg），每日 1 次，空腹或与食物同服
埃克替尼 （icotinib）	表皮生长因子受体基因敏感突变的局部晚期或转移性非小细胞肺癌；既往接受过至少一个化疗方案的局部晚期或转移性非小细胞肺癌，既往化疗主要指以铂类为基础的联合化疗	血浆峰浓度为给药后 0.5~4 小时，平均清除半衰期为 6 小时，高热量食物会促进其吸收，主要经肝脏代谢，肾脏排泄约 5%，粪便排泄约 74%	口服，每次 125mg，每日 3 次
厄洛替尼 （erlotinib）	单药用于表皮生长因子受体基因敏感突变的局部晚期或转移性非小细胞肺癌，包括一线治疗、维持治疗，或既往接受过至少一次以上治疗进展后的二线及以上治疗	口服生物利用度为 60%，血浆峰浓度，血浆蛋白结合率约为 95%，中位半衰期为 36.2 小时，主要经肝脏代谢，经 CYP3A4 途径清除，主要经粪便（便排泄，进食可明显提高生物利用度	口服，每次 150mg，每日 1 次
阿法替尼 （afatinib）	表皮生长因子受体基因敏感突变的局部晚期或转移性非小细胞肺癌，既往未接受过 EGFR 酪氨酸激酶抑制剂治疗；含铂化疗期间或	口服给药 2~5 小时达血浆峰浓度，血浆蛋白结合率为 95%，主要经粪便排泄（85%）	口服，每次 40mg，每日 1 次直至疾病进展或患者无较长耐受

续表

（一）抗表皮生长因子受体的分子靶向药物

酪氨酸激酶抑制剂

药名	适应证	药动学	用法用量
	化疗后疾病进展的局部晚期或转移性鳞状组织学类型的非小细胞肺癌		
奥希替尼（osimertinib）	EGFR 19或21外显子突变的转移型非小细胞肺癌的一线治疗；使用EGFR激酶抑制剂进展的T790M突变的非小细胞肺癌	血浆峰浓度为给药后6小时，平均清除半衰期为48小时，主要经肝脏代谢，肾脏排泄约14%，粪便排泄约68%	口服，每次80mg，每日1次
拉帕替尼（lapatinib）	用于联合卡培他滨治疗HER-2过度表达的，既往接受过包括蒽环类、紫杉醇、曲妥珠单抗治疗的晚期或局部转移性乳腺癌	血浆峰浓度为给药后4小时，平均清除半衰期为24小时，主要经肝脏代谢，肾脏排泄极微，粪便排泄用度增加27%。与食物同服时口服生物利用度增加	口服，每次250mg，每日1次，第1~21天服用

单克隆抗体

药名	适应证	药动学	用法用量
西妥昔单抗（cetuximab）	单用或与伊立替康联合用药治疗表达EGFR受体、RAS基因野生型的经含伊立替康治疗失败的转移性结直肠癌	当静脉滴注剂量在5~500mg/（$m^2 \cdot w$）时，呈剂量依赖性，清除半衰期为70~100小时，药物代谢不受年龄、肾功能影响	静脉给药，初始剂量为400mg/m^2，其后给药剂量为250mg/m^2，每周1次
尼妥珠单抗（nimotuzumab）	与放疗联合治疗EGFR阳性的Ⅲ/Ⅳ期鼻咽癌	平均半衰期为86.2h±7.9h	静脉给药，每次100mg，每周1次，共8周，同时接受标准的放射治疗
曲妥珠单抗（trastuzumab）	适用于HER-2过度表达的晚期乳腺癌及早期乳腺癌的新辅助和辅助治疗、转移性胃癌	半衰期和剂量相关，随剂量水平的升高，平均半衰期延长，清除率下降，药物代谢不受肾功能影响	静脉给药，每周给药1次，初次剂量4mg/kg或8mg/kg，输注时间为90分钟，维持剂量2mg/kg或6mg/kg

续表

（一）抗表皮生长因子受体的分子靶向药物

单克隆抗体

药名	适应证	药动学	用法用量
帕妥珠单抗（pertuzumab）	与曲妥珠单抗和化疗联合，具有高复发风险 HER-2 阳性早期乳腺癌的辅助治疗；HER-2 阳性早期乳腺癌的新辅助治疗	清除半衰期约为 18 天	静脉滴注，每次 840mg，超过 60 分钟；静脉滴注，每次 420mg，30~60 分钟，每三周 1 次

（二）抗肿瘤血管生成的分子靶向药物

直接的血管形成抑制剂

药名	适应证	药动学	用法用量
沙利度胺（thalidomide）	多发性骨髓瘤，骨髓增生异常综合征	终末半衰期 5~7 小时	口服，推荐剂量是 250mg，每日 2 次
重组人血管内皮抑制素（recombinant human endostatin）	联合 NP 化疗方案适用于初治或复发的 III/IV 期非小细胞肺癌	终末消除半衰期 10 小时，滴注速度、时间和总剂量均可影响 AUC 和峰浓度水平，主要经肾脏排泄	静脉给药，每次 7.5mg/m^2，每日 1 次，连续 14 日，休息一周，再继续下一周期治疗

间接的血管形成抑制剂

药名	适应证	药动学	用法用量
阿帕替尼（apatinib）	既往至少接受过 2 种系统化疗后进展或复发的晚期胃腺癌或胃-食管结合部腺癌	口服给药 3.9~5.1 小时后达血浆峰浓度，消除半衰期约为 8.5~9 小时，进食对其生物利用度无影响，血浆蛋白结合率大于 86%，主要经肝脏 CYP3A4 代谢，粪便排泄约 70%，尿液排泄约 7%	口服，每次 850mg，每日 1 次，餐后半小时服用，疗程中若漏服，不能补充

续表

（二）抗肿瘤血管生成的分子靶向药物

间接的血管形成抑制剂

药名	适应证	药动学	用法用量
阿昔替尼（axitinib）	既往接受过一种酪氨酸激酶抑制剂或酪氨酸细胞因子治疗失败的晚期肾细胞癌成人患者	口服给药 2.5~4.1 小时后达血浆峰浓度，口服生物利用度 58%，消除半衰期为 2.5~6.1 小时，血浆蛋白结合率大于 99%，主要经肝脏 CYP3A4 代谢，粪便排泄约 41%，尿液排泄约 23%，高能量饮食或提高其生物利用度	口服，最初每次 5mg，每日 2 次；隔 2 周增加到每次 7mg，每日 2 次；再隔 2 周每次 10mg，每日 2 次
舒尼替尼（sunitinib）	甲磺酸伊马替尼治疗失败或不能耐受的胃肠间质瘤；不能手术的晚期肾细胞癌；不可切除的、转移性高分化进展期胰腺神经内分泌瘤	血浆蛋白结合率 95%，经肝脏 CYP3A4 代谢，粪便排泄 61%，肾脏排泄 16%，原药半衰期 40~60 小时，食物无影响	口服，每次 50mg，每日 1 次；服药 4 周，停药 2 周（4/2 给药方案）
索拉非尼（sorafenib）	不能手术的晚期肾细胞癌；治疗无法手术或远处转移的肝细胞癌；局部复发或转移的进展性放射性碘难治性分化型甲状腺癌	口服生物利用度约为 38%~49%，高脂饮食可使利用度降低 29%，终末消除半衰期约为 24~48 小时，中位达峰时间为 4~8 小时，血浆蛋白结合率 99.5%，轻中度肝、肾功能损伤不影响药动学，主要经粪便排泄（77%）	口服，每次 400mg，每日 2 次。空腹或伴低脂、中脂饮食服用
贝伐珠单抗（bevacizumab）	与 5-FU 为主的化疗联合，作为转移性结直肠癌的一线、二线治疗方案；联合卡铂、紫杉醇用于不可切除的晚期、转移性或复发性晚期非鳞状细胞非小细胞肺癌的一线治疗	半衰期大约为 18~20 天，通过人体内皮细胞的蛋白水解分解，不通过肝脏和肾脏消除	静脉滴注，每次 5~10mg/kg，每 2 周 1 次，或 15mg/kg，每 3 周 1 次

续表

（三）与特异性抗原相关的分子靶向药物

药名	适应证	药动学	用法用量
利妥昔单抗（rituximab）	复发或化疗耐药的滤泡性中央型淋巴瘤；未经治疗的 CD20 阳性Ⅲ～Ⅳ期滤泡性非霍奇金淋巴瘤；CD20 阳性弥漫大 B 细胞性非霍奇金淋巴瘤	每周连续给药 4 次，静脉给药时，血浆浓度随剂量增高而升高，平均血浆半衰期 68.1 小时	静脉滴注，每次 375mg/m²，每周 1 次，连续 4~8 周，或与化疗药物联合应用，在每周化疗前使用

（四）Raf/MEK/MAPK 信号通路抑制剂

药名	适应证	药动学	用法用量
维莫非尼（vemurafenib）	用于治疗携带 BRAF V600E 突变的不能手术切除的或发生转移的黑色素瘤	半衰期大约为 57 小时，血浆蛋白结合率大于 99%，食物会增加其 AUC	口服，每次 960mg，每日 2 次，直至疾病进展或产生不可耐受的副作用，如果发生呕吐，不需重复给药
达拉非尼（dabrafenib）	联合曲美替尼用于 BRAF V600E 或 V600K 基因突变的不能手术切除的或发生转移的黑色素瘤	半衰期大约为 8 小时，血浆蛋白结合率为 95%，口服生物利用度为 95%，食物会降低其 AUC	口服，每次 150mg，每日 2 次，饭前 1 小时或饭后 2 小时服用的副作用，直至疾病进展或产生不可耐受的副作用；用于非小细胞肺癌治疗时，每 21 天为一个周期；联合曲美替尼时，曲美替尼口服，每次 2mg，每日 1 次

（五）PI3K/Akt/mTOR信号通路抑制剂

药名	适应证	药动学	用法用量
依维莫司（everolimus）	既往接受舒尼替尼或索拉非尼治疗失败的晚期肾细胞癌成人患者；不可切除的、局部晚期或转移性的，分化良好的（中度分化或高度分化）进展期胰腺神经内分泌肿瘤和进展期非功能性胃肠道或肺源神经内分泌肿瘤成人患者；需要治疗干预但不适于手术切除的结节性硬化症（TSC）相关的室管膜下巨细胞星形细胞瘤成人和儿童患者	口服给药1~2小时后达血浆峰浓度，消除半衰期为30小时，进食对于其生物利用度无影响，血浆蛋白结合率大于74%，主要经肝脏CYP3A4代谢，粪便排泄约80%，尿液排泄约5%	口服，每次10mg，每日1次
西罗莫司（sirolimus）	肺淋巴管平滑肌瘤	消除半衰期约为60~70小时，血浆蛋白结合率约为92%，生物利用度约为14%，进食会增加其生物利用度，血浆蛋白结合率大于74%，经肝脏CYP3A4代谢，粪便排泄约91%，尿液排泄约2%	口服，初始剂量2mg，每日1次；10至20天后，调整剂量，使全血谷浓度保持在5~15ng/ml；新剂量＝当前剂量×（目标浓度/当前浓度）；在进一步调整之前，应保持该剂量至少稳定7~14天；一旦达到有效浓度，至少每3个月评估一次

续表

（六）靶向细胞周期的治疗药物

药名	适应证	药动学	用法用量
哌柏西利（palbociclib）	适用于激素受体（HR）阳性、人表皮生长因子受体2（HER-2）阴性的局部晚期或转移性乳腺癌，应与芳香酶抑制药联合使用作为绝经后女性患者的初始内分泌治疗	消除半衰期约为29小时，血浆蛋白结合率约为85%，主要经肝脏CYP3A4代谢，粪便排泄约74%，尿液排泄约15%	口服，每次125mg，每日1次，与食物同服，连续服用21天，之后停药7天，28天为一个治疗周期，直至疾病进展或产生不可耐受的副作用

（七）靶向DNA损伤与修复的治疗药物

药名	适应证	药动学	用法用量
奥拉帕利（olaparib）	用于铂敏感的复发性上皮性卵巢癌、输卵管癌或原发性腹膜癌成人患者在含铂化疗达到完全缓解或部分缓解后的维持治疗	口服给药1~3时后达血浆峰浓度，血浆蛋白结合率约为82%，主要经肝脏CYP3A4代谢	口服，每次300mg，每日2次，应在含铂化疗结束后的8周内开始本品治疗，直至疾病进展或产生不可耐受的副作用；应整片吞服，不应咀嚼、压碎、溶解或掰断药片；如果患者漏服一剂药物，应按计划时间正常服用下一剂量

（八）泛素－蛋白酶体抑制剂

药名	适应证	药动学	用法用量
硼替佐米（bortezomib）	联合化疗用于既往未经治疗的且不适合大剂量化疗和移植的多发性骨髓瘤及套细胞淋巴瘤，或单药	消除半衰期为9~15小时，血浆蛋白结合率约于83%，主要经肝脏代谢，未对其消除进行研究	单次注射1.3mg/m²，每周注射2次，连续注射2周，3周为1个疗程

续表

（八）泛素-蛋白酶体抑制剂

药名	适应证	药动学	用法用量
卡非佐米（carfilzomib）	用于至少接受过一种及以上治疗后复发的多发性骨髓瘤和套细胞瘤。与地塞米松，或来那度胺联合地塞米松治疗之前至少接受1~3次治疗的复发或难治性多发性骨髓瘤；单用于治疗之前至少接受1种及以上疗法的复发或难治的多发性骨髓瘤	消除半衰期为1小时，血浆蛋白结合率97%，主要经肝脏代谢	每周连续2天，持续2~10分钟静脉给药三周（第1,2,8,9,15和16天），接着12天休息期（第17~28天）；推荐第1疗程剂量是$20mg/(m^2 \cdot d)$，如果耐受则第2疗程增加剂量至$27mg/(m^2 \cdot d)$，并在随后保持该剂量，给药前后给予患者水化治疗

（九）Bcr-Abl激酶抑制剂

药名	适应证	药动学	用法用量
伊马替尼（imatinib）	慢性髓性白血病、恶性胃肠间质瘤、急性淋巴细胞白血病等	口服吸收迅速，达峰时间2~4小时，平均生物利用度为98%。进食和年龄对吸收无明显影响，血浆蛋白结合率95%，半衰期为18小时，主要经肝脏代谢，81%在给药7天内被清除，主要通过粪便排泄（便排泄68%），少量从肾脏排泄	CML：口服，成人每次400mg，急变期和加速期每次600mg，每日1次；儿童每次$340mg/(m^2 \cdot d)$（总剂量不超过600mg/d）。ALL：口服，成人600mg/d；儿童$340mg/(m^2 \cdot d)$（总剂量不超过600mg/d）。GIST：口服，400mg/d，最大剂量不超过800mg/d
尼洛替尼（nilotinib）	费曼染色体阳性的慢性髓性白血病慢性期或加速期成人患者	口服给药3小时后达血浆峰浓度，血浆蛋白结合率98%，主要经肝脏CYP3A4代谢，大	口服，每次300mg，每日2次，间隔时间约12小时

续表

（九）Bcr-Abl激酶抑制剂

药名	适应证	药动学	用法用量
达沙替尼（dasatinib）	对伊马替尼耐药或不耐受的费城染色体阳性慢性CML慢性期、加速期、急变期阳性成年患者	于90%的药物在7天内清除，主要从粪便排泄，清除半衰期约为17小时；口服吸收迅速，0.5~3小时达血浆峰浓度，平均终末半衰期为5~6小时，血浆蛋白结合率96%，经肝脏CYP3A4代谢，经粪便排泄	口服，Ph+慢性CML：每次100mg，每日1次；Ph+加速期、急变期CML：每次70mg，每日2次

（十）其他

药名	适应证	药动学	用法用量
伊布替尼（ibrutinib）	慢性淋巴白血病患者，小淋巴细胞淋巴瘤患者；以前经过治疗的套细胞淋巴瘤患者；以前接受过至少一种抗CD20治疗的边缘区淋巴瘤患者	口服1~2小时达血浆峰浓度，血浆蛋白结合率为97%，主要经肝脏代谢，半衰期约4~6小时	口服，慢性淋巴细胞白血病和小细胞淋巴瘤：每次420mg，每日1次；以前经过治疗的套细胞淋巴瘤和以前接受过至少一种抗CD20治疗的边缘区淋巴瘤：每次560mg，每日1次，直至疾病进展或产生不可耐受的副作用
克唑替尼（crizotinib）	ALK阳性的局部晚期或转移性非小细胞肺癌患者；ROS1阳性的晚期非小细胞肺癌患者	口服4~6小时达血浆峰浓度，血浆蛋白结合率为91%，主要经肝脏CYP3A4/5代谢，为时间依赖性CYP3A抑制剂，终末半衰期42小时，主要经粪便排泄	口服，推荐剂量为每次250mg，每日2次

第四节　肿瘤免疫治疗

一、概　　述

肿瘤与免疫系统的关系极其复杂,细胞恶变时在它的表面就会出现新的抗原,可被免疫系统细胞识别为"非己"细胞,调动免疫细胞进行防御直到最后消灭肿瘤细胞,这个过程称为"免疫监视"。但仍有部分肿瘤细胞因不能被免疫系统有效识别,肿瘤可以逃脱并逃避免疫控制,产生免疫耐受,使肿瘤无法被机体免疫系统及时清除,从而具有无限增殖能力。肿瘤生物免疫疗法的原理是通过诱导免疫原性细胞死亡、消除免疫抑制细胞、活化免疫效应细胞和提高肿瘤免疫原性等途径强化机体抗肿瘤免疫应答,调动机体自身的免疫系统对肿瘤细胞进行杀灭和抑制其增殖。肿瘤生物免疫疗法在多种肿瘤治疗领域取得了重大突破,在晚期肿瘤治疗中的价值和地位日益凸显。

二、药物分类与作用机制

根据作用机制不同,肿瘤免疫治疗分为2类:主动免疫治疗和被动免疫治疗。

1. 主动免疫治疗　通过调控内源的免疫调节机制／免疫激活机制,来增强并放大免疫系统的激活。该类免疫治疗又分为以下三种。

(1)肿瘤疫苗:主要是指利用肿瘤细胞或肿瘤抗原物质免疫机体,使宿主免疫系统产生针对肿瘤抗原的抗肿瘤免疫应答,从而阻止肿瘤生长、转移和复发。肿瘤疫苗主要包括:肿瘤细胞疫苗、肿瘤多肽疫苗、DC疫苗和核酸疫苗。国外已有多种黑色素瘤、前列腺癌疫苗上市,但国内尚无该类药品。

(2)免疫检查点抑制剂:是通过抑制免疫检查点活性,释放肿瘤微环境中的免疫刹车,重新激活T细胞对肿瘤的免疫应答效应,如细胞毒T淋巴细胞相关抗原(cytotoxic T lymphocyte-associated antigen, CTLA)单克隆抗体、程序性死亡分子(programmed death-1, PD-1)以及其配体PD-L1的抑制剂、淋巴细胞活化基因-3(lymphocyte activation gene 3, LAG-3/CD223)、T细胞免疫球蛋白和黏蛋白-3(T-cell immunoglobulin and mucin-3, TIM-3)等。国内上市的药品包括易普利单抗、纳武利尤单抗、帕博利珠单抗、特瑞普利单抗、信迪利单抗等。

（3）非特异性免疫调节剂：通过刺激效应细胞发挥作用的活性成分，如α-干扰素、咪喹莫特和卡介苗等。

2. 被动免疫治疗　是指被动性地将具有抗肿瘤活性的免疫抑制剂或细胞转输给肿瘤患者，以达到治疗肿瘤的目的。目前大多数被动免疫疗法仍处于Ⅰ、Ⅱ期临床试验阶段，包括：淋巴因子活化的杀伤细胞（lymphokine activated killer cell，LAK cell）、细胞因子诱导的杀伤细胞（cytokine induced killer cells，CIK）、肿瘤浸润淋巴细胞（tumor infiltrating lymphocyte，TIL）、嵌合抗原受体T细胞（chimeric antigen receptor T-cell，CAR-T）疗法等。

三、应 用 原 则

正确合理地应用免疫疗法应遵循以下原则：①细化免疫分型，根据不同肿瘤的生物学特性、患者遗传背景、病情及既往治疗等，制订适合患者的个体化免疫治疗方案；②多学科综合治疗原则下，结合患者病情，免疫治疗可与化疗、放疗、内分泌治疗等联合治疗；③充分的医患沟通，确保患者知情同意；④重视免疫治疗可能产生的不良反应。

四、耐药机制及进展

免疫治疗原发耐药包含肿瘤细胞本身固有因素以及肿瘤细胞外部因素。肿瘤细胞固有因素包括：肿瘤抗原表达的缺失；肿瘤本身缺乏有效的抗原呈递系统；肿瘤本身缺乏主要组织相容性复合体（major histocompatibility complex，MHC）的表达；IFN-γ信号途径的异常突变导致肿瘤对杀伤性T细胞的不敏感等。肿瘤细胞外部因素包括：肿瘤微环境中缺乏杀伤性T细胞浸润；细胞毒性T淋巴细胞相关蛋白（cytotoxic T-lymphocyte-associated protein 4，CTLA-4）和其他免疫检查点的异常活化；T细胞衰竭和表型变化等。

五、常 见 药 物

免疫治疗的常见药物见表1-4。

表1-4 免疫治疗的常见药物

（一）主动免疫治疗药物

肿瘤疫苗

药名	适应证	药动学	用法用量
九价人乳头瘤病毒疫苗[recombinant human papillomavirus 9-valent (types 6, 11, 16, 18, 31, 33, 45, 52, 58) vaccine]	适用于16~26岁的女性预防人乳头瘤病毒	—	本品每剂接种0.5ml，按照0、2、6月的免疫程序接种3剂，肌内注射

免疫检查点抑制剂

药名	适应证	药动学	用法用量
易普利单抗（ipilimumab）	不可切除的晚期黑色素瘤	消除半衰期15.4天	静脉滴注，3mg/kg，每3周1次，共给药4次
纳武利尤单抗（nivolumab）	既往使用过索拉非尼的肝癌、恶性黑色素瘤、转移性结直肠癌、转移性非小细胞肺癌、晚期肾细胞癌、转移性小细胞肺癌、头颈部复发或转移的鳞癌、经典霍奇金淋巴瘤	消除半衰期为25天	静脉滴注，每2周240mg或每4周480mg，滴注时间大于30分钟。联合其他单抗时，1~3mg/kg静脉滴注超过30分钟，随后同日每3周输注其他单抗，给药四周期；此后，每2周单药240mg静脉滴注超过30分钟，直到疾病进展或产生不可接受的毒性

续表

（一）主动免疫治疗药物

免疫检查点抑制剂

药名	适应证	药动学	用法用量
帕博利珠单抗（pembrolizumab）	宫颈癌、结直肠癌、胃癌、肝细胞癌、肾细胞癌、子宫内膜癌、复发或转移性头颈部鳞状细胞癌、难治或复发的霍奇金淋巴瘤、原发性纵隔大 B 细胞淋巴瘤、默克尔细胞癌、恶性黑色素瘤、转移性尿路上皮癌、转移性非小细胞肺癌和小细胞肺癌	消除半衰期为 22 天	静脉滴注，200mg，超过 30 分钟，每三周 1 个疗程，持续治疗 24 个月或直至疾病进展或不可接受的毒性
特瑞普利单抗（toripalimab）	适用于既往接受全身系统治疗失败的不可切除或转移性黑色素瘤的治疗	消除半衰期为 12.6 天	静脉输注，3mg/kg，每 2 周一次，直到疾病进展或不可接受的毒性
信迪利单抗（sintilimab）	适用于至少经过二线系统化疗的复发或难治性经典型霍奇金淋巴瘤的治疗	消除半衰期为 13~19 天	静脉输注，推荐剂量为 200mg，每 3 周给药一次，直至出现疾病进展或产生不可耐受的毒性
阿特朱单抗注射液（atezolizumab）	局部晚期或转移性尿路上皮癌，使用含铂化疗方案治疗失败的转移性非小细胞肺癌	表观分布容积 6.9L，消除半衰期 27 天	静脉滴注，1 200mg，输注时间＞ 60 分钟，每 3 周 1 次，直至疾病进展或不能耐受其毒性。若首剂耐受性较好，后续输注时间＞ 30 分钟即可

非特异性免疫调节剂

药名	适应证	药动学	用法用量
干扰素 α-2a（interferon α-2a，IFN α-2a）	毛细胞白血病、慢性白血病、多发性骨髓瘤、晚期转移性肾癌及黑色素瘤	肌内注射，皮下注射利用度分别为 80%~83%、90%，主要在肾脏代谢。本药消	皮下注射或肌内注射，一般剂量多用一次 $1 \times 10^6 \sim 3 \times 10^6$ 单位，每周 3 次，可连用数月或更长，可根据病情

（一）主动免疫治疗药物

非特异性免疫调节剂

药名	适应证	药动学	用法用量
		除半衰期为 0.5~1 小时（静脉滴注）、2~8 小时（肌内注射）、9.35 小时（皮下注射）。药物主要经肝、肾清除	逐渐增减剂量
干扰素 α-2b（interferon α-2b，IFN α-2b）	AIDS 相关的卡波西肉瘤、尖锐湿疣、滤泡性淋巴瘤、毛细胞白血病、慢性丙型肝炎、恶性黑色素瘤、慢性乙型肝炎	消除半衰期 2~3 小时	皮下注射或肌内注射，毛细胞白血病：本品的推荐剂量为 2MIU/m²，每周 3 次（隔日 1 次） 皮下注射，慢性髓细胞性白血病：单独治疗，每日 4~5MIU/m²。为持续控制白细胞计数，每日的剂量范围可能需要 0.5~10MIU/m²
咪喹莫特（imiquimod）	位于躯干、颈部或四肢的浅表性基底细胞癌	消除半衰期 20~24 小时	5% 的乳膏，每日 1 次，每周 5 次，持续 6 周；睡前涂抹，在皮肤上停留 8 小时
卡介苗（bacillus Calmette Guerin vaccine）	用于治疗膀胱原位癌和预防用于预防处于 Tₐ 或 T₁ 期的膀胱乳头状瘤经尿道切除术后的复发	—	120mg，溶于 40~50ml 生理盐水并充分摇匀，按外科导尿手术，将导尿管插入膀胱腔，将稀释好的药液，经导尿管注入。注入后，病人不断变换体位，如左侧、右侧、仰卧和俯卧，各约 30 分钟，经 2 小时后自行排除药

续表

（一）主动免疫治疗药物

非特异性免疫调节剂

药名	适应证	药动学	用法用量
			液。对高龄患者或体弱者卡介苗用量可减半（60mg/次）。卡介苗灌注一般在手术后1~2周，待受损组织恢复后进行。给药周期为：开始每周灌注1次，共6次；以后每月1次，继之每2周1次，共3次；以后每月1次，直至1年，总计19次。每半年1次检查膀胱癌有无复发。必要时每月1次再持续1~2年以巩固疗效

（二）被动免疫治疗药物

药名	适应证	药动学	用法用量
CAR-T	复发的急性B系淋巴细胞白血病，或者难治的急性B系淋巴细胞白血病两种或两种以上方法治疗失败的大B细胞非霍奇金淋巴瘤	—	—

（金　鑫　李俊威　张程亮）

第二章 肿瘤治疗药物常见不良反应

肿瘤治疗药物不良反应是限制最大治疗剂量的主要因素，所以在讨论药物疗效时必须考虑药物相关不良反应。尽管大多数药物的不良反应已明确，但个体差异可使不良反应的发生概率和严重程度各不相同。因此，需要结合个体特点，根据肿瘤治疗药物的具体情况，综合评估患者不良反应的发生率、严重程度，从而指导预防及监护。

肿瘤治疗药物目前主要包括化学治疗、内分泌治疗、分子靶向治疗和生物免疫治疗药物，各类药物不良反应发生的特点各有不同，但均可按系统分类，并参考美国国家癌症研究所（National Cancer Institute，NCI）设立的不良反应分级标准进行分级。对不良反应进行分级的意义除了评估毒副作用的严重程度，更重要的是，可作为肿瘤治疗调整方案和剂量的依据。

第一节 化疗药物常见不良反应

增生代谢活跃的组织细胞对化疗药物最为敏感，相应的组织器官发生毒性反应的概率也较高，如骨髓及血液、胃肠道和皮肤黏膜等。化疗药物也有一些特殊的器官毒性，是因为药物在该器官的特异性分布或吸收，以及对器官组织的选择性毒性而造成的。

一、骨髓及血液系统不良反应

血液中成熟的红细胞、血小板和白细胞来源于骨髓造血干细胞的分化，因此，造血干细胞发育及生存周期长短决定不同细胞系被抑制的严重程度（最低点）以及持续时间。红细胞、血小板及粒细胞在外周血中的生存周期分别约120天、10天和6~8小时，所以通常化疗后，首先出现减少的是白细胞，随后是血小板、红细胞，并根据血细胞降低的最低值来进行不良反应分级。

（一）发热性中性粒细胞减少

1. 概述 发热性中性粒细胞减少（febrile neutropenia，FN）指的是伴随发热的中性粒细胞减少。发热：单测体温，口腔温度 ≥ 38.3℃，或体温 ≥ 38.0℃超过 1 小时。中性粒细胞减少：中性粒细胞 < 0.5×10^9/L 或中性粒细胞 <

$1.0 \times 10^9/L$，但预测 48 小时内将下降至 $\leq 0.5 \times 10^9/L$。

2. 风险评估

（1）初次治疗的 FN 风险评估：对实体瘤及非髓系恶性血液病患者，在行第一周期化疗前，应评估 FN 发生风险，包括所患疾病，化疗方案，患者的危险因素，治疗目标（治疗性与姑息性）。当风险高于 20% 时，需要预防性使用粒细胞集落刺激因子（G-CSF）；当风险判断为 10%~20%，结合患者因素，决定是否预防性使用 G-CSF；如判断 FN 发生风险低于 10%，则无须预防性使用 G-CSF。患者风险因素包括：既往放化疗史，持续的中性粒细胞减少，肿瘤骨髓侵犯，新发外伤和/或开放性伤口，肝功能损伤，肾功能损伤，年龄 > 65 岁且接受过全剂量化疗。FN 发生风险为 10%~20% 时，如患者合并任何一条上述的风险因素，同样需预防性使用 G-CSF。美国国立综合癌症网络（National Comprehensive Cancer Network，NCCN）对 FN 发生风险高于 20%，及发生风险为 10%~20% 的疾病与相应化疗方案做出了详细的总结说明。

（2）再次治疗的 FN 风险评估：如果患者在以往的化疗周期中发生过 FN 或剂量限制性中性粒细胞减少，并且预防性使用过 G-CSF，则患者需要考虑减少化疗药物剂量或更改治疗方案；如果患者在以往的化疗周期中未发生 FN 或剂量限制性中性粒细胞减少，则仅需持续在每次化疗前进行常规评估。

3. 药物治疗原则

（1）预防用药原则

1）预防用粒细胞集落刺激因子（G-CSF）：对于高 FN 风险的患者，以及既往化疗周期中发生过 FN 或剂量限制性中性粒细胞减少事件的患者，均建议预防性使用粒细胞集落刺激因子（G-CSF）。G-CSF 包括 rhG-CSF 和 PEG-rhG-CSF（聚乙二醇化 rhG-CSF）：rhG-CSF，化疗后次日或最长至化疗后 3~4 天内开始使用，皮下或静脉注射 $5\mu g/kg$，1 次 /d，持续用药至中性粒细胞从最低点恢复至正常或接近正常水平；PEG-rhG-CSF，每周期化疗后次日使用 1 次，避免在化疗前 14 天内或化疗后 24 小时内给予，皮下注射，固定剂量为 6mg，或按 $100\mu g/kg$ 给药，不推荐用于周化疗方案。

2）预防用抗生素：对无法应用 G-CSF 的血液恶性肿瘤患者，以及严重中性粒细胞缺乏或预计中性粒细胞缺乏时间多于 7 天的患者，可使用抗生素预防。推荐用药为氟喹诺酮类、磺胺甲噁唑 / 甲氧苄啶，不推荐预防用三代头孢类药物。最佳开始给药时间和给药持续时间并未确定，推荐用至中性粒细胞 $> 0.5 \times 10^9/L$。

（2）FN 治疗原则

1）G-CSF 的应用：对于预防性使用 rhG-CSF 的患者，出现 FN 后，应继续使用 rhG-CSF。但预防性使用 PEG-rhG-CSF 的患者，如中性粒细胞

$< 0.5 \times 10^9$/L 持续时间 ≥ 3 天，考虑使用 rhG-CSF 补救，否则不建议额外给予 rhG-CSF 治疗。rhG-CSF，皮下或静脉注射 5~10μg/kg，1 次/d，持续用药至中性粒细胞从最低点恢复至正常或接近正常水平。

2）抗感染治疗：对已发生 FN 的患者，应先进行评估，结合患者年龄、FN 症状、实体瘤情况，以及是否合并低血压、COPD、真菌感染、脱水等，判断感染风险。对感染高风险患者，需立即经验性使用可覆盖铜绿假单胞菌和其他严重革兰氏阴性菌的广谱抗菌药物，首选静脉治疗；低危患者可在门诊进行口服或静脉给药治疗。经验性抗菌治疗 48 小时后，确诊病原菌，重新评估风险程度，以调整治疗方案。

（二）血小板减少及出血

1. 概述　当血小板计数 $< 100 \times 10^9$/L 时，即可定义为血小板减少，常见于接受大剂量或密集化疗的患者，也可能在反复化疗后因累积毒性增加而发生。

2. 风险评估　血小板减少会引发出血风险：当外周血小板计数 $< 50 \times 10^9$/L 时，出血风险增加，应限制化疗剂量或停止化疗；如外周血小板 $< 20 \times 10^9$/L，则有自发性出血可能，需警惕内脏出血的发生。而有以下特征的患者，出血风险进一步增加：既往有出血史；化疗前血小板计数 $< 75 \times 10^9$/L；接受含铂类、吉西他滨、蒽环类、阿糖胞苷等化疗药物的治疗；肿瘤骨髓浸润；体能评分 ≥ 2 分；既往接受过放疗，特别是长骨、扁骨等部位。

3. 药物治疗原则　治疗药物包括重组人白介素 -11（rhIL-11）、重组人血小板生成素（rhTPO），以及血小板生成素受体激动剂罗米司亭和艾曲泊帕，但目前只有前两种药在国内获得批准用于临床。如患者出血风险较高，血小板计数 $< 20 \times 10^9$/L，则还需进行输注血小板的治疗。

血小板生长因子使用原则：rhIL-11，治疗实体瘤化疗所致血小板减少，在血小板计数为 25×10^9~75×10^9/L 时应用，推荐剂量为 25~50μg/kg，皮下注射，1 次/d，至少连用 7~10 天。在下一个周期化疗开始前 2 天及化疗中不得用药；rhTPO，化疗结束后 6~24 小时皮下注射，推荐剂量 300U/（d·kg），1 次/d，连续使用 14 天；血小板减少的二级预防，指对具有出血风险的高危患者，可预防性使用血小板生长因子，预防用药剂量与前相同。

（三）贫血

1. 风险评估　贫血是指外周血中单位容积内红细胞（RBC）数量减少或血红蛋白（Hb）浓度降低（Hb < 110g/L 或低于基线 20g/L）。化疗导致的骨髓抑制和肾功能损伤，可能是贫血发生的原因，但贫血并非化疗药物剂量相关毒性反应，因为红细胞的生存期较长。使用抗代谢化疗药物后，如叶酸类似物、羟基脲、嘌呤拮抗剂和嘧啶拮抗剂，可能会因药物抑制 DNA 合成，导致红细胞大小不均或产生大红细胞症。

2. 药物治疗原则 主要治疗药物为促红细胞生成素(EPO),包括阿法依泊汀、倍他依泊汀等,EPO 治疗的主要目标是减少输血,提高患者生活质量。当血红蛋白≤ 100g/L 时,即可开始使用,如血红蛋白超过 120g/L,则需要根据患者的个体情况减少 EPO 剂量或者停止使用 EPO。

促红细胞生成素使用原则:皮下注射,150U/kg 或 10 000U 每周 3 次,或 36 000U 每周 1 次,1 个疗程 4~6 周;如血红蛋白上升不明显,可增加剂量至 300U/kg 或 20 000U 每周 3 次,或 36 000U 每周 2 次,并根据情况进行补充铁剂。

二、消化系统不良反应

消化系统对细胞毒化疗药物的敏感性高,因此消化系统不良反应也是化疗时最常见的不良反应之一,可表现为食欲减退、恶心呕吐、口腔黏膜炎、腹痛腹泻和肝损伤等。

(一)恶心呕吐

1. 概述 化疗引起的呕吐可分为急性、延迟性、预期性、暴发性和难治性 5 种类型。急性,发生在给药数分钟至数小时,但可在 24 小时内缓解;延迟性,多在化疗 24 小时后发生,可持续数天;预期性,在前一次化疗期间经历了难以控制的恶心呕吐后,下一次化疗开始之前即发生的恶心呕吐;暴发性,即使进行了预防处理但仍出现的呕吐,需要"解救治疗";难治性,在以往的化疗周期中使用预防性和 / 或解救性治疗失败,仍然持续出现呕吐。

2. 风险评估 根据抗肿瘤药物所致呕吐的发生严重程度,可将其分为 4 个催吐风险等级:①高致吐风险,包括 DDP(单次用药≥ 50mg/m^2)、BCNU(单次用药≥ 250mg/m^2)、CTX(单次用药≥ 1 500mg/m^2)、DTIC 等;②中致吐风险,包括 CBP、ADM、EPI、IFO、CTX、CPT-11、BCNU 等;③低致吐风险,包括紫杉类、卡培他滨、MMC、5-FU、吉西他滨等;④轻微致吐风险,包括氟达拉滨、VCR、BLM 等。联合化疗方案的致吐风险按所含药物的最高风险等级来判定。

3. 药物治疗原则 临床常用的止吐药物包括 5-HT$_3$ 受体拮抗剂(昂丹司琼、多拉司琼、格拉司琼、托烷司琼、帕洛诺司琼)、皮质类固醇激素(地塞米松)、NK-1 受体拮抗剂(阿瑞匹坦)、甲氧氯普胺、奥氮平、丁酰苯类、吩噻嗪类等。

(1)预防治疗原则:通常在化疗前给予预防性治疗,根据化疗药物不同的致吐风险,推荐不同的预防治疗方案:①高致吐风险,推荐 5-HT$_3$ 受体拮抗剂 + 地塞米松 + 阿瑞匹坦 ± 其他;②中致吐风险,5-HT$_3$ 受体拮抗剂 + 地塞米松 ± 阿瑞匹坦 ± 其他;③低致吐风险,单用 5-HT$_3$ 受体拮抗剂或地塞米松、甲氧氯普胺;④轻微致吐风险,无须常规预防。如治疗方案为多日连续性,推荐每日使用 5-HT$_3$ 受体拮抗剂 + 地塞米松的方案进行预防,对延迟性呕吐发生风险较高的方案,推荐加入阿瑞匹坦。

（2）解救性治疗原则:基本原则是根据患者的疾病状态、并发症和治疗情况,考虑更换不同类型的止吐药物或选择不同的给药途径。同时,推荐在治疗方案中加入奥氮平、劳拉西泮、阿普唑仑、氟哌啶醇和异丙嗪等其他不同机制的止吐药,进行联合治疗。

（二）便秘

1. **概述** 患者出现无规律的和次数稀少的排便,或难于排便。常有排便不尽、排便费力感,粪便呈团块或硬结状,排便时间延长或需要协助。

2. **风险评估** 对于接受抗肿瘤治疗的患者,引起便秘的药物原因主要包括化疗药物和止吐药的应用。常见化疗药物为长春碱类、奥沙利铂、替莫唑胺等,导致便秘的原因与药物的神经系统毒性相关,可影响正常的肠道蠕动和节律收缩,导致便秘。止吐药中的 5-HT$_3$ 受体拮抗剂,引发便秘的概率较高,这类药物在止吐的同时,也通过减少肠道分泌和抑制肠道蠕动功能产生便秘。

3. **药物治疗原则** 对于抗肿瘤治疗引起的便秘,难以通过单纯调整饮食或生活方式得到改善,因此通便药在便秘治疗中必不可少。可选用不同类型的通便药物,如渗透性通便药,果糖、山梨醇、聚乙二醇散、硫酸镁等;刺激性通便药,蒽醌类(大黄、番泻叶等)、比沙可啶、酚酞等;表面活性剂或软化剂,甘油、石蜡、多库酯钠等;吸水性泻药,车前子、甲基纤维素等;胃肠促动力药,琥珀酸普芦卡必利,西沙必利等。

（三）腹泻

1. **概述** 患者的大便次数增多及性状改变,多为频繁的水样便。

2. **风险评估** 常见易导致腹泻的药物如下:氟尿嘧啶类药物直接作用于胃肠道黏膜造成毒性损伤,影响分泌、导致肠蠕动紊乱。伊立替康在治疗的早期或晚期都可以引起严重的腹泻,不同阶段的腹泻产生的原因不同。早发性腹泻(治疗后24小时内)由副交感神经兴奋引起,同时表现出胆碱能神经系统症状,这些症状可以通过阿托品静脉或皮下给药 0.25~1mg 预防或治疗;迟发性腹泻(一般在治疗结束24小时以后)可能持续时间长,从而引起脱水、电解质紊乱和住院率显著升高。

3. **药物治疗原则** 腹泻发生的机制并不完全明确,很可能是多种因素作用的结果,鉴于化疗相关性腹泻可能会引起严重的并发症,应迅速采取治疗措施。首选洛哌丁胺 4mg,之后 12 个小时内每隔 2 小时给予 2mg,洛哌丁胺的最大用药剂量为 24 小时内不超过 16mg。如果洛哌丁胺仍无法控制腹泻症状,可以加用生长抑素类似物奥曲肽,使用剂量为每次皮下注射 100~

2 000μg,每天 3 次,或使用长效制剂 20~30mg/4 周。对难治性腹泻,还可以选用阿片类药物,如阿片酊等。止泻的同时可以加用黏膜保护剂,如蒙脱石散等,同时需要注意补充水电解质及营养物质。

(四)口腔黏膜炎

1. 概述　口腔黏膜炎的症状和体征通常出现在化疗 5~7 天后,口颊面、唇、软腭黏膜、舌两侧和口腔底可见黏膜损伤或炎症反应,常伴有疼痛,影响进食或说话。

2. 风险评估　抗代谢药物(例如甲氨蝶呤,氟尿嘧啶,阿糖胞苷)和抗肿瘤抗生素是最常见引发此反应的化疗药物。影响其发生的其他因素还包括患者的年龄、营养状况、口腔卫生习惯、义齿及唾液腺功能障碍等。通常症状减轻或完全恢复需要大约 1~3 周,时间长短取决于损伤的严重程度。同时,破损的黏膜使得病原菌可以进入血液循环,除了局部感染以外,患者还可能患上致命的感染或脓毒血症。

3. 药物治疗原则　对口腔黏膜炎的治疗目标是减轻症状,避免对口腔黏膜造成进一步损伤。冷冻疗法对减轻症状可能有些作用。在化疗开始前 5 分钟将冰块含在口中,坚持 30 分钟。

药物治疗原则:通常推荐使用局麻药物,包括利多卡因溶液或 0.5% 和 1% 盐酸达克罗宁,控制局部疼痛,特别是饭前。全身性应用阿片类止痛药物包括芬太尼透皮贴剂可治疗严重口腔黏膜炎引起的疼痛。帕利夫明是一种重组人角质细胞生长因子,有研究证明,对接受造血干细胞移植(HCT)的恶性血液病患者,使用该药可减少口腔炎的发生率和持续时间。

三、皮肤及附件不良反应

抗肿瘤治疗的皮肤毒性包括脱发、色素沉着、光敏性皮炎、指甲变化、手 - 足综合征、痤疮等。一般情况下,轻度的皮肤反应不影响抗肿瘤治疗,可在停止治疗后转归;但是重度的皮肤反应需及时处理,否则也有可能危及生命。

(一)手 - 足综合征

1. 概述　手 - 足综合征是指有些患者在接受化疗时会出现手掌和 / 或脚掌皮肤红斑、刺痛、灼烧感,还有可能进展为大疱样损伤,继而产生脱皮现象,还会伴有疼痛。

2. 风险评估　通常引起这种反应的药物包括阿糖胞苷、氟尿嘧啶、多柔比星、脂质体多柔比星、多西他赛、卡培他滨及靶向治疗药物。该不良反应的发生与药物的累积剂量有关,停药后可好转。

3. 治疗原则　治疗主要针对改善症状,停药或中断治疗都对缓解症状有帮助。症状缓解后重新开始治疗时,可以从较低剂量开始。使用含尿素的霜

剂能有效地预防手 - 足综合征,同时避免日光曝晒和局部刺激,疼痛严重时可服用镇痛药物。

(二)输液部位渗出

1. 概述　输液部位渗出是严重的局部反应,静脉给药时因为渗漏或注射器刺穿了静脉,药物被不慎注入了周围组织,从而使周围组织直接暴露在细胞毒化疗药物下引起损伤。当发生外渗时,不同患者会表现出一系列不同的体征和症状。如果外渗的药物具有发疱或刺激性,反应会更加严重。

2. 风险评估　具有发疱性的化疗药物包括蒽环类、长春碱类、紫杉醇、丝裂霉素和奥沙利铂等,具有刺激性的化疗药物包括顺铂、米托蒽醌、达卡巴嗪、依托泊苷和环磷酰胺等。一些因素会增加细胞毒化疗后发生外渗的风险,包括全身性血管疾病,常见于老年或体虚患者、经常接受静脉穿刺以及使用刺激性化疗药物的患者;静脉压升高,常见于腋下手术后上腔静脉堵塞或静脉回流受阻的患者;注射部位之前接受过放射治疗;给药的静脉近期接受过静脉穿刺术;注射部位位于关节表面,增加了针头移位的风险等。

3. 治疗原则　对可能具有起疱特性药物的外渗应立即采取措施,包括立即停止注射,任何残留在输液管、针头以及外渗区域的药物,都应被抽吸出来;向渗出部位注入解毒药;拔出针头,外渗点使用冰敷,抬高四肢 24~48 小时(如果是长春碱或鬼臼毒素类药物,使用热敷)。常用的解毒药物包括硫代硫酸钠溶液、99% 二甲基亚砜、右丙亚胺、透明质酸酶等,分别应用于各种不同化疗药物所致的外渗解救治疗。如果外渗部位发生溃疡,需及时联系外科医生开展清创术或切除。

四、神经系统不良反应

神经系统不良反应亦是化疗药物常见剂量限制性毒性反应,与化疗药物的剂量和疗程相关,根据发生部位可分为中枢神经系统毒性和外周神经系统毒性。中枢神经系统毒性多为中枢神经和 / 或小脑损伤,表现为脑膜刺激征、脑白质病、癫痫、嗜睡、言语障碍等;外周神经系统毒性包括感觉 - 运动神经障碍、自主神经功能紊乱和脑神经功能障碍 - 感受器毒性,表现为肢端疼痛、感觉丧失、便秘、直立性低血压,以及听觉、视觉、嗅觉和味觉等异常。

(一)中枢神经系统毒性

1. 概述　化疗药物导致的中枢神经系统毒性需与肿瘤脑转移、代谢紊乱、副肿瘤综合征等其他情况相鉴别,尤其在早期和程度较轻时,缺乏明确的体征和特异性表现。中枢神经系统毒性反应根据临床症状出现的时间分为急性、亚急性和迟发性 3 种。其中急性神经系统毒性反应以急性蛛网膜炎(也称化学性脑膜炎)多见,通常在给药后数小时内发生;亚急性反应多以中枢神经和小脑损害为主,出现在给药后数日至数周;迟发性反应可与广泛脑白质损伤有关,发生于给药后数周至数年。

2. 风险评估

(1)脑白质病:脑白质病通常表现为渐进性的性格改变和智力减退、痴呆、偏瘫,有时也会表现为癫痫发作。在静脉注射大剂量甲氨蝶呤(通常>$1g/m^2$)或鞘内应用甲氨蝶呤后可能会出现进行性脑白质病或可逆性后部脑病综合征。发生脑白质病的风险会随着甲氨蝶呤剂量的累积和同步颅内放疗而增加。大剂量的阿糖胞苷($> 1g/m^2$)、门冬酰胺酶和聚乙二醇化的门冬酰胺酶也可导致脑白质病,最常表现为嗜睡和精神错乱,严重时可表现为昏迷、严重嗜睡、定向力障碍、幻觉或严重抑郁,这些症状出现时间不定,临床表现与治疗方案有关。此外,顺铂、氟尿嘧啶、卡培他滨、异环磷酰胺、卡莫氟、氟达拉滨、塞替派等也可导致脑白质病。这种神经系统毒性通常是可逆的,急性综合征消失迅速,但是延迟出现的综合征会持续数周。

(2)脑神经毒性:异环磷酰胺、长春碱类、氟达拉滨、顺铂,以及动脉内给予化疗药物如卡莫司汀,均可导致脑神经毒性。特定的脑神经损伤会表现出特异性临床特征,如第三脑神经损伤,导致患者出现上睑下垂或眼肌麻痹。毒性作用于三叉神经,可导致三叉神经痛、面瘫、角膜反射抑制和声带麻痹等。毒性作用于听神经,可导致耳毒性,通常发生于顺铂治疗中,但应用卡铂后也可发生类似毒性反应,表现为进行性、高频率、神经感觉性耳聋。一些脑神经毒性作用,尤其是长春新碱所致的毒性作用,为剂量限制性,可随剂量增加而毒性反应增多,这可能发生在给药后的前几天到几周内。异环磷酰胺的代谢产物氯乙醛是导致脑毒性的主要诱因,但对患者来说,异环磷酰胺所致脑神经毒性的危险因素还包括既往化疗导致脑病的病史、先前的顺铂暴露、联用阿片类药物、联用CYP2B6抑制剂、肾功能障碍、低血清白蛋白、血红蛋白升高和腹部疾病等。

3. 药物治疗原则　由化疗药物引起的神经系统毒性通常容易被忽视,因较轻的反应常会在停药后自愈,但有时特别是严重的毒性反应是不可逆的,应根据毒性反应的不同程度,评估是否需要调整抗肿瘤药物剂量或者停药。当患者出现神经系统毒性的任何迹象或症状时,应接受神经系统检查,然后降低药物剂量或停止治疗。

对于严重的中枢神经系统毒性,目前尚无有效的治疗措施。临床上主要的治疗策略是防治脑水肿,降低颅内压,控制血压,早期大剂量应用糖皮质激素、脱水剂,行高压氧治疗及给予脑细胞活化剂、自由基清除剂、神经营养剂等,同时根据中毒毒物的特点给予相应的保护肝、肾等治疗措施和抗感染、维持水和电解质及酸碱平衡以及对症支持疗法等。

(二)外周神经系统毒性

1. 概述　外周神经系统毒性在临床中更常见,此症状的发生多与药物累积剂量相关,主要表现为外周神经感觉异常,如感觉缺失和疼痛,也会伴有运动减弱,反射缺失或消失。

2. 风险评估　长春碱类(长春碱、长春地辛、长春新碱、长春瑞滨)、顺铂、依托泊苷、奥沙利铂、紫杉醇、多西他赛、硼替佐米,以及沙利度胺等药物均可导致外周神经系统毒性,如前所述,该症状的发生与药物的累积剂量相关,但同时也与个体的危险因素有一定关系,如高龄、糖尿病引起的神经病变病史,肝、肾功能异常等。这些药物多引起肢体麻木和刺痛,由于外周神经系统毒性通常是双侧对称的,临床上称之为"手套袜套样"神经病。长春碱类药物中,长春新碱的神经系统毒性最为明显,大多数神经系统毒性药物不会引起反射的缺失或无力,但长春新碱却会导致运动减弱、足下垂或肌肉萎缩。

奥沙利铂引起的外周神经系统毒性也有特殊表现,可分为急性和慢性两种。急性反应表现为手、脚、口周和口咽区域感觉异常和感觉迟钝,咽喉部的感觉麻木和喉/颚紧缩感,常会被误判为过敏反应所导致,需予以区别。急性反应发生快,但持续时间较短,多与冷刺激相关。慢性神经系统毒性表现为肢端感觉减退或异常,严重时伴有感觉缺失、共济失调和功能障碍。

3. 药物治疗原则　对外周神经系统毒性的预防治疗一直备受关注,包括氨磷汀、谷氨酰胺、谷胱甘肽、维生素 E 等都曾被尝试应用,但这些措施均缺乏证明其有益的证据。治疗策略只是缓解症状,包括辅助镇痛药物,如三环类抗抑郁药、抗惊厥药(普瑞巴林和加巴喷丁)和局部用药。

同时,需要重点关注化疗药物的累积剂量,因多数神经系统毒性的发生与药物累积剂量有一定程度的相关,如长春新碱累积剂量超过 6~8mg,患者发生神经系统毒性的概率达 50%~70%;奥沙利铂累积剂量达 800mg/m², 神经功能障碍发生率近 15%;氟达拉滨剂量 > 90mg/m² 时可出现严重的神经系统毒性等。因此,在患者治疗过程中,随着药物累积剂量的增加,需加强神经系统毒性监测并采取预防措施,如除上述药物以外,尽量使患者避免冷热及强光刺激,及时减量或停药等。

五、其他常见不良反应

除上述系统性毒性外,抗肿瘤药物还会导致泌尿系统、心血管系统等的不良反应,其中泌尿系统主要表现为肾毒性和出血性膀胱炎,心血管系统不良反应中最需要关注的是药物诱发的心脏毒性等。

(一)肾毒性

1. 概述　肾脏损伤的原因分为直接性和间接性损害两种,前者通过抗肿瘤药物的原型或代谢产物直接杀伤细胞,后者通过各种原因导致的尿酸升高,引起输尿管闭塞以及机体代谢异常。前者的临床表现可为多尿、少尿或无尿,血尿素氮、肌酐或尿酸值升高;后者可表现为尿毒症样症状,以及高尿素、高钾、高磷酸和低钙血症等。

2. 风险评估　常见致肾毒性的化疗药物包括顺铂、甲氨蝶呤、丝裂霉素、亚硝脲类等。顺铂主要的剂量限制毒性是肾毒性和电解质紊乱,由于水化治疗的应用,顺铂导致的急性肾功能衰竭已不常见,但肾小管功能障碍和肾小球滤过率的降低仍会发生。顺铂在近端肾小管内的浓度最高,急性肾衰竭发生在急性近端肾小管损伤后,表现为持续性的多尿。慢性肾毒性表现有肾小球滤过率降低,造成的损伤仅部分可逆。顺铂引起的最常见电解质异常是低镁血症。

亚硝脲类洛莫司汀、卡莫司汀引起的肾毒性与总累积剂量相关,可引起迟发性慢性肾衰竭,多在用药后4~5周开始出现,可持续1~2年。甲氨蝶呤以原型通过尿液排泄,其通常是没有肾毒性的,但在酸性环境下应用大剂量甲氨蝶呤时,也会因产生沉积出现急性肾小管梗阻。

3. 药物治疗原则　应积极预防药物所致的肾毒性。对于所有接受顺铂治疗的患者来说,水化是标准化治疗方案中不可缺少的部分,患者需用2~3L的生理盐水配合利尿剂进行水化,从而维持顺铂治疗后至少6小时内尿量在100~200ml/h,大多数患者预防性补镁均可获益。为避免药物沉积,在应用甲氨蝶呤时,应碱化尿液并快速利尿,以保证给药后尿量在100~200ml/h且至少持续24小时。大剂量甲氨蝶呤治疗时,还应在监测甲氨蝶呤血药浓度的情况下,给予亚叶酸进行解救治疗。

发生肾毒性后的解救治疗:顺铂导致的急性肾毒性反应发生后,可使用肾上腺素、皮质激素、抗组胺药对症处理,硫代硫酸钠进行解救,尿酸水平过高时,可采用血液透析治疗;甲氨蝶呤毒性反应可用谷胱甘肽酶、葡萄糖苷酶进行解救和清除。在用药期间,应避免联用可加重肾毒性的药物,如造影剂、氨基糖苷类、磺胺类、非甾体类药物或导致尿液酸化的药物;在用药前后,积极监测血清肌酐、碳酸氢盐、钾、尿 pH、蛋白质和葡萄糖;老年患者及肾功能不良患者尤其慎用,根据肌酐清除率来选择给药方案。

(二)出血性膀胱炎

1. 概述　出血性膀胱炎临床表现为尿频、尿急和尿痛,镜下及肉眼血尿等。

2. 风险评估　大剂量使用环磷酰胺和异环磷酰胺,或者联合用药是该不良反应的高发因素。环磷酰胺和异环磷酰胺可在体内代谢产生丙烯醛,并以高浓度随尿液排出,对膀胱黏膜造成直接刺激,导致毒性。大部分患者在停药后,症状会在数天或数周内消退。但也有部分患者停药后持续出现血尿。

3. 药物治疗原则

(1)预防:大量饮水是预防环磷酰胺和异环磷酰胺导致出血性膀胱炎的主要手段。对膀胱毒性较大的异环磷酰胺,在使用时还需同时使用膀胱保护剂美司钠,它可以中和代谢产物丙烯醛。推荐在给异环磷酰胺后的 0、4、8 小时,按异环磷酰胺剂量的 20%~40%,静脉给予美司钠。

(2)治疗:一旦发生出血性膀胱炎,必须停止使用引起出血的化疗药物并积极水化。若出现肉眼血尿,应行导尿以避免尿道被血管阻塞,严重的患者还可以采用福尔马林膀胱灌注。虽然大量饮水已成为预防环磷酰胺引起的出血性膀胱炎的主要手段,但当美司钠和异环磷酰胺或环磷酰胺一同给予时,大量饮水是不必要的,也是无益的,因大量饮水可增加排尿,从而加快美司钠从膀胱排出。治疗期间常规监测尿量、尿常规和肾功能。

(三)心脏毒性

1. 概述　常见的化疗药物导致的心脏毒性包括心肌病、心力衰竭、心律失常、心绞痛和心肌梗死等。

2. 风险评估

(1)心肌病和心力衰竭:蒽环类药物是导致肿瘤患者发生心肌病和心力衰竭的最常见原因,且蒽环类的累积总剂量是发生心脏毒性的最明显高危因素,总剂量累积达到 $450~550\text{mg/m}^2$ 之前被认为风险较低;当患者治疗的总量超过 550mg/m^2 时,心力衰竭的危险性剧增。其他的潜在危险因素包括儿童和老年患者、纵隔放疗、既往心脏病史以及高血压、同时合并使用过的其他化疗药物(如曲妥珠单抗、紫杉醇、长春新碱、博来霉素等)。

(2)心律失常:在使用蒽环类、顺铂、依托泊苷、紫杉醇、环磷酰胺、氮芥和三氧化二砷治疗期间或之后,可观察到心电图(ECG)的改变。其中 ST-T 段改变、电压降低、T 波低平、房室异位是最常见的,还可能出现窦性心动过缓、Q-T 间期延长和完全的房室传导阻滞等。

3. 药物治疗原则

(1)心肌病和心力衰竭

1)预防:改变给药方式。多柔比星每周低剂量给药或延长时间持续静脉输注(48~96 小时)可相对减少对心脏的影响,并可允许更高累积药量的治疗;使用化疗保护药右雷佐生,荐剂量与多柔比星的剂量比是 10∶1,因有降低蒽环类药物的疗效以及增加继发性白血病的可能性,建议在多柔比星治累积剂量达 300mg/m^2 时开始使用;对高风险患者,选择脂质体多柔比星。同时,需积极评估心脏功能,早期发现心肌损伤是预防的关键,对高危患者及累积剂量达临界值者,需监测心脏功能,推荐超声心动图监测左心室射血分数

（LVEF）、放射性核素心室内造影和心内膜心肌活检。尽管其他蒽环类药物的心脏毒性相对多柔比星较低，但必须认识到它们同样具有相似的作用，仅累积剂量稍高。同样，米托蒽醌在结构上与蒽环类药物相似，使用期间同样需要监测心脏功能。

2）治疗：对蒽环类引起的充血性心力衰竭与其他方式引起的心肌病的处理方式是相似的。包括使用螺内酯、β受体拮抗剂、血管紧张素转换酶抑制药、血管紧张素Ⅱ受体阻滞剂以及利尿剂，它们能减少蒽环类引起的充血性心力衰竭的发病率和死亡率。患者越早开始进行心衰治疗，其对药物的反应越好；对于在蒽环类药物治疗方案结束超过 6 个月后才开始心衰治疗的患者，药物不起作用。

（2）心律失常：除非患者出现严重的心律失常，否则不应停止化疗。但因 Q-T 延长会导致尖端扭转型室性心律失常，所以在开始治疗之前，应先对患者做心电图以及血清电解质检查，及早进行分析和纠正。此外，可能延长 Q-T 间期的所有药物，包括化疗药物和其他支持性治疗药物都应停用。

第二节　内分泌治疗药物常见不良反应

内分泌治疗是乳腺癌、前列腺癌等恶性肿瘤的重要治疗手段，且根据现有的循证医学证据，其治疗周期也较长。但在长期治疗中，因不良反应导致依从性降低的情况不容忽视，为此，必须重视内分泌长期治疗导致的不良反应。积极采取防治措施，减少或降低不良反应对治疗的影响，是内分泌治疗过程中必要的药学监护策略。

一、骨不良反应

1. 概述　内分泌治疗与骨折风险增高显著相关，可导致骨丢失、骨密度降低和骨质疏松，从而使骨折发生率升高。

2. 风险评估　对于乳腺癌患者，其骨质疏松高危因素包括大于 65 岁女性；60~64 岁女性，有家族史，体重 < 70kg，既往有非外伤性骨折史或其他危险因素；接受芳香酶抑制药治疗的绝经后女性；接受治疗如化疗导致过早绝经的女性。对于前列腺癌患者、老年患者、发生骨转移的患者，出现骨折的风险较高。

3. 药物治疗原则　对高危患者均推荐定期行骨密度检查，同时减少咖啡因和烟草摄入，常规补充钙剂和维生素 D，增加体育锻炼。对风险评分较高的患者，还可在行内分泌治疗的同时，予以唑来膦酸或地舒单抗治疗。行唑来膦酸治疗之前，应评估下颌骨坏死风险和肾小球滤过功能，以保障患者安全。

二、心（脑）血管不良反应

1. 概述　乳腺癌患者的死亡原因中，心血管疾病位居前列；心（脑）血管事件也已成为前列腺癌患者的第2位死因。治疗导致的血糖和血脂的异常变化，是发生心脑血管疾病的危险因素。

2. 风险评估　他莫昔芬能增加中风和静脉血栓的风险；芳香酶抑制药对脂类代谢的影响较他莫昔芬大，但对心血管系统的影响还需进一步验证。前列腺癌去势治疗通过影响心肌细胞钙离子交换和心肌收缩力，或通过降低雄激素水平导致高胰岛素血症、胰岛素抵抗、高血压、异常脂代谢等机制，诱导心/脑血管事件的发生。

3. 药物治疗原则　针对没有合并心血管基础疾病的患者，在接受内分泌治疗期间，建议戒烟、调节饮食和锻炼控制体重，定期监测血糖和血脂改变，早期发现糖尿病并采取适当治疗。对于合并心血管基础疾病者，建议采取调节饮食、减少脂肪及胆固醇摄入、控制体重、戒烟，并积极控制高血压，使用低剂量阿司匹林等综合防治措施。

三、其他不良反应

1. 概述　乳腺癌患者在内分泌治疗过程中还可能出现关节肌肉及妇科的不良反应；前列腺癌患者则有可能出现PSA闪烁、潮热、贫血、乏力及性功能异常等不良反应。

2. 风险评估　相较于他莫昔芬，使用芳香酶抑制药治疗的乳腺癌患者，骨、关节和肌肉疼痛的发生率较高，最高可达到60%，即使停药也有可能达到20%；而由于他莫昔芬具有类雌激素作用，所以长期使用可能会导致潮热、盗汗、阴道出血、子宫内膜增厚、子宫肌瘤等症状。前列腺癌特异性抗原（prostatic specific antigen，PSA）闪烁，指的是在使用促黄体素释放素（luteinizing hormone releasing hormone，LHRH）激动剂（戈舍瑞林、曲普瑞林、亮丙瑞林）时，会导致PSA在治疗早期升高，后缓慢下降的过程。潮热也是前列腺患者在手术或药物去势治疗中常见的不良反应，但一般不予特殊处理，特别严重者可予以药物治疗。

3. 药物治疗原则　对骨、关节和肌肉疼痛者，轻者可补充维生素D和钙剂，明显者可服用非甾体抗炎药，严重者考虑停内分泌治疗一段时间，或者换用其他作用机制的内分泌治疗药物。对女性患者因内分泌治疗导致的妇科不良反应，一方面需要定期检查子宫内膜厚度，另一方面可予以5-羟色胺再摄取抑制剂等药物，减轻潮热症状。对前列腺癌患者，在选择药物去势时，为避免血清睾酮水平一过性升高可能导致的病情加重，在接受药物去势治疗前常规使用非甾体类抗雄激素药物进行 2~3 周的预处理；发生严重潮热的患者，可使用激素类（甲地孕酮、甲羟孕酮）、5- 羟色胺重吸收抑制剂（舍曲林、帕罗西丁）、加巴喷丁等药物治疗。

第三节　分子靶向药物常见不良反应

相对传统化疗药物，分子靶向药物的毒副作用较低，但其不良反应仍不可忽视，因这些毒副作用可严重影响患者的生活质量，甚至威胁生命，从而导致药物减量或治疗中止。分子靶向药物不良反应的严重程度同样可参考 NCI 不良反应分级标准，目前最常见的为皮肤、心血管系统、胃肠道毒性及间质性肺炎。

一、皮肤及附件毒性

1. 概述　对皮肤、毛发和指甲具有特殊毒副作用的药物，可引起各种相关临床症状，其中痤疮样皮疹、皮肤瘙痒、手 - 足综合征、脱发和色素沉着等最为常见。轻度及中度的皮肤不良反应可进行简单的临床处理，不需要更改药物剂量。而经处理后不能缓解的重度皮疹则考虑靶向治疗药物应予以减量或者停药处理。

2. 风险评估　皮肤症状多在用药后两周内出现，痤疮样皮疹常见于头皮、面部、颈部、胸背部等部位；手 - 足综合征的临床症状与化疗药物所致相同，通常发生于治疗初期，一般在用药后 2 周时最为严重，此后会逐渐减轻，随着治疗时的延长，发生率也随之降低，但也有患者会在整个治疗期间持续发生该症状。

3. 药物治疗原则　对于皮肤干燥合并瘙痒的患者，可给予维生素 E 软膏，严重者可使用抗组胺药物，1~2 周内症状可自行缓解；对于轻度皮疹可局部涂抹皮肤外用药，同时保持身体清洁及皮肤湿润，通常可明显缓解；对于中度皮疹可使用氢化可的松、克林霉素局部治疗；重度患者还可联合中等剂量甲泼尼龙进行治疗。3~4 级手 - 足综合征表现为痛感强烈、皮肤功能丧失，此时患者需要停药，可同时予以镇痛药处理。

二、心血管系统毒性

1. 概述　心血管系统毒性可在各种靶向治疗中发生，主要包括心脏毒性、高血压、血栓等，通常可治疗并逆转。但为避免发生不可逆的严重心血管系统毒性，对患者进行风险预防、积极的监测和治疗必不可少。

2. 风险评估

（1）心脏毒性：主要症状包括心悸、气促、心律失常等，严重者会发展成为心力衰竭。因此,在使用具有心脏毒性风险的药物前,应对患者的心功能状况进行评估,了解患者是否存在心脏疾病,并在治疗期间监测左心室功能。同时需避免联用心脏毒性较高的药物,如曲妥珠单抗与化疗药物同时使用。

(2)高血压:靶向治疗药物引发高血压的原因主要与影响血管内皮细胞生成和增殖有关,其可显著增加所有级别高血压的发生率,此作用具有明显的剂量依赖性,对高风险患者应在用药期间监测血压。

(3)血栓栓塞:恶性肿瘤患者是血栓栓塞的高危人群,而主要影响血管内皮细胞生成和增殖的抗 VEGF 药物,进一步增加了血栓的高发风险,进而诱发脑梗死、短暂脑缺血发作、心肌梗死等临床症状。

3. 药物治疗原则　当确诊心功能不全时,应停止靶向药物治疗,并积极进行急救处理。对应用抗血管生成药物后新发的高血压患者可以使用钙离子拮抗剂控制血压;既往有高血压病史但血压控制稳定的患者,如果在接受抗血管生成药物治疗后出现血压升高,应考虑原有降压药加量或加用另一种降压药物,如口服降压药无法控制高血压,则应终止抗血管生成药物的使用;既往有高血压病史且血压控制不稳定的患者,不建议接受抗血管生成药物的治疗。

为防止血栓栓塞的发生,在治疗期间应鼓励患者多下床活动,定时对下肢进行局部按摩,并密切监测患者的血压及血栓栓塞相关症状的情况,特别是年龄大于 65 岁的老年患者尤是如此。如出现血栓发生的症状和体征,应给予正确的溶栓抗凝治疗。一旦发生 ATE,应永久停用抗 VEGF 药物。

三、胃肠道毒性

1. 概述　分子靶向药物治疗导致的胃肠道毒性很常见,腹泻、恶心呕吐的发生率较高,也有一些严重的不良反应会对患者生命造成威胁,如胃肠道出血或穿孔等。

2. 风险评估及处理原则　腹泻一般会持续至治疗结束后数日,其严重程度常与用药剂量相关,通常建议患者通过饮食调节减轻症状。恶心与呕吐,多为 1~2 级,大部分患者耐受良好,且采取餐后用药的方式可以减少其发生;如发生严重的恶心呕吐,可按常规止吐方案进行处理。对于伴有消化性溃疡病史的患者,使用厄洛替尼会增加胃肠道出血的风险。胃肠道穿孔的典型症状包括腹痛、恶心、呕吐、便秘、发热等,其发生与用药剂量有一定相关性。其他高危因素还包括局部缺血或黏膜破损。因此,有慢性炎症性疾病、消化性溃疡病史及同时使用皮质类固醇、非甾体抗炎药的患者都预示着可能发生胃肠穿孔,对出现胃肠穿孔的患者应永久停药。

四、间质性肺炎

1. 概述　间质性肺炎临床表现为干咳、不同程度的呼吸困难、限制性通气障碍及弥散功能降低、伴低氧血症。

2. 风险评估及处理原则　其中报道较多的,可引起间质性肺炎的药物为吉非替尼,多发生于使用吉非替尼治疗的 4 周内,其发生机制尚不明确。对于高龄、吸烟、PS 评分差、有心血管病及放疗史的患者,应慎用吉非替尼、西罗莫司等高风险药物,同时在用药期间定期进行胸部 X 线或 CT 检查。如出现不能用原发病解释的咳嗽、气短等呼吸道症状时要考虑间质性肺炎的可能,一旦确诊为间质性肺炎,应立即停药并应用高剂量糖皮质激素治疗,以避免造成肺部的不可逆病变。有文献认为间质性肺炎好转后,可在联用糖皮质激素的情况下,继续原靶向药物治疗,但目前对糖皮质激素的预防作用还不能完全明确。

第四节　肿瘤免疫治疗药物常见不良反应

对肿瘤免疫治疗药物不良反应的关注点目前集中在免疫检查点抑制剂上,尤其是免疫检查点抑制剂正在重新定义一些肿瘤的治疗标准,预计在未来几年将有更多的免疫检查点抑制剂批准用于实体和血液恶性肿瘤的治疗。一般来说,人体大多对这些药物的耐受性良好,然而免疫检查点抑制剂也有自己独特的毒性反应,如果不及时治疗可能导致严重甚至致命的后果。因此,想要识别和管理这些不良反应,密切监测和早期干预是管理的关键。

免疫检查点抑制剂的不良反应主要分为免疫相关皮肤毒性、内分泌疾病、肝脏毒性、胃肠道毒性、肺炎以及罕见的免疫相关毒性(神经系统毒性、心脏毒性、风湿免疫毒性、肾毒性、眼毒性)等。

一、皮　肤　毒　性

1. 概述　皮肤毒性可分为以下 4 大类:炎性皮肤病、免疫性大疱性皮肤病、角质形成细胞改变,以及由黑素细胞改变引起的免疫反应。常见表现为皮疹、瘙痒及白癜风。

2. 风险评估　皮肤症状多发生于治疗开始后的前几周,但严重的皮肤不良反应较为罕见,且通常不需要停止治疗或药物减量。当出现严重的皮肤急症,如伴嗜酸性粒细胞增多和系统症状的药疹、急性发热性中性粒细胞增多性皮肤病、Stevens-Johnson 综合征或中毒性表皮坏死松解症时,应永久停用免疫检查点抑制剂,并立即将患者收住院治疗。

3. 药物治疗原则　免疫相关皮肤不良反应的处理方法主要包括对症治疗，以及局部或全身应用糖皮质激素，根据病情的轻重调整激素用法用量。1 级皮肤不良反应不影响用药，只需局部对症处理。2 级皮肤不良反应可以边用药边观察，如无缓解，需暂停用药。3 级以上皮肤不良反应需立即停药，并全身应用糖皮质激素，直至降至 1 级。4 级皮肤不良反应较为罕见，需立即停药，并尽快将患者收治入院并请皮肤科协助治疗。治疗方法包括静脉注射（甲基）泼尼松龙 1~2mg/kg，注意逐渐减量。

二、内分泌疾病

1. 概述　主要包括甲状腺疾病、垂体炎、1 型糖尿病、肾上腺功能不全等。其中甲状腺疾病既包括甲状腺功能亢进症也包括甲状腺功能减退症，以后者更为常见。

2. 风险评估

（1）甲状腺功能亢进症通常是暂时性的，但是可能进展为甲状腺功能减退症。这些不良反应分级很少超过 2 级，且缺乏特异性，因此很难仅凭临床症状发现，大多数是通过血液学常规检查 [促甲状腺激素（TSH）和游离甲状腺素（FT_4）] 发现的。在临床实践中需要定期检查患者的甲状腺功能。

（2）垂体炎的发生率随着治疗剂量的增加而增加，典型表现为乏力、畏食、头痛、视力障碍等，根据症状可分为轻度（乏力、畏食）、中度（头痛、情绪改变）、重度（视力障碍、肾上腺功能减退）3 个级别。

3. 药物治疗原则

（1）如果患者有疲劳或其他甲状腺功能减退症相关主诉，需要考虑使用激素替代治疗（甲状腺素 0.5~1.5μg/kg）并长期维持。如果患者表现为甲状腺功能亢进症，则需要使用 β 受体拮抗剂。如果患者表现为伴有疼痛的甲状腺炎，需要考虑泼尼松龙 0.5mg/kg 治疗，若症状仍然没有好转，需要中断免疫治疗，直至症状消失再考虑重新用药。

（2）轻度垂体炎可继续免疫检查点抑制剂的治疗，同时给予适当的激素替代治疗（氢化可的松、甲状腺素）；中度及以上症状需立即中断免疫治疗，中度症状需口服 0.5~1mg/kg 泼尼松龙，而重度症状需静脉给予 1mg/kg（甲基）泼尼松龙治疗，根据症状控制情况逐步减量至 5mg，但不能停止激素治疗。

三、肝　脏　毒　性

1. 概述　主要表现为转氨酶水平升高伴胆红素水平轻度升高，通常发生于治疗后 8~12 周。推荐患者在每个治疗周期前检测血清转氨酶和胆红素水平，以评估是否有肝功能受损，同时根据 CTCAE 分级进行治疗和随访。

2. 风险评估及处理原则

（1）对于转氨酶或总胆红素水平轻度（1级）升高的患者，如果没有相关的临床症状，可继续免疫治疗，但需定期监测肝功能直至恢复正常。一旦患者肝功能恶化或出现发热、乏力等表现，应对患者重新进行分级和治疗。

（2）对于转氨酶或总胆红素水平中度（2级）升高的患者，需停止使用免疫检查点抑制剂，并监测血清转氨酶和总胆红素水平。转氨酶或总胆红素水平2级升高持续超过1~2周（根据患者个体差异，临床表现有所不同），需使用皮质类固醇激素治疗，剂量为1mg/(kg·d)（甲基）泼尼松龙或其他等效药物。一旦改善，皮质类固醇激素逐渐减量后可继续使用免疫检查点抑制剂。如果使用皮质类固醇激素后情况恶化或未见改善，增加皮质类固醇激素剂量，2mg/(kg·d)（甲基）泼尼松龙或其他等效药物，并且永久停用免疫检查点抑制剂。

（3）对于转氨酶或总胆红素水平3/4级升高的患者，应永久停用免疫检查点抑制剂，并且使用皮质类固醇激素治疗，初始剂量为1~2mg/(kg·d)（甲基）泼尼松龙或其他等效药物。如果2~3天内患者对皮质类固醇激素无反应，应加用吗替麦考酚酯1 000mg，每天2次。对于皮质类固醇激素和吗替麦考酚酯难治的病例，可以请肝脏科医生会诊。

四、胃肠道毒性

1. 概述　胃肠道毒性的发生率高，主要表现为腹泻、肠炎，3~4级免疫相关胃肠道不良反应是导致免疫治疗中断的最常见原因。

2. 风险评估　根据现有研究，抗CTLA-4单抗的胃肠道不良反应发生风险远高于抗PD-1/PD-L1单抗，并且可发生于治疗过程中的任意时间，甚至治疗结束后数月。而抗PD-1、PD-L1单抗的胃肠道不良反应发生的中位时间为用药后3个月。非甾体抗炎药可能会提高抗CTLA-4单抗发生治疗相关肠炎的风险，因此，对于使用抗CTLA-4单抗治疗的患者，若合并轻中度疼痛或发热等症状时，可以考虑减少或避免使用NSAID。

3. 药物治疗原则　确诊免疫相关胃肠道不良反应后，临床应根据腹泻的严重程度（CTCAE v4.0）和持续时间选择治疗方案。除了停用免疫检查点抑制剂外，在积极补液、纠正水电解质失衡的基础上，1级腹泻患者可单纯使用止泻药物（洛哌丁醇等）。2级及以上腹泻患者，糖皮质激素静脉治疗3~5天内，治疗有效的患者可以转为口服激素治疗，并在8~12周内逐步减量。3~4级腹泻或糖皮质激素治疗无效者，使用免疫抑制剂（如英夫利西单抗、维多珠单抗、MMF等）也是可以选择的方案，并且上述免疫抑制剂的使用不影响免疫治疗的疗效。

（桂　玲　张程亮）

第三章　肿瘤治疗药物的药学监护

对肿瘤患者的药学监护要求全程化、全面化,因此,除了药物治疗评价和不良反应以外,药物治疗的给药环节、药物相互作用及特殊人群的注意事项等,都应是药学监护关注的重点内容。

第一节　肿瘤治疗药物的配伍和给药方式

一、肿瘤治疗药物的配伍

(一)肿瘤治疗药物的稳定性

1. **概述**　药物的稳定性,指药物保持物理、化学、生物学特性的能力。药物稳定性与储藏条件密切相关,因此为避免污染和降解,药品说明书中对药品的储藏条件有明确的要求。任何药品都必须按照其说明书规定的储藏要求保存,才可能保证药品在有效期内符合质量标准。常见储藏条件有遮光、避光、密闭、阴凉处、凉暗处、冷处、常温等。

2. **肿瘤治疗药物配置前的稳定性**　为保证肿瘤治疗药物配置前的稳定性,同样需要明确药品存放的温度、光照条件。如必须冷藏保存的药物有异环磷酰胺、达卡巴嗪、长春新碱、长春地辛、长春瑞滨、门冬酰胺酶、培门冬酶、亮丙瑞林、重组人血管内皮抑制素、贝伐珠单抗、曲妥珠单抗、西妥昔单抗等。同时,多数肿瘤治疗药物需要遮光或避光保存,尤其是运输过程中,应确保避免阳光直射。需要注意的是,同一药品不同厂家的品种,储藏条件通常相同,也有可能不同,需要以每个制剂的厂家药品说明书为准,如多西他赛注射液,部分说明书中储存温度为 $2\sim25℃$,也有部分说明书为 $2\sim8℃$。

3. **肿瘤治疗药物配置后的稳定性**　肿瘤治疗药物中,相当一部分为注射剂,和其他药物一样,必须注意配置后的稳定性问题,否则疗效可能下降,甚至对人体造成损害。配置后的注射液必须在规定的时间内储存在特定温度、光线下才能保证其稳定性。配置后注射液的稳定性与以下几点密切相关。

(1)溶媒和稀释方法:药物在不适当的 pH 下会产生沉淀或加速分解,也可能引起变色。因此,药物要根据其理化性质选择合适溶媒,在配置过程中不可擅自使用药品说明书规定以外的溶媒或稀释液。此外，不同的溶解方法对药物作用会产生不同的影响，如紫杉醇（白蛋白结合型），应严格按照药品说明书规定的配置方法充分溶解和混匀，不可随意剧烈振荡或加热。

（2）输液浓度：注射液的容积大小与输注时间呈正相关，容积量应与稳定时间相匹配，否则降解产物增加，药效降低，应严格按照药品说明书规定的输液浓度确定输液总体积。

（3）稳定时限：药品配置后应该立即使用，如果不能立即使用，也需在配置后的稳定时限内尽快输完，以避免药物不稳定而出现降解或增加药液污染的机会。

（4）光线：注射液在储存和使用过程中均要考虑光线的影响，建议所有肿瘤治疗药物配置后均避免阳光直射。部分对于光特别不稳定的药物，如达卡巴嗪，应在输注过程中严格避光。

（5）温度：肿瘤治疗药物输液通常在室温下用药，以免环境温度过高导致输液降解速度增加，如不能立即使用，部分品种可置于冰箱冷藏保存。

（6）输注装置：严格使用药品说明书推荐的输注装置，如紫杉醇注射液应当采用不含聚氯乙烯的输液器。

（二）肿瘤治疗药物的配伍相容性

1. 概述　注射液配伍是指在注射液内加入一种或多种药物进行滴注，只有配伍相容性的注射液才可配伍使用。注射液配伍后，在储藏及应用过程中发生物理或化学的变化，稳定性降低，这种现象为称配伍禁忌，通常表现为混浊、沉淀、分层、结晶、变色等。除此之外，配伍禁忌还包括用肉眼观察不到上述变化，但用专业检测仪器可能观察有大量的微粒存在或有效药物浓度明显下降的情况。

2. 分类　通常将配伍禁忌分为输液、注射器和Y型管配伍禁忌三种类型。输液配伍指≥1种药物分别稀释于稀释液后，在输液袋/瓶中储存的相容性。注射器配伍指以注射器抽吸≥2种药品（不稀释或仅以少量稀释液稀释），在注射器中储存的相容性。Y型管配伍（图3-1）是用于Y型输液管的给药方式，反映两药先后序贯使用或同时使用时在输液管内混合的相容性。两药进入一条静脉输液管的

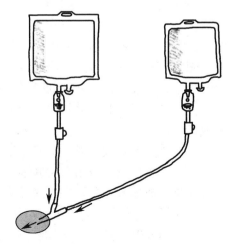

图3-1　Y型管配伍

过程中,有相对较短暂的接触过程,如果两药无配伍禁忌,则为 Y-site 相容。3 种配伍相容性的根本区别在于所用储存容器、药液浓度以及是否有其他稀释液。

3. 配伍相容性 肿瘤治疗药物的配伍相容性,通常仅指在药品说明书中所提到的溶媒和稀释剂品种。但是,除了溶媒和稀释剂品种要求外,肿瘤治疗药物的配伍禁忌仍难以回避。先后序贯使用的药物,可能在输液管道中发生配伍禁忌,如注射用奈达铂药品说明书中提到"不可与其他抗肿瘤药物混合滴注",在与紫杉醇、多西他赛、培美曲塞、吉西他滨先后输注时,建议在输液接瓶时用 0.9% 氯化钠冲管。同时使用的药物,可能有 Y 型管配伍禁忌,如 mFOLFOX6 方案中的氟尿嘧啶,持续泵入 46 小时期间,如在相同的输液通道同时使用其他药物时,即可能存在 Y 型管配伍禁忌。常见肿瘤治疗药物禁用溶媒稀释液见表 3-1。

表 3-1　常见肿瘤治疗药物推荐稀释液和禁用稀释液

药物	推荐稀释液	禁用稀释液
奥沙利铂	5%GS	NS 等
紫杉醇脂质体	5%GS	NS 等
紫杉醇(白蛋白结合型)	NS	/
紫杉醇	NS、5%GS、GNS	/
吡柔比星	5%GS	/
奈达铂	NS	5%GS 或 GNS 等
柔红霉素	NS	GS 等
贝伐珠单抗	NS	5%GS
曲妥珠单抗	NS	5%GS
依托泊苷	NS	/
长春瑞滨	NS	/
多西他赛	NS、5%GS	/
氟尿嘧啶	/	/

注:NS.0.9% 氯化钠注射液;5%GS.5% 葡萄糖注射液;GNS.5% 葡萄糖 /0.9% 氯化钠注射液。

在配伍相容性不明确时,需要严格选择溶媒和稀释液,避免出现上述配伍禁忌问题。但如果配伍相容性经严格验证可行时,合理配伍用药,可减少注射次数,减轻患者的痛苦,简化医疗和护理操作,是值得提倡的用药方式。

如 5-羟色胺 3(5-HT$_3$)受体拮抗剂和地塞米松联合用于化疗相关性呕吐,可将格拉司琼注射液和地塞米松磷酸钠注射液混合于注射剂中(注射器配伍)或输液中(输液配伍)同时使用。

二、肿瘤治疗药物的给药方式

(一)给药途径

1. 概述　肿瘤治疗药物的给药途径,包括全身给药和局部给药两种。全身给药包括静脉给药、口服、肌内注射、皮下给药等,药物在体内经过血液分布于全身多个部位,从而杀灭肿瘤细胞。局部给药包括腔内、鞘内、瘤内、介入、膀胱灌注等,使局部暂时维持较高的药物浓度,对局部肿瘤起到较强的杀灭作用。

2. 分类

(1)静脉给药:是细胞毒性肿瘤治疗药物的最主要给药途径,主要包括中心静脉输注、外周静脉输注和静脉推注。

中心静脉输注可通过中心静脉置管(CVC)、外周静脉植入的中心静脉导管(PICC)、输液港(PORT)进行,是目前使用最广泛的化疗用药方式。其优点表现在最大限度地避免化疗药物渗漏导致的外周血管损伤,显著降低患者因反复穿刺带来的不便与痛苦。中心静脉输注过程中,需要注意可能发生的静脉血栓、导管相关性感染等并发症风险。

外周静脉输注也可用于化疗药物,但仅限于对血管刺激性较小、渗漏后一般不导致组织坏死的化疗药物。静脉留置针输液是未开展 CVC/PICC/PORT 技术的医院最常用的化疗给药方式。与普通输液不同的是,输注化疗药物的留置针通常需要每天重新行血管穿刺。

静脉推注适用于强刺激性药物的给药,如氮芥、长春新碱等,是预防药物外漏、减轻药物对静脉壁刺激的给药方法。

(2)口服给药:因其用药方便、疗效确切,已经越来越多地应用于肿瘤治疗药物,如化疗药物卡培他滨、替吉奥、替莫唑胺等,靶向药物如吉非替尼、厄洛替尼、索拉非尼等,内分泌治疗药物如他莫昔芬、来曲唑、阿那曲唑、比卡鲁胺等均为口服给药。患者在服用口服肿瘤治疗药物期间,应注意按时、按量、按疗程服药,同时采用正确的服药方法(如替吉奥需要在餐后服用等),以最大限度发挥抗肿瘤效果,减少毒副作用。

(3)腔内注射:指通过胸腔内、心包腔内或腹腔内注射用药。注射后患者应较频繁地更换体位,使药物充分扩散,均匀分布,最大限度地发挥药效。这种给药方式主要用于癌性胸水、心包积液、腹水等。

(4)膀胱灌注:指通过导尿管用药,可用于膀胱癌的治疗。药物能迅速在膀胱内达到有效药物浓度,而全身吸收量少,毒副作用小。

（5）鞘内给药:指通过腰椎穿刺鞘内给药,使药物进入脑脊液,主要用于白血病、恶性淋巴瘤、中枢神经系统癌症及其他癌症的脑转移。

（6）其他给药途径:肌内注射如氟维司群注射液;皮下注射如戈舍瑞林植入剂。通过给肿瘤供血的动脉内注射,可直接将化疗药物注入瘤体局部,主要用于晚期肝癌。

（二）给药时间

1. 概述　目前关于抗肿瘤药物时辰药理学的研究逐渐得到重视。时辰药理学是研究与时间相关的机体对药物的生理病理反应,即药理效应、不良反应、药动学等随给药时间不同而发生变化的规律。时辰药理学旨在通过研究生物个体周期性节律,来预测和决定不同药物最佳给药时间,为临床治疗（如恶性肿瘤的化疗等）实现高效低毒的药物治疗提供依据。时辰化疗是利用时辰原理给予肿瘤患者化疗药物,以达到降低药物毒性、增高药物抗瘤作用的目的。

2. 临床应用　时辰药理学原理,已经应用于氟尿嘧啶、卡铂、奥沙利铂、伊立替康、紫杉醇、多西他赛、长春瑞滨、多柔比星、环磷酰胺、甲氨蝶呤、吉非替尼、厄洛替尼等药物治疗中。以氟尿嘧啶为例,在恒速静脉用药过程中,其血浆浓度表现出明显的昼夜时辰变化,这个变化可能与氟尿嘧啶代谢关键酶二氢嘧啶脱氢酶活性呈现时辰节律性有关,其活性在午夜至上午 10 点较高,凌晨 4 时左右达到高峰。运用氟尿嘧啶时辰药理学原理,采用时辰化给药方式,可能取得更好的疗效和较低的毒性。再如顺铂,在下午 4 时与血浆蛋白结合率最高,以后逐渐降低,其蛋白结合率使高浓度的药物维持较长时间,故下午 4 时至 8 时用药效果可能相对较好。一项对 2 000 多例晚期结直肠癌的回顾分析发现,以时辰药理学的方法给予氟尿嘧啶 + 亚叶酸 + 奥沙利铂,可使氟尿嘧啶的严重口腔黏膜炎不良反应的发生率减少 81.6%,草酸铂的严重外周神经系统毒性发生率减少 48.4%,均具有统计学差异。

时辰药理学为肿瘤治疗药物的安全合理用药提供了一条新途径,有待进一步开展相关基础研究,以阐明抗肿瘤药物的时辰效应机制,把抗肿瘤药物的时效性与细胞分裂周期、DNA 合成以及内源性节律基因的表达相联系,从而在分子水平上阐明抗肿瘤药物的时辰效应。此外,一些随机对照试验也已证实,较传统给药方法,肿瘤治疗药物依据时辰给药的优越性。

第二节　肿瘤治疗药物的相互作用

药物相互作用(drug interaction, DI)指由于合并用药、饮食因素或社会习惯等引起的药物药动学和 / 或药效学改变。药动学相互作用主要是由药物在吸收、分布、代谢和排泄方面的相互影响而引起。药效学相互作用,可由药动学相互作用或其他因素导致,其最终可表现为无关、协同、相加和拮抗4种。药物相互作用的后果包括期望的、无关紧要的和有害的3种,其中无关紧要的占绝大多数,而我们所关注的是有害的药物相互作用。由于肿瘤治疗药物的治疗指数和安全范围有限,药物相互作用引起的药动学和药效学特征的较小变化,即能显著地改变药物的毒性或药效,因此,肿瘤治疗药物相互作用的潜在影响应引起广泛的重视。

一、肿瘤治疗药物与其他药物、食物的相互作用

1. 概述　虽然肿瘤治疗药物发生相互作用的机制尚未完全清楚,更多的依然集中在理论和案例报道上,但可以明确的是,抗肿瘤药物与其他药物、食物的相互作用,绝大部分通过影响药物转运、代谢的蛋白和酶而产生,其中最重要的为P-糖蛋白和细胞色素P450酶系统。

2. 分类

（1）抗精神病用药:大部分的抗惊厥药对CYP同工酶有诱导作用,因此,作为CYP同工酶的底物,伊立替康、硼替佐米、伊马替尼或厄洛替尼与苯妥英、卡马西平、奥卡西平等药物同时使用,其清除率显著增加,活性代谢产物的血药浓度也会明显下降;抗抑郁药有CYP2D6的抑制作用,但并非联用所有的抗抑郁药都会导致严重不良反应,目前报道明确的是,对服用他莫昔芬治疗乳腺癌的患者,如果同时使用帕罗西汀,会大幅提高患者的死亡风险。因帕罗西汀作为CYP2D6的抑制剂,会显著降低他莫昔芬活性代谢产物的血药浓度。

（2）心血管用药:抗肿瘤药物作为CYP同工酶的底物和抑制剂,也会对其他药物(尤其是心血管用药,其大多为CYP450酶系的底物)的代谢产生影响,如伊马替尼会使辛伐他汀、地尔硫草、维拉帕米的血药浓度升高。但奎尼丁与伊马替尼之间发生相互作用的机制则有所不同,奎尼丁是有机阳离子转运体(hOCT1)抑制剂,可降低伊马替尼的血药浓度。

（3）非甾体抗炎药:可降低肾小球滤过率,对须经肾脏排泄的药物,如甲氨蝶呤、顺铂、培美曲塞等药物,会有潜在的使药物排泄延迟,从而发生相互作用的风险。对乙酰氨基酚经葡萄糖醛酸转移酶和CYP450酶代谢,经前者代谢失活,经后者则会代谢为毒性产物,索拉非尼、达沙替尼和伊马替尼则对葡萄糖醛酸转移酶有一定的抑制作用,从而使得对乙酰氨基酚的毒性代谢产物增多。

（4）抗凝药:临床常用低分子肝素钠或华法林预防和治疗肿瘤患者静脉血栓,其中华法林是CYP3A4和CYP2C9的底物,当与对这两种酶有抑制作用的抗肿瘤药物(如吉西他滨、依托泊苷、紫杉醇、氟尿嘧啶等)联用时,华法林的血药浓度会升高。

（5）抗生素：很多抗生素对 CYP 同工酶具有诱导或抑制作用，并且也是其底物。因此，抗生素与经同一种酶代谢的抗肿瘤药物联用时，彼此的血药浓度都有影响，如红霉素、克拉霉素、环丙沙星与异环磷酰胺、紫杉醇、厄洛替尼等联用。此外，毒性相似的药物联用，会加重特异器官的毒性，如氨基糖苷类与顺铂、甲氨蝶呤联用，耳、肾毒性发生的风险增加。

（6）制酸剂：很多口服抗肿瘤药物，其溶解度与胃内的 pH 密切相关，如吉非替尼、厄洛替尼和达沙替尼等。质子泵抑制剂或 H_2 受体拮抗剂能显著升高胃内 pH，降低这些口服抗肿瘤药物的溶解度和吸收度。

（7）中草药及食物：很多中草药和食物对 CYP450 酶系有明显影响，如贯叶连翘（圣·约翰草）、葡萄柚、人参、紫锥菊等。其中圣·约翰草是 CYP3A4 的诱导剂，与经 CYP3A4 代谢的药物联用，会降低其血药浓度，例如伊立替康、伊马替尼等。人参对 CYP3A4 则有抑制作用，与伊马替尼、吉非替尼联用时，会导致循环中药物的血药浓度暴露过高。同时，如前所述，大部分口服靶向抗肿瘤药物的溶解和吸收与胃内 pH 有关系，因此，这些药物与食物同服时，均有可能因进食促进胃液分泌导致 pH 降低，从而增加药物的吸收和生物利用度。此外，一些脂肪含量较高的食物还可降低药物的生物利用度，如索拉非尼等，故这些药物推荐与中、低脂的食物同服。

二、肿瘤治疗药物之间的相互作用及给药顺序

为提高抗肿瘤治疗效果，肿瘤治疗药物多采用两种或两种以上药物联合的治疗方案，在联合用药的过程中应注意药物之间相互作用、药物作用的周期特异性和细胞毒性的变化，正确地安排给药顺序可以促进肿瘤治疗药物的合理应用，在提高疗效的同时，减少或避免毒性，消除或延迟耐药性。

1. 概述　肿瘤联合治疗是为了让不同的治疗药物作用于肿瘤细胞的不同细胞周期或靶点，从而增加治疗效果。正确的给药顺序，可以起到协同效应，反之则有可能造成拮抗作用，甚至导致耐药。肿瘤治疗药物的给药顺序，通常由药动学相互作用、药效学相互作用等方面决定，因此需遵循一定的基本原则。

2. 基本原则

（1）药物刺激性：使用两种以上抗肿瘤药物注射剂时，原则上刺激性强的药物先用，刺激性弱的药物后用，一般最先使用发泡剂。如长春瑞滨和顺铂使用时，通常先用长春瑞滨。强刺激性药物用药后，应以生理盐水或 5%GS 注射液冲管，以减轻残留药物导致的血管刺激。

（2）细胞周期性：通常，对生长较慢的实体瘤，先用周期非特异性药物，再使用周期特异性药物；对生长较快的实体瘤，则先使用周期特异性药物，再使用周期非特异性药物。

（3）紫杉烷类、铂类和单抗类药物：在含有紫杉烷类的联合化疗方案中，一般先给予紫杉烷类；由于铂类具有一定的肾毒性，一般情况下后给药，尤其是顺铂与紫杉烷类联用时，由于顺铂会降低紫杉醇的清除率，如不遵循正确的给药顺序，会增加化疗方案的毒性；单抗类药物通常先于化疗药物给药。

（4）如果没有明确的用药顺序可循，联合化疗用药顺序通常参照大型随机临床研究中的用药方法，如 CALGB9781 试验所用 FP 方案明确指出当日顺铂输注完后再用氟尿嘧啶。Koizumi 等于 2004 年的随机对照临床试验证明由顺铂和氟尿嘧啶组成的 PF 方案，在用氟尿嘧啶前使用顺铂的患者，总体应答率略高，但无统计学差异。弥漫型肿瘤患者在用氟尿嘧啶前使用顺铂的反应率明显升高。该研究提示 PF 方案治疗胃癌时应先用顺铂，后用氟尿嘧啶。

第三节　特殊人群的药学监护

一、老年人用药的药学监护

老年人一般指年龄在 60 岁以上的人群。随着年龄的增长，机体的细胞、组织、器官乃至整个机体的功能、感受性和活动能力呈现同步地、进行性地和普遍地下降的表现。老年人机体的生理功能和生化反应会发生相应的变化，对药物的反应及体内过程，即药效学和药动学过程也随之发生改变。

1. 概述　老年患者中药物与受体结合情况发生改变或受体数量的改变，进而导致相同给药剂量所产生的药效较年轻人增加或降低。如老年人用苯二氮䓬类药物时，其镇静作用加强；老年人骨髓再生功能及储备功能减弱，全身功能状态较差，细胞毒性药物的骨髓抑制、乏力等风险明显增加。

药物在老年患者体内的吸收、分布、代谢和排泄的药动学特征会发生改变。随着机体的衰老，肠黏膜表面积、胃肠道血流量、胃酸分泌量均有所减少，卡培他滨、吉非替尼等口服抗肿瘤药物的吸收可能减少。老年患者若伴随低蛋白血症时，依托泊苷、华法林等与血浆蛋白结合程度高的药物体内游离浓度升高，药物作用增强；伴随肝功能减退时，主要经过肝脏代谢的药物如紫杉醇、厄洛替尼等代谢会减退；伴随肾功能减退时，主要经过肾脏排泄的药物如培美曲塞、顺铂等排泄会减慢。老年人的药动学个体差异较大，药物有效剂量可相差数倍甚至数十倍。老年人如使用成年人剂量的药物，可出现较高的血药浓度，使药物作用与不良反应增加。为稳妥起见，老年患者用药量应该为成年人的 3/4，一般宜从小剂量开始逐步增加至有效剂量。

2. 药学监护要点　临床药师通过对老年肿瘤患者开展药学监护，在保证药效、降低用药风险方面可发挥积极作用。根据老年人常同时患有多种疾病、用药疗程长、用药品种多、治疗依从性差等特点,临床药师在开展药学监护时,需明确用药适应证,把握用药疗程,减少用药品种,注意药物之间或药物与食物之间的相互作用,耐心开展用药宣教,提高用药依从性。在进行用药交代时,需要着重强调并建议完好保存药品外包装。提醒患者尽量避免错服或漏服药,并交代患者一旦发现错服或漏服药的处理方式。提醒患者不可轻易相信各类广告、药商的宣传,盲从买药。老年患者在使用新药时尤其需要慎重,因为新药在上市前临床研究中通常不包括老年患者,用于老年患者的临床资料明显不够。另外,要重视肿瘤基础疾病和合并其他疾病的治疗、抗肿瘤药物可能引起的不良反应对患者基础疾病的影响以及肿瘤对基础疾病治疗药物选择的影响。

二、儿童用药的药学监护

儿童的药效学和药动学特征与成人相比差异显著,不仅存在着量的差别,更具有质的差别。因此,应依儿童身体的特殊性及药物在儿童体内的药效学和药动学特点合理用药。

1. 概述　儿童的器官功能发育未完全,尤其与药物代谢和排泄功能密切相关的脏器(如肝、肾)发育不健全,因此部分在成人体内不良反应发生率较低的药物,在儿童身上不良反应的概率和强度可能会显著增加。与成人相比,儿童更易在抗肿瘤治疗过程中出现严重的并发症。

儿童按年龄分为新生儿期、婴儿期、幼儿期、学龄前期、学龄期、少年期等不同的生长发育阶段,应根据不同阶段儿童的药动学和药效学特点合理使用药物。

2. 药学监护要点　临床药师在参与肿瘤儿童患者药学监护过程中,应重点结合儿童患者特殊的病理生理特点和用药史,从化疗方案的制订到化疗中不良反应的处理,全过程给予有针对性的药学监护。此外,由于儿童用药依从性较差,在治疗过程中临床药师应特别注意对儿童进行心理疏导,使其积极、乐观地配合化疗,并加强对家长的用药教育,以确保儿童肿瘤患者能顺利完成抗肿瘤药物治疗。

三、妊娠期妇女的药学监护

妊娠期妇女会产生一系列的生理变化。在妊娠期妇女从胎儿胎盘的形成,到因患疾病需要使用药物治疗期间,需考虑妊娠期妇女生理变化对药物作用的影响和药物对胎儿带来的可能损害。医务人员在为妊娠期妇女选药时,应充分权衡药物对妊娠期妇女疾病的治疗与对胎儿可能导致的损害之间的利弊,可用可不用的药物尽量不用,必须用药时优先选择毒性小、对胎儿影响小的治疗药物。应教育患者及其家属在妊娠早期(3个月以内)尽量避免使用任何药物。若必须用药时,应有明确用药指征,尽可能使用妊娠期间推荐使用的药物,尽量采用单药品、低剂量、短疗程治疗。

1. 概述 随着人们生育时间的推迟,妊娠期恶性肿瘤如乳腺癌、宫颈癌等的发病率可能会随之增加。对于妊娠期妇女,由于考虑到母体的特殊生理及药物对胎儿的影响等因素,临床上一向在药物使用方面都非常谨慎,尤其是具有较强致畸风险的抗肿瘤药物。但目前,临床上越来越倾向于在不终止妊娠的情况下进行抗肿瘤治疗。如有学者报道 1 例妊娠期乳腺癌患者完成 1 周期环磷酰胺联合表柔比星化疗,1 个月后顺产女婴,产后继续抗肿瘤治疗。

2. 药学监护要点 妊娠期恶性肿瘤的治疗需要兼顾母亲和胎儿两方面,尽量避开致畸高危的时间窗,结合患者的具体病情和孕周,应用相对安全的药物进行治疗。整个治疗过程,可能会在不同临床科室,甚至不同医院就诊,需要多学科团队的协作,治疗和随访要持续到整个孕期及产后的抗肿瘤治疗。对于发生在妊娠期的肿瘤,应从是否给予化疗、何时给予化疗、给予何种化疗等用药问题,结合肿瘤类型、孕周数及患者、家属的意愿等诸多因素综合考虑开展药学监护。

四、肝、肾功能异常者的药学监护

1. 概述 肝、肾是药物代谢与排泄的重要器官,肝、肾器质性病变会造成患者机体内环境和各系统脏器功能失调,一方面会使机体对药物的吸收、分布、代谢、排泄等发生变化,导致药动学改变;另一方面会使某些组织器官的受体数目和功能发生变化,改变机体对相应药物的反应性,导致药效学改变。肝功能不全的患者,尽量慎用主要经肝代谢且不良反应多的药物,改用主要经肾消除的药物;禁用或慎用可诱发肝性脑病、经肝代谢后方可起效的药物,如泼尼松。肾功能不全的患者,尽量慎用主要经肾排泄且不良反应多的药物,改用主要经肝代谢的药物;避免选用毒性较大或长期使用有可能产生肾毒性的药物。当必须使用毒性大或有肝肾毒性的药物时,应适当降低用药剂量,延长给药间隔,进行血药浓度监测及在严密监护下使用药物。

2. 药学监护要点 抗肿瘤药物的治疗周期长、毒副作用大,对于主要经肝脏代谢的抗肿瘤药物,联合用药时药物对肝脏的毒性可能叠加,易导致药物性肝损伤的发生。对于合并乙型病毒性肝炎的肿瘤患者,应重视对肝功能及乙型肝炎病毒的监测,合理使用保肝及抗病毒药物。临床药师应根据肿瘤患者病情与抗肿瘤药物的特点,分析药物治疗风险,协助临床医师为合并肝功能不全患者制订化抗肿瘤治疗方案。对于肝、肾功能不全者,临床药师还须告知患者严格遵医嘱用药,定期复查,做好随访,并将服药期间的情况及时向医务人员反馈。

五、常见合并症的药学监护

(一)高血压

高血压是临床常见慢性病,患者需终身接受药物治疗控制血压。高血压以体循环动脉压升高、周围小动脉阻力增高,同时伴有不同程度的心排血量和血容量增加为主要表现。高血压按病因分为原发性高血压和继发性高血压2类。其中,发病原因不明的称为原发性高血压,约占全部高血压患者的90%以上。肿瘤患者合并高血压,往往是由于抗肿瘤药物导致的继发性高血压。可导致血压增高的抗肿瘤药物主要包括激素类药物(地塞米松、泼尼松)和抗血管生成药物(贝伐珠单抗、阿帕替尼等)两大类。抗血管生成药物可能通过减少动脉壁一氧化氮形成、增加内皮素 -1 的生成、促进血管内皮细胞凋亡导致毛细血管数量减少等机制导致高血压发生。

高血压与肿瘤的发病率及死亡率存在相关性。有荟萃分析显示,高血压与肾脏肿瘤、前列腺癌的发生显著相关。高血压与部分肿瘤如肺癌、结直肠癌、肝癌等具有相同的危险因素,如年龄、吸烟、饮酒、低运动量、不健康饮食、肥胖。高血压本身也是导致部分肿瘤如肾癌的危险因素。高血压合并肿瘤时,治疗药物可优先选用血管紧张素转换酶抑制药、血管紧张素受体 1 阻滞剂(ARB)类、β 受体拮抗剂。

关于抗肿瘤药物相关性高血压,目前相关研究认为:①尚无足够证据支持任何一种药物控制效果优于其他药物,但推荐优选 ACEI 及 β 受体拮抗剂;②利尿剂、ACEI/ARB、CCB 及 β 受体拮抗剂等均可作为起始治疗药物,应个体化用药;③若血压控制不佳可联合用药或选用二线降压药物;④起始降压治疗后抗肿瘤的第 1 个疗程中需每周随访一次,其后每 2~3 周随访一次;⑤降压目标值为 < 140/90mmHg(合并糖尿病者 < 130/80mmHg)。

抗高血压药的一般治疗原则主要有:①积极控制饮食、体重、血脂、血压和血糖等心血管相关因素并戒烟戒酒,有助于预防高血压发生;②平稳降压,最好使用长效降压药物;③联合治疗,采用单药治疗效果不满意的患者,可采用 2 种或多种作用机制不同的抗高血压药联合治疗;④长期坚持治疗,不可随意停药或频繁改变方案。对于肿瘤合并高血压患者,降压治疗时需注意:①应用抗血管生成药物前应全面评估心血管风险,进而参考评估结果选择抗肿瘤药物并积极预防降压药物相关不良反应;②若患者同时应用抗血管生成药物则应密切监测并及早进行降压治疗。

(二)糖尿病

糖尿病是由于胰岛素分泌缺陷以及各种不同程度的外周胰岛素抵抗所致的以高血糖为特征的代谢性疾病。糖尿病根据病因分为:1 型糖尿病(胰岛素依赖型),2型糖尿病(非胰岛素依赖型),妊娠糖尿病,其他特殊类型糖尿病。

糖尿病与肿瘤的发病率及死亡率存在相关性。2型糖尿病与乳腺癌、结直肠癌、子宫内膜癌、胰腺癌、肝癌、胆囊癌的发生风险增加有关。但是,也有研究表明,2型糖尿病与前列腺癌的发生风险降低有关。糖尿病与部分肿瘤如肺癌、结直肠癌、肝癌、胰腺癌等具有相同的危险因素,如年龄、吸烟、饮酒、低运动量、不健康饮食、肥胖。糖尿病引起的高血糖环境、胰岛素抵抗及炎症等,可能在肿瘤发生发展中发挥作用。糖尿病治疗中的药物可能对肿瘤发生发展有影响,如二甲双胍可能降低肿瘤发病风险,外源性胰岛素可能会增加癌症发病风险等。二甲双胍通过减重和改善胰岛素抵抗,降低胰岛素、胰岛素样生长因子和肿瘤坏死因子等水平,发挥减轻氧化应激,抑制炎症反应的作用,从而抑制肿瘤生长。

糖尿病治疗的近期目标是控制血糖,防止出现急性并发症。远期目标是通过良好的代谢控制达到预防慢性并发症,提高糖尿病患者的生活质量和延长患者寿命。

(三)消化性溃疡

消化性溃疡主要指发生在胃和十二指肠的慢性溃疡。溃疡的形成和发展与胃液中胃酸和胃蛋白酶的消化作用有关。多数消化性溃疡患者具有慢性、周期性、节律性上腹痛,其中胃溃疡以餐后痛为主,十二指肠溃疡以饥饿痛为主。

胃癌早期缺乏典型的特异症状及体征,随着病情的发展可逐渐出现非特异的消化性溃疡的症状,如上腹饱胀不适、隐痛、反酸、嗳气、恶心、呕吐、纳差、黑便等,多数患者服药后症状可一度减轻,未再进一步检查而延误诊断。胃癌可经淋巴管、血管、腹膜种植等方式转移而出现各种不同的症状及体征,常常原发病灶较小,病变轻,但已有远处转移,可不出现消化道症状,对转移灶引起的症状缺乏认识,极易延误诊断。因此,及早行胃镜及X线检查并适时进行病理组织学检查,对良、恶性溃疡的最终鉴别和及时诊断具有极为重要的意义。

消化性溃疡的治疗手段主要有内科治疗和外科治疗。内科治疗除调整生活方式和饮食习惯外,主要通过药物治疗。根据病情可选择抑制胃酸分泌药物、胃黏膜保护药物、根除幽门螺杆菌药物、对症治疗药物、并发症防治药物等。

消化性溃疡的药学监护除了疗效管理和不良反应管理外,应对患者常规开展用药指导。抗酸药主要作用是中和胃酸,降低胃和十二指肠pH,其最佳服药时间是餐后60~90分钟。抗胆碱药能减少胃酸分泌,解除平滑肌痉挛,延长胃排空,服药时间在餐前15~30分钟。H_2受体拮抗剂通过拮抗组胺H_2受体,减少组胺和促胃液素引起的胃酸分泌,主要临睡前一次服药。对于合并用氯吡格雷的患者,尽量选择对CYP2C19抑制作用较弱的泮托拉唑和雷贝拉唑。

（何光照 桂 玲）

第四章 常见实体肿瘤

第一节 乳　腺　癌

一、概　　述

（一）流行病学

乳腺癌（breast cancer）是全球女性最常见的恶性肿瘤之一。一直以来，西方国家的乳腺癌发病率相对较高；然而近十年来，亚非国家女性乳腺癌的发病率上升明显，有赶超西方国家的趋势。尤其是中国，目前已成为全球乳腺癌发病率最高的国家，世界范围内 2018 年有大约 210 万新诊断的女性乳腺癌病例，2015 年我国女性乳腺癌新发病例数为 268.6/100 000，发病率占所有女性癌症的 15%。与发病率保持稳定不同，西方国家乳腺癌死亡率呈逐年下降趋势，而我国乳腺癌除持续高发外，死亡率也在逐年上升，2015 年乳腺癌死亡例数估计达 69.5/100 000。

随着年龄的增长，女性患乳腺癌的概率逐渐增加，根据 2015 年 ACS 的估计，美国女性中乳腺癌发病率最高的年龄段为 60~69 岁，最低的年龄段则均为40 岁以下；死亡率亦随着年龄的增长而增高。中国女性乳腺癌的发病规律与全球一致，但发病率最高的年龄段较为提前，为 40~59 岁。值得注意的是，美国在降低乳腺癌死亡率上的一系列措施，如减少更年期女性激素的使用、控制肥胖率、改善治疗方法（辅助、激素及靶向治疗），以及早期诊断和预防等，对我国目前所面临的乳腺癌高发态势有着重要的借鉴作用。

（二）高危因素

乳腺癌的病因和机制尚不十分肯定，但已明确乳腺癌为激素介导的疾病，同时存在家族易感性。目前较多的研究关注于乳腺癌发病的相关危险因素（表 4-1），并根据这些因素建立发病风险预测模型，如 Gail、BOADICEA、Jonker 等模型。

尽管已发现上述众多的风险因素，但仍有一半以上的女性患者除了年龄增加，并没有更多可识别的风险因素。对于具有乳腺癌高发病风险的人群，可通过手术或药物治疗来进行预防。预防性的乳房切除术和药物治疗（他莫昔芬、依西美坦等)都被证明是有效的,但也并不能100%可以预防乳腺癌的发生。

表4-1 乳腺癌发病的风险因素

高危因素

基因突变:*BRCA1/2*、*P53*、*PTEN*、*CDH1* 等

种族:德裔犹太人

家族史:有明显的乳腺癌遗传倾向者

具有血缘关系的亲属中有 *BRCA1/BRCA2* 基因突变的携带者

一级或二级亲属中具有一个或多个乳腺癌患者

卵巢上皮癌、输卵管癌、原发性腹膜癌患者

家族中有男性乳腺癌患者

乳腺导管/小叶中重度不典型增生或小叶原位癌

30岁以前行胸部放疗

风险因素

性别(女性)

年龄增加

生活因素:体重指数(body mass index,BMI)升高

长期的酒精摄入和熬夜

口服避孕药及激素替代疗法

生育史:初潮过早(<13岁),绝经较晚(>55岁)

生育年龄晚(>35岁)或未生育

乳腺X线密度摄影

(三)类型和分期

乳腺癌应根据临床表现、病史、体格检查、影像学检查以及细胞或组织病理学检查等进行诊断。大多数患者是自己无意中发现乳腺肿块来医院就诊,还有少数患者是通过体检或筛查发现乳腺肿块而就诊。针对临床可触及的乳腺肿块,可采用针吸活检或手术切除活检明确诊断;而针对临床摸不到的肿块,主要依靠影像学检查发现可疑病变,并可借助影像学检查(例如B超或CT)进行定位并活检。全面的影像学检查有助于确定疾病的期别。所有手段中,病理学检查才是诊断乳腺癌的金标准。上述临床病理资料有助于临床医师判断患者的预后,并有助于治疗方案的制定。目前乳腺癌采取TNM分期系统进行分期诊断(表4-2)。

表 4-2　乳腺癌分期标准

期别	T	N	M
0	T_{is}	N_0	M_0
Ⅰ A	T_1	N_0	M_0
Ⅰ B	T_0	N_{1mi}	M_0
	T_1	N_{1mi}	M_0
Ⅱ A	T_0	N_1	M_0
	T_1	N_1	M_0
	T_2	N_0	M_0
Ⅱ B	T_2	N_1	M_0
	T_3	N_0	M_0
Ⅲ A	T_{0-3}	N_2	M_0
	T_3	N_1	M_0
Ⅲ B	T_4	N_{0-2}	M_0
Ⅲ C	任何 T	N_3	M_0
Ⅳ	任何 T	任何 N	M_1

注：T. 原发肿瘤；N. 区域淋巴结；M. 远处转移。

目前乳腺癌除了病理分型（浸润性癌、非浸润性癌、其他罕见癌等）、组织学分级（Ⅰ、Ⅱ、Ⅲ级）外，根据 St.Gallen 共识还进行了复发风险分级（表 4-3）和分子分型（表 4-4）。这些不同的分型和分级反映出患者对临床药物治疗反应和生存期的不同，为临床选择个体化药物治疗方案提供重要依据。

（四）预后因素

探讨预后因素的主要目的，是通过判断原发性乳腺癌患者在经过以治愈为目的的治疗后，评估其复发和疾病相关死亡的风险，从而计算患者本人的获益风险比，在此基础上做出相应的治疗。目前已开发出一些用于乳腺癌患者的个体化风险评估工具，如 Adjuvant online、Oncotype DX 分析等，临床医师可以根据患者的复发风险评分，来决定患者应该接受何种治疗以及治疗的强度。这些可用于计算的风险因素包括患者的年龄、绝经状态、肿瘤大小、激素受体与 HER-2 状态、Ki-67、血管生成标志物、分子遗传学改变、骨髓是否受累等。

二、药物治疗原则

乳腺癌须结合手术、放疗、化疗、内分泌及生物治疗等多种手段进行综合性治疗。对非浸润性乳腺癌以手术治疗为主；对浸润性乳腺癌，早期以根治为目的，而晚期因绝大多数患者被认为不可治愈，以延长生存、提高生活质量为治疗目标。但无论对早期还是晚期浸润性乳腺癌患者，药物治疗都是十分重要的治疗手段。根据治疗药物类别，药物治疗可分为化疗、内分泌治疗和靶向治疗；而根据药物治疗应用的时机，可分为根治性术后的辅助治疗、术前的新辅助治疗和复发或转移患者的姑息性治疗。

（一）辅助治疗

乳腺癌辅助治疗一般不与放疗或内分泌治疗同步进行，但可与靶向治疗联用。分别于 2007 年和 2011 年发布的 St.Gallen 共识，先后给出了乳腺癌术后患者的复发风险分级（表 4-3）和基于乳腺癌患者分子分型的治疗推荐（表 4-4），结合两者可以为患者提供个体化的治疗方案供选择。

表 4-3　乳腺癌术后复发风险分级

危险度分级	判断指标	
	转移淋巴结	其他
低危	阴性	具有下列特征：pT ≤ 2cm；Ⅰ级；无肿瘤周围脉管浸润；ER 和 / 或 PR（＋）；无 HER-2/Neu 基因扩增或蛋白过表达；年龄 ≥ 35 岁
中危	阴性	至少具有一项下列特征：pT ＞ 2cm；Ⅱ ~ Ⅲ级；肿瘤周围脉管浸润；ER 和 / 或 PR（－）；HER-2/Neu 基因扩增或蛋白过表达；年龄 ＜ 35 岁
	阳性（1~3枚）	具有以下特征：ER 和 / 或 PR（＋），无 HER-2/Neu 基因扩增或蛋白过表达
高危	阳性（1~3枚）	具有以下特征：ER 和 / 或 PR（－），或 HER-2/Neu 基因扩增或蛋白过表达
	阳性（≥ 4枚）	

表 4-4　乳腺癌患者分子分型的标志物和治疗推荐

分子分型	标志物	治疗类型	备注
Lumina A 型	"Lumina A 样" ER/PR 阳性高表达 HER-2 阴性 Ki-67 低表达（＜ 14%）	大多数患者仅需内分泌治疗	一些高危患者需加用化疗

续表

分子分型	标志物	治疗类型	备注
Lumina B 型	"Lumina B 样（HER-2 阴性）" ER/PR 阳性 HER-2 阴性 且 Ki-67 高表达（≥ 14%）或 PR 低表达（1%~10%）	全部患者均需内分泌治疗，大多数患者需加用化疗	是否加用化疗需要综合考虑激素受体表达高低、复发和转移风险，以及患者的状态等
	"Lumina B 样（HER-2 阳性）" ER/PR 阳性 HER-2 阳性 （蛋白过表达或基因扩增） 任何状态的 Ki-67	化疗 + 抗 HER-2 治疗 + 内分泌治疗	本亚型的患者常规予以化疗
ERBB2+ 型	"HER-2 阳性" HER-2 阳性 （蛋白过表达或基因扩增） ER 阴性和 PR 阴性	化疗 + 抗 HER-2 治疗	抗 HER-2 治疗的对象：pT1b 及更大肿瘤，或淋巴结阳性
Basal-like 型	"三阴性" （非特殊型浸润性导管癌） ER 阴性 PR 阴性 HER-2 阴性	化疗	
特殊类型[*]			
A. 内分泌反应型 （筛状癌、小管癌和黏液腺癌）		内分泌治疗	
B. 内分泌无反应型 （顶浆分泌、髓样癌、腺样囊性癌和化生性癌）		化疗	髓样癌（典型性）和腺样囊性癌可能不需要化疗（若淋巴结阴性）

1. 化疗 + 靶向治疗　根据患者不同的 HER-2 受体状态，《美国国立综合癌症网络（National Comprehensive Cancer Network，NCCN）乳腺癌临床实践指南》推荐了不同的联合化疗 ± 靶向药物辅助治疗方案。对 HER-2 阴性的患者，不推荐联合应用靶向药物，患者可耐受的情况下，首选密集型的化疗方案，同时予以骨髓刺激因子支持（表 4-5）；对 HER-2 阳性的患者，联合化疗的同时还需合用靶向药物（表 4-6），但这种多药联合的方案会导致心脏毒性的发生，因此需积极地监测左心室射血分数（left ventricular ejection fraction，

LVEF），如 LVEF 较治疗前绝对数值下降 ≥ 10%，应停止使用曲妥珠单抗治疗至少 4 周，如持续下降超过 8 周，或出现心肌病，则应永久停止曲妥珠单抗治疗。

表 4-5　HER-2 阴性患者联合化疗方案

化疗方案	给药剂量和方法	化疗周期（疗程间隔的周数）	化疗疗程/次
剂量密集性 AC → T	多柔比星（A）60mg/m² i.v. d1 环磷酰胺（C）600mg/m² i.v. d1	2	4
	紫杉醇（T）175mg/m² i.v. 3h d1	2	4
	或者 紫杉醇（T）80mg/m² i.v. 1h d1	1	12
TC	多西他赛（T）75mg/m² i.v. d1 环磷酰胺（C）600mg/m² i.v. d1	3	4
剂量密集性 AC	多柔比星（A）60mg/m² i.v. d1 环磷酰胺（C）600mg/m² i.v. d1	2	4
AC	多柔比星（A）60mg/m² i.v. d1 环磷酰胺（C）600mg/m² i.v. d1	3	4
AC → T	多柔比星（A）60mg/m² i.v. d1 环磷酰胺（C）600mg/m² i.v. d1	3	4
	紫杉醇（T）80mg/m² i.v. 1h d1	1	12
AC → T（多西他赛）	多柔比星（A）60mg/m² i.v. d1 环磷酰胺（C）600mg/m² i.v. d1	3	4
	多西他赛（T）100mg/m² i.v. 1h d1	3	4
TAC	多西他赛（T）75mg/m² i.v. 1h d1 多柔比星（A）50mg/m² i.v. d1 环磷酰胺（C）500mg/m² i.v. d1	3	6
EC	表柔比星（E）90mg/m² i.v. d1 环磷酰胺（C）600mg/m² i.v. d1	3	8
CMF	环磷酰胺（C）100mg/m² p.o. d1~14 甲氨蝶呤（M）40mg/m² i.v. d1, 8 5-氟尿嘧啶（F）600mg/m² i.v. 1h d1, 8	4	6

表 4-6　HER-2 阳性患者联合化疗方案

化疗方案	给药剂量和方法	化疗周期（疗程间隔的周数）	化疗疗程/次
AC→T+曲妥珠单抗	多柔比星（A）60mg/m² i.v. d1 环磷酰胺（C）600mg/m² i.v. d1	3	4
	紫杉醇（T）80mg/m² i.v. 1h d1 曲妥珠单抗 4mg/kg i.v. 首次剂量	1	12
	曲妥珠单抗 2mg/kg i.v. 或者 6mg/kg i.v.	1 3	总计 1 年
AC→T+曲妥珠单抗+帕妥珠单抗→曲妥珠单抗	多柔比星（A）60mg/m² i.v. d1 环磷酰胺（C）600mg/m² i.v. d1	3	4
	紫杉醇（T）80mg/m² i.v. 1h d1，8，15 曲妥珠单抗 8（6）mg/kg 首次剂量（后续剂量）i.v. d1 帕妥珠单抗 840（420）mg 首次剂量（后续剂量）i.v. d1	3	4
	曲妥珠单抗 6mg/kg i.v. d1	3	总计 1 年
剂量密集性AC→T+曲妥珠单抗	多柔比星（A）60mg/m² i.v. d1 环磷酰胺（C）600mg/m² i.v. d1	2	4
	紫杉醇（T）175mg/m² i.v. 3h d1 曲妥珠单抗 4mg/kg i.v. 首次剂量	2 1	4
	曲妥珠单抗 2mg/kg i.v. 或者 6mg/kg i.v.	1 3	总计 1 年
TCH	多西他赛（T）75mg/m² i.v. d1 卡铂（C）AUC 6 i.v. d1	3	6
	曲妥珠单抗首剂 8mg/kg，之后 6mg/kg i.v. d1	3	总计 1 年
TCH+帕妥珠单抗→曲妥珠单抗	多西他赛（T）75mg/m² i.v. d1 卡铂（C）AUC6 i.v. d1 曲妥珠单抗（H）8（6）mg/kg 首次剂量（后续剂量）i.v. d1 帕妥珠单抗 840（420）mg 首次剂量（后续剂量）i.v. d1	3	6

续表

化疗方案	给药剂量和方法	化疗周期(疗程间隔的周数)	化疗疗程/次
	曲妥珠单抗 6mg/kg i.v. d1	3	总计 1 年
FEC→曲妥珠单抗+帕妥珠单抗+多西他赛→曲妥珠单抗	5-氟尿嘧啶(F)500mg/m² i.v. d1 表柔比星(E)100mg/m² i.v. d1 环磷酰胺(C)600mg/m² i.v. d1	3	3
	多西他赛(T)75~100mg/m² i.v. 1h d1 曲妥珠单抗(H)8(6)mg/kg 首次剂量(后续剂量)i.v. d1 帕妥珠单抗 840(420)mg 首次剂量(后续剂量)i.v. d1	3	3
	曲妥珠单抗 6mg/kg i.v. d1	3	总计 1 年
紫杉醇+曲妥珠单抗	紫杉醇(T)80mg/m² i.v. 1h d1 曲妥珠单抗 4mg/kg i.v. 首次剂量	1	12
	曲妥珠单抗 2mg/kg i.v. 或者 6mg/kg i.v.	1 3	总计 1 年

2. 内分泌治疗 Lumina A 样的患者可仅选用内分泌治疗,而其他 ER/PR 为阳性的患者也均应在辅助化疗或靶向治疗后,接受内分泌治疗。治疗药物包括:选择性雌激素受体调节剂(selective estrogen receptor modulators,SERMs)、促黄体素释放素(luteinizing hormone releasing hormone,LHRH)激动剂、芳香酶抑制药(aromatase inhibitors,AI)。患者是否处于绝经期,是指导药物治疗选择的依据(表 4-7)。如患者符合所列中的任一项,即可判断为绝经:①已行双侧卵巢切除术;②年龄 ≥ 60 岁;③年龄 < 60 岁,在没有应用化疗、他莫昔芬或托瑞米芬等药物,或接受卵巢抑制、雌二醇和卵泡刺激素治疗的情况下,闭经超过 12 个月;④年龄 < 60 岁,在接受他莫昔芬或托瑞米芬治疗时,血浆卵泡刺激素和雌二醇水平处于绝经后水平。

表 4-7 辅助内分泌治疗

绝经前治疗	他莫昔芬 ×5 年 ± 卵巢去势	绝经后	芳香酶抑制药 ×5 年
			他莫昔芬 ×5 年,持续至 10 年
		绝经前	停内分泌治疗
			他莫昔芬 ×5 年,持续至 10 年
	芳香酶抑制药 ×5 年 + 卵巢去势		

续表

绝经后治疗	芳香酶抑制药 × 10 年
	芳香酶抑制药 × 2~3 年,继续他莫昔芬治疗直至完成 5 年的内分泌治疗
	他莫昔芬 × 2~3 年,继续芳香酶抑制药治疗直至完成 5 年的内分泌治疗
	他莫昔芬 × 4~6 年,继续芳香酶抑制药 × 5 年
	芳香酶抑制药不能耐受或禁忌,他莫昔芬 × 5 年

(二)新辅助治疗

新辅助治疗能缩小肿瘤,降低分期,增加保乳治疗的机会,有助于观察患者对治疗方案的个体反应。尤其对于三阴性乳腺癌的患者,如在术前行完整的新辅助治疗,能显著提高总生存率和无病生存期。新辅助治疗同样包括化疗、靶向和内分泌治疗:其中化疗方案可完全参考辅助治疗中的化疗方案;HER-2 阳性的患者,应联用至少 9 周的曲妥珠单抗,对分期 ≥ T_2 或 ≥ N_1 的患者,还需加用帕妥珠单抗;对有合并症不能耐受化疗,或低风险分子分型的 ER 阳性患者,可单用内分泌治疗行新辅助治疗。在行新辅助治疗期间,若有出现肿瘤进展的风险,应更换治疗方案,或及时手术,因此需谨慎把握行新辅助治疗的适应证。如有下列情况,则不推荐行新辅助治疗:原发肿瘤较广泛,侵袭程度不明确;分化级别较差;肿瘤难以发现,不利于进行临床评估。

(三)复发或转移患者的姑息性治疗

晚期乳腺癌患者的治疗目标是提高生活质量,缓解症状,延长生存期。同样可采取综合性疗法,如局部放疗可用于伴有疼痛的骨转移患者,在阻止肿瘤生长的同时,还可缓解疼痛;手术适用于因骨转移发生骨折或脊髓压迫的患者,或某些脑转移的患者。但这些方法只对局部病灶起效,因此需要联合局部和全身治疗来全面地控制肿瘤进展。

转移性癌症诊断后的平均生存时间大约是 2~4 年,但生存时间根据肿瘤转移部位的不同而有较大差异。制定治疗方案时,需考虑肿瘤转移部位以及既往曾使用何种治疗方案,同样也需参考 HER-2、ER/PR 的状态。对仅有骨转移的患者,需联用地舒单抗、唑来膦酸或帕米膦酸二钠来对抗肿瘤转移造成的骨破坏,同时根据 ER/PR 以及 HER-2 的状态选择治疗方案,但一旦发生内脏危象就应开始化疗。对 ER/PR 阳性、HER-2 阴性的晚期乳腺癌患者来说,首先应明确是否绝经,如未绝经,则必须先行去势治疗,随后选择适合绝经后患者使用的内分泌治疗药物(表 4-8);其次是否在 1 年内使用过内分泌治疗药物,如使用过,则应换用另一种内分泌治疗药物,如未使用过,选择芳香酶抑制药即可;在使用内分泌治疗药物的同时,还可考虑联用选择性雌激素受体调节剂,以及 CDK4/6 或 mTOR 抑制剂;如疾病进一步进展,则可进一步更换内分泌治疗药物或者选择化疗。对 ER/PR 阳性、HER-2 阳性的患者,既可选择绝经后的内分泌治疗方案,也可加用抗 HER-2 的靶向治疗药物(表4-8),或者联合化疗。同样,如果在内分泌治疗和/或靶向治疗 3 个周期后,仍出现进展,则需启动化疗,如化疗三个周期后仍然无效,则选择最佳支持治疗。对 ER/PR 阴性、HER-2 阳性的患者,应行化疗 + 靶向 HER-2 的治疗,而对 ER/PR 阴性、HER-2 阳性的患者,一般选择单纯化疗,晚期乳腺癌患者的常用单药及联合治疗方案见表4-9。

表 4-8　晚期乳腺癌 ER/PR 阳性患者绝经后治疗药物选择

HER-2 阴性	HER-2 阳性
非甾体类芳香酶抑制药(阿那曲唑、来曲唑)	芳香酶抑制药 ± 曲妥珠单抗
选择性雌激素受体调节剂(氟维司群)	芳香酶抑制药 ± 拉帕替尼
他莫昔芬 / 托瑞米芬	芳香酶抑制药 ± 拉帕替尼 + 曲妥珠单抗
甾体类芳香酶抑制药(依西美坦)	氟维司群 ± 曲妥珠单抗
CDK4/6 抑制剂 + 芳香酶抑制药 / 氟维司群 / 他莫昔芬	他莫昔芬 ± 曲妥珠单抗
依维莫司 + 依西美坦 / 氟维司群 / 他莫昔芬	

表 4-9　晚期乳腺癌患者化疗方案

化疗方案	给药剂量和方法	化疗周期(疗程间隔的周数)
HER-2 阴性		
蒽环类	多柔比星 60~75mg/m^2 i.v. d1	3
	多柔比星 50mg/m^2 i.v. d1	1
	多柔比星脂质体 20mg/m^2 i.v. d1	4
紫杉类	紫杉醇 80mg/m^2 i.v. 1h d1	1
	紫杉醇 175mg/m^2 i.v. d1	3
抗代谢类	卡培他滨 1 000~1 250mg/m^2 p.o. b.i.d. d1~14	3
	吉西他滨 800~1 200mg/m^2 d1, 8, 15	4
	曲妥珠单抗 2mg/kg i.v.	1
	或者 6mg/kg i.v.	3

续表

化疗方案	给药剂量和方法	化疗周期（疗程间隔的周数）
抗微管类	长春瑞滨 25mg/m² i.v. d1	1
	艾瑞布林 1.4mg/m² i.v. d1, 8	3
RARP 抑制剂	奥拉帕利 300mg p.o. b.i.d.	4
AC、EC、CMF 与辅助化疗方案相同		
GT	紫杉醇 175mg/m² i.v. d1 吉西他滨 1 250mg/m² i.v. d1, 8	3
多西他赛 + 卡培他滨	多西他赛 75mg/m² i.v. d1 卡培他滨 950mg/m² p.o. b.i.d. d1~14	3
紫杉醇 + 贝伐珠单抗	紫杉醇 90mg/m² i.v. d1, 8, 15 贝伐珠单抗 10mg/kg i.v. d1, 15	4
HER-2 阳性		
多西他赛 + 曲妥珠单抗 + 帕妥珠单抗	多西他赛 75~100mg/m² i.v. 1h d1 曲妥珠单抗 8（6）mg/kg 首次剂量（后续剂量）i.v. d1 帕妥珠单抗 840（420）mg 首次剂量（后续剂量）i.v. d1	3
紫杉醇 + 曲妥珠单抗 + 帕妥珠单抗	紫杉醇（T）175mg/m² i.v. d1 曲妥珠单抗 8（6）mg/kg 首次剂量（后续剂量）i.v. d1 帕妥珠单抗 840（420）mg 首次剂量（后续剂量）i.v. d1	3
长春瑞滨 + 曲妥珠单抗	长春瑞滨 30~35 mg/m² i.v. d1, 8 曲妥珠单抗 8（6）mg/kg 首次剂量（后续剂量）i.v. d1	3
卡培他滨 + 曲妥珠单抗	卡培他滨 1 000mg/m² p.o. b.i.d. d1~14 曲妥珠单抗 8（6）mg/kg 首次剂量（后续剂量）i.v. d1	3
T-DM1	3.6mg/kg i.v. d1	3
拉帕替尼 + 卡培他滨	拉帕替尼 250mg p.o. q.d. d1~21 卡培他滨 1 000mg/m² p.o. b.i.d. d1~14	3
贝伐珠单抗	贝伐珠单抗 10mg/kg i.v. d1, 15	

三、药学评估与监护要点

案例一

患者，女性，41岁。身高165cm，体重70kg，体表面积1.8m²，末次月经2017年3月。因"左乳腺癌综合治疗后复发"入院。既往无特殊病史及不良生活习惯史，无家族遗传史，否认药物食物过敏史及不良生活习惯史。

患者2016年3月因"发现左乳包块1年余，外院乳腺超声：左乳见8cm×3.5cm低回声团块，边界不清，内部回声不均"至医院。入院查体：左乳内上象限可及凸起大肿块，直径约8cm，左腋窝未及明显肿大淋巴结。行空心针穿刺活检，病理诊断：（左侧）乳腺浸润性导管癌（WHO Ⅲ级）。免疫组化：ER（+），PR（+），HER-2（2+），P53（+），Ki-67（LI约40%）。胸部CT、腹部超声、骨ECT未见肿瘤转移。遂行4周期EC（表柔比星+环磷酰胺）新辅助化疗，EC化疗期间出现轻度肝功能异常，对症处理后好转，化疗后患者左乳包块缩小，即行左乳癌改良根治术，病检示：浸润性导管癌伴腋窝淋巴结（7/16枚）转移。术后继续行多西他赛4周期化疗及左乳区放疗，放疗结束后4个月，左腋窝放射边界出现胸壁结节（1cm×1.5cm），外院活检示癌结节，胸部CT提示纵隔多个淋巴结肿大。现为进一步治疗收入院。

患者入院后查体：KPS 80%，浅表淋巴结未及肿大，左胸壁及腋下呈术后改变，左胸壁可及1cm×1.5cm大小结节，右乳未及包块。查肝功能提示GPT 60U/L、GOT 73U/L。胸部CT提示纵隔淋巴结肿大。其余血常规、凝血功能、心脏彩超+心功能、腹部CT及骨ECT未见明显异常。

诊断：左乳癌综合治疗后复发（左胸壁，纵隔）。

入院后行护肝等对症支持治疗，肝功能好转后予以卡培他滨（1 000mg/m² p.o. b.i.d. d1~14）+曲妥珠单抗[8mg/kg（首剂）iv.drip d1]治疗，具体用药方案见表4-10。

表4-10 用药方案

给药剂量	给药剂量	给药方法	给药时间
多烯磷脂酰胆碱注射液	20ml	iv.drip q.d.	d1~11
5%葡萄糖注射液	100ml		
异甘草酸镁注射液	150mg	iv.drip q.d.	d1~11
5%葡萄糖注射液	250ml		
双环醇片	25mg	p.o. t.i.d.	d1~11

给药剂量	给药剂量	给药方法	给药时间
心电监测	持续2小时	曲妥珠单抗滴注期间	
苯海拉明片	50mg	p.o. q.d. 曲妥珠单抗滴注前30分钟	d11
西咪替丁注射液	400mg	iv.drip q.d. 曲妥珠单抗滴注前30分钟	d11
0.9%氯化钠注射液	100ml		
曲妥珠单抗	300mg	iv.drip 持续2小时 q.d.	d11
0.9%氯化钠注射液	250ml		
卡培他滨	1 500mg	p.o. b.i.d.	d12~25

（一）治疗方案评估

1. 患者评估

（1）女性，41岁，未绝经，临床诊断为：左乳癌综合治疗后复发（左胸壁，纵隔）ER（+），PR（+），HER-2（2+）。

（2）已行4周期EC方案新辅助化疗+手术+4周期多西他赛辅助化疗+放疗。

（3）治疗结束后4个月出现左胸壁癌性结节，胸部CT提示纵隔多个淋巴结肿大。

（4）EC化疗期间出现轻度肝功能异常，本次入院查肝功能GPT 60U/L、GOT 73U/L；心脏彩超+心功能无异常。

2. 治疗方案分析与选择　患者初发病时，患侧乳房肿块较大（≥5cm），边界不清，完善相关检查后可判断为局部晚期、WHO Ⅲ级、激素及HER-2受体阳性，虽然没有淋巴结转移的证据，但该患者原发肿块较大，侵犯周围组织程度不明确，且分化级别较差，不建议行新辅助化疗。即使行新辅助化疗，对此类HER-2阳性的高危患者，也应联合曲妥珠单抗治疗。

完成新辅助化疗后患者肿块缩小，术后病理示腋窝淋巴结（7/16枚）转移，继续行多西他赛化疗及放疗，符合临床指南相关推荐，但也未能尽早开始曲妥珠单抗的治疗。

辅助化疗及放疗完成后4个月，患者出现纵隔淋巴结及胸壁转移，对复发转移的患者，如无化疗禁忌证，除非单纯的骨转移，都应予以化疗，同样对HER-2阳性者，也需联合曲妥珠单抗或帕妥珠单抗治疗。该患者虽然入院时肝功能发生异常，但并非化疗禁忌，因此，选择卡培他滨+曲妥珠单抗符合治疗指南推荐。

（二）药学监护要点

1. 药物治疗方案分析评价

（1）护肝治疗：该患者既往有药物致轻度肝功能不良病史，本次入院时查肝功能 GPT 60U/L、GOT 73U/L，住院期间给予多烯磷脂酰胆碱＋异甘草酸镁＋双环醇片护肝治疗。患者此次入院肝功能检查异常，但肝药酶异常程度未达诊断为肝功能异常的标准，然而结合既往病史，患者如继续行抗肿瘤治疗，亦有再度发生肝功能异常的风险，因此行预防性护肝治疗有一定依据。但该患者同时使用三种护肝药物，联用药物过多，尤其是肝功能恢复正常后，仍然三药联用，建议应停用双环醇片。

（2）抗肿瘤治疗：本次抗肿瘤治疗选择卡培他滨（1 000mg/m^2 p.o. b.i.d. d1~14）＋曲妥珠单抗[8mg/kg（首剂）iv.drip d1]方案，方案及药物选择均符合指南推荐。但该患者身高 165cm，体重 70kg，体表面积 1.8m^2，卡培他滨的给药剂量应为 1 800mg，而实际给药剂量为 1 500mg，相当于减量至标准剂量的 85%。虽然该患者并无明确的减量依据，但仍需考虑晚期肿瘤患者治疗目标与早期肿瘤患者追求根治的目标全然不同，已转变为改善生存质量、延长生存时间。在此前提下，尽管没有明确的减量依据，考虑既往多疗程化疗、放疗和手术治疗所带来的潜在风险，以及肝功能检查异常、体重过重（BMI=25.7）等消极因素，对化疗药物进行减量，也并非在情理之外。

2. 曲妥珠单抗治疗过程监护

（1）配置过程：曲妥珠单抗需使用专用稀释液稀释至 21mg/ml，此稀释液较稳定，配置后 28 天内稳定；使用前可用生理盐水进一步稀释，稀释后 2~8℃下保存不超过 24 小时，不能使用 5% 葡萄糖溶液进行稀释，易导致蛋白聚集。

（2）给药过程：需预防曲妥珠单抗所导致的输液反应，尤其是首次给药患者，可在输注过程中行心电监护、预防性给予抗组胺药等。该患者除上述措施外，还予以 H$_2$ 受体拮抗剂西咪替丁，因 H$_2$ 受体拮抗剂除减少胃酸分泌外，还有抗过敏、解痉、扩张血管等作用，对预防输液反应有一定效果。

3. 不良反应监护

（1）卡培他滨

1）手 - 足综合征：出现的中位时间为 79 天（范围从 11 天到 360 天），一般表现为手和 / 或足的麻木、感觉迟钝、感觉异常、麻刺感、红斑。如果出现严重的手 - 足综合征（手和 / 或足湿性脱屑、溃疡、水疱或严重的疼痛），暂停使用卡培他滨，直至恢复正常或严重程度降至 1 级。出现严重手 - 足综合征后，再次使用卡培他滨时应降低剂量。

2）腹泻：出现腹泻应及时处理，推荐的止泻药物为洛哌丁胺，首剂量 4mg

口服,每腹泻一次口服 2mg,每日总剂量不得超过 16mg。严重腹泻患者,应立即停药,同时补充液体和电解质。再次使用卡培他滨时,根据严重程度降低给药剂量。

3)高胆红素血症:如果药物相关的胆红素升高＞3.0×ULN 或肝转氨酶(GPT,GOT)升高＞2.5×ULN,应立即暂停使用卡培他滨。当胆红素降低至≤3.0×ULN 或者肝转氨酶≤2.5×ULN,可恢复使用卡培他滨。应在治疗过程中,每周监测一次肝功能,并给予护肝治疗。

(2)曲妥珠单抗:会导致亚临床和临床心衰,表现为左心室功能不全、有症状的心力衰竭、有症状的左心室射血分数(LVEF)降低。在给予曲妥珠单抗治疗前以及治疗过程中需对左心室功能进行评估,LVEF 值相对基线下降10 个百分点,或下降至 50% 以下,则应暂停使用曲妥珠单抗,并在约 3 周内重复评估 LVEF。

4. 患者教育

(1)卡培他滨

1)用药交代:①卡培他滨一天服用 2 次(早、晚各一次),每次 3 片,在饭后半小时内用水吞服。请于早餐后和晚餐后分别服用,这样能够保证两次服药间隔大于 8 个小时。除非出现严重不良反应,否则请保持服用卡培他滨14 天,然后休息 7 天。②如果因为吞咽困难、无法吞服药物,可以将药片溶解于约 200ml 温水中,搅拌至溶解充分,然后立刻服用。溶解药片用的杯子应和其他盛食物或饮用水的器皿分开。③治疗过程中,出现漏服,不要为了补上错过服用的药物而加倍吃药,这样可能会出现不可预料的不良反应。

2)注意事项:①如果患者一天腹泻 4~6 次或更多次数,不要擅自服用止泻药物。②为避免加重手 - 足综合征,患者应减少皮肤受压,以避免磨损受伤,皮肤脱屑不可用手撕剥、搔抓,溃疡、水疱处保持清洁,同时注意个人卫生,保持手足皮肤清洁和湿润。

(2)曲妥珠单抗

1)用药交代:在输注曲妥珠单抗的过程中可能会出现过敏症状,如呼吸短促、喘息或呼吸困难;脸、唇、舌或身体其他部位水肿和出疹子、瘙痒或出现荨麻疹。一旦发生及时联系医护人员,这些症状可以在对症处理后好转。

2)注意事项:在使用曲妥珠单抗和卡培他滨后可能会导致血液系统毒性,肝、肾功能损伤等,请在治疗期间按要求进行血常规和血生化的定期复查,以保证治疗按周期进行。

案例二

患者，女性，35岁。身高161cm，体重70kg，体表面积$1.77m^2$。因"发现右乳包块半个月，妊娠27W+2"入院。既往高血压病史2年，最高136/96mmHg，自服药物控制可；13年前因畸胎瘤行手术治疗；8年前行剖宫产术。无家族遗传史，否认药物食物过敏史及不良生活习惯史。

患者于2017年5月10日自检发现右乳包块，大小约2cm，伴疼痛，无发热、皮肤颜色改变，无乳头溢液，未予特殊处理，自觉乳腺包块无明显变化。2017年5月24日体检发现右侧乳腺及右侧腋窝肿块，乳腺彩超提示右乳8~9点钟方向距乳头约4cm处可见3.2cm×1.6cm低回声区，以及右侧乳腺内多个低回声区；右侧腋窝可见2.3cm×1.2cm低回声区。

于2017年5月25日收入院，查体：生命体征平稳，KPS 80%，右侧腋窝可及约2.5cm肿大淋巴结，固定，无压痛；右乳外下象限可及约3.5cm×1.8cm包块，质硬，固定，轻度压痛。入院后行血常规，肝、肾功能，凝血功能及肿瘤标志物检查无特殊异常。胸部磁共振示：右侧乳腺外下象限结节影，伴右侧腋窝淋巴结增多、增大，考虑为肿瘤性病变可能。右侧腋窝淋巴结穿刺细胞学：淋巴结转移性腺癌。右乳肿块空芯针活检组织病理：(右侧)乳腺浸润性癌(非特殊类型Ⅱ级)。免疫组化：CK7(+)，GATA-3(+)，P120(+)，E-cad(+)，ER(70%左右弱-中等+)，PR(50%左右中等-强+)，HER-2(0)，P53(+)，P63(-)，Ki-67 LI 70%左右。彩超-心脏+心功能+室壁运动分析：左心扩大。心电图示：窦性心律，心电图正常范围。

诊断：右乳浸润性癌$T_2N_1M_0$ER(+)PR(+)HER-2(-)。

患者拒绝行手术治疗，于2017年6月2日行EC(表柔比星+环磷酰胺)方案化疗，剂量调整为90%标准剂量：表柔比星$81mg/m^2$，静脉滴注，d1；环磷酰胺$540mg/m^2$，静脉滴注，d1，q21d。予以舌下含服盐酸昂丹司琼口崩片(8mg b.i.d.)预防呕吐。化疗后患者诉恶心不适，予甲氧氯普胺缓解后出院。

(一)治疗方案评估

1. 患者评估

(1)女性，35岁，妊娠27W+2。

(2)既往高血压病史2年，服药可控。

(3)KPS 80%，彩超-心脏+心功能+室壁运动分析提示左心扩大。

(4)诊断为右乳浸润性癌$T_2N_1M_0$，属于ⅡB期。

(5)组织分级为Ⅱ级，伴有阳性淋巴结及ER/PR(+)，为高危风险患者。

(6)ER/PR(+)、HER-2(-)、Ki-67 LI 70%左右，为luminal B(HER-2阴性)型。

2. 治疗方案选择　根据NCCN及欧洲肿瘤内科学会(European Society

of Medical Oncology, ESMO）的相关指南, 妊娠期乳腺癌系统性治疗的建议如下：

（1）手术：整个孕期都可行手术治疗, 尤其在孕25周后, 无手术禁忌证者, 可立即手术。

（2）化疗：不建议在孕期前3个月、孕35周后或预产期3周前行化疗, 孕中晚期化疗方案参考非妊娠期乳腺癌。

（3）靶向治疗：推荐在产后进行, 如患者有十分明确的获益, 可考虑在孕期用药。

（4）放疗：孕期禁忌。

（5）内分泌治疗：孕期禁忌。

3. 治疗建议

（1）手术：患者为ⅡB期, 孕27W+2, 无手术禁忌证, 可先行手术治疗, 但向患者交待病情后, 患者拒绝手术。

（2）化疗：患者为luminal B（HER-2 阴性）型, 伴有高复发风险, 在无法行手术治疗的情况下, 建议予以新辅助化疗。

（二）药学监护要点

1. 化疗方案分析评价

（1）可选方案：结合《NCCN 乳腺癌临床实践指南》, 对淋巴结阳性, luminal B（HER-2 阴性）型的妊娠期乳腺癌患者, 应以蒽环类为基础行联合化疗, 并序贯紫杉类药物。因分子量较大、蛋白结合率高及亲脂性低的药物, 较难通过胎盘屏障, 所以通常推荐 AC/EC 序贯紫杉类的化疗方案, 不建议联合 5- 氟尿嘧啶。

（2）个体化因素：既往高血压病史 2 年, 服药可控；彩超 - 心脏 + 心功能 + 室壁运动分析提示左心扩大。

（3）方案分析与评价：虽然高血压合并左心扩大可增加心律失常风险以及心血管事件风险, 而蒽环类药物有一定心脏毒性, 该患者存在化疗药物导致心脏毒性的高危因素, 但患者心电图及心功能无异常, 未达到蒽环类药物使用禁忌, 所以仍可使用蒽环类药物。

2. 化疗过程监护

（1）化疗药物选择：多柔比星和表柔比星均为指南推荐用药, 在疗效上无明显差异, 而多项临床试验研究结果显示等摩尔剂量的表柔比星与多柔比星相比, 表柔比星具有更少的骨髓抑制、非血液学毒性（恶心、呕吐、脱发、口腔黏膜炎）以及心脏毒性（充血性心力衰竭等）, 因此推荐选用表柔比星 + 环磷酰胺进行治疗。

（2）剂量调整：由于孕期产妇生理环境发生变化, 使得药物分布容积变大，血药浓度峰值降低，因此需足量给药，该患者减量至 90%，无明显依据。

（3）给药顺序：表柔比星应先于环磷酰胺给药。

3. 不良反应监护

（1）恶心呕吐的预防和处理

1）治疗推荐：该患者使用的化疗方案为中度致吐风险，但其本身为发生恶心呕吐的高风险人群。NCCN 推荐用于妊娠期乳腺癌患者的止吐药物包括昂丹司琼、劳拉西泮和地塞米松。

2）治疗评价：该患者仅以昂丹司琼预防性镇吐，在化疗后出现恶心症状，选用了甲氧氯普胺，因甲氧氯普胺为孕期恶心呕吐治疗药物中较安全及常用药。目前对甲氧氯普胺在乳腺癌患者中的使用存在争议，因没有明确证据证实甲氧氯普胺会对乳腺癌患者造成病情的加重。但由于国内甲氧氯普胺的说明书中，明确禁止用于因放、化疗导致呕吐的乳腺癌患者，故该药在乳腺癌患者中的使用属于超说明书用药。为保障医疗安全，建议继续使用昂丹司琼治疗。

（2）心脏毒性的预防和处理

1）心脏毒性监护：每周期行心脏彩超及心电图检查。

2）治疗推荐：对妊娠期妇女不推荐预防性使用右丙亚胺，如监测过程中发现 LVEF < 60%，应停止使用蒽环类药物。

（3）血液系统毒性的预防和处理

1）血液系统毒性监护：每周期行血常规检查。

2）治疗推荐：对妊娠期妇女不推荐使用重组人粒细胞集落刺激因子，为避免血液系统毒性的发生，应避免使用剂量密集性化疗方案。

第二节　肺　　癌

一、概　　述

（一）流行病学

原发性支气管肺癌是最常见的恶性肿瘤之一，全球肺癌的发病率和死亡率均呈上升态势。世界卫生组织下属国际癌症研究机构（IARC）于 2018 年 9 月发布了 2018 年最新全球癌症统计数据《全球癌症报告》，数据显示：2018 年全球肺癌新发病例预测约 210 万例，死亡约 180 万例，分别占恶性肿瘤新发病例及死亡病例的 11.6% 及 18.4%，居恶性肿瘤第一位。男性肺癌新发病率及死亡率居所有恶性肿瘤之首，女性新发病率及死亡率低于男性，新发病例居第三位（低于乳腺癌、结直肠癌），死亡率居第二位（仅次于乳腺癌）。在我国，随着工业化速度加快、环境污染加重、人口老龄化加剧，肺癌的癌症负担日益加重。据全国肿瘤登记中心的最新数据统计，2018 年我国男性肺癌新发病例数为 223.0/100 000，男性死亡率为 166.6/100 000。女性新发病例数为 182.6/100 000，女性死亡率为 95.2/100 000，值得注意的是，中国女性的发病率（22.8/100 000）与几个欧洲国家，例如法国（22.5/100 000）的女性发病率没有差异，尽管两组人群之间的吸烟率差异很大，可能与中国女性因烹饪等燃烧木炭而增加的烟尘吸入有关。根据地域的不同，肺癌发病率有 20 倍的变化差异，这在很大程度上反映了烟草流行的程度以及烟草接触史差异，包括吸烟的强度和持续时间。

（二）高危因素

吸烟，是肺癌的主要危险因素之一，对全球 80% 男性肺癌患者及至少 50% 女性肺癌患者产生直接影响。吸烟患肺癌的危险性与每日吸烟量、吸烟年限、烟草种类、开始吸烟的年龄等有密切关系。其中吸烟时间长短和吸烟量是影响肺癌危险性的最主要的吸烟因素，吸烟时间越长，吸烟量越多，则患肺癌的危险性越高。

流行病学资料显示肺癌死亡率与环境中多环芳烃含量呈正相关关系。美国学者 Hammend 和 Horn 对美国 50~59 岁白色人种所处的环境大气污染与肺癌之间的关联性进行了前瞻性的研究，结果表明城市吸烟者比农村吸烟者肺癌死亡率高 1.8 倍，接触空气中沥青烟、油烟、矿物燃料不完全燃烧产物的工人中肺癌患者显著增多，不同地区大气中致癌物污染水平与人群肺癌发病之间存在定量关系。

职业暴露也是肺癌的重要致病因素之一，目前已有证据证明能增加肺癌风险的职业接触因素包括石棉、粉尘、电离辐射、无机砷化合物、铬及其化合物、镍及其化合物、氡及氡子体、二氯甲醚、氯化乙烯、芥子气以及煤烟、焦油和石油中的多环芳烃类等，尚有多种金属及非金属化合物具有致癌作用。

另外，既往肺部慢性感染疾病（如肺结核、支气管扩张症等患者）、肺癌家族史等因素也可能会增加肺癌的发生风险。

（三）类型和分期

在光镜下，肺癌可以分为非小细胞肺癌和小细胞肺癌两类。非小细胞肺癌又可分为鳞状细胞癌、腺癌和大细胞癌。

肺鳞状细胞癌是一种显示角化和细胞间桥的恶性上皮肿瘤，约占肺癌的 40%，与吸烟有密切关系。肺腺癌是具有腺样分化或有肿瘤细胞产生黏液产物的恶性肿瘤，其生长方式可分为腺泡状、乳头状、细支气管肺泡状、具有黏液形成的实性巢以及上述生长方式的混合形式。肺腺癌占肺癌的 20%~30%。

大细胞肺癌亦称为未分化大细胞肺癌,它是一种缺乏小细胞肺癌、腺癌或鳞状细胞肿瘤细胞分化特点的未分化恶性上皮细胞癌,此型肺癌约占肺癌的15%。在光镜下大细胞肺癌无肯定的鳞状细胞癌或腺癌的分化特征。小细胞肺癌是由小细胞组成的恶性上皮性肿瘤,此型肺癌约占20%。

　　肺癌的分期,目前临床广泛采用2015年国际抗癌联盟(UICC)和国际肺癌研究会(IASLC)公布的第8版肺癌TNM分期系统(见表4-11)。在TNM分期中,结合了有关肿瘤、附近淋巴结和远处器官转移的信息,有助于评估病情、制定治疗策略和预测生存期。依据TNM分期标准,临床上又将肺癌划为5个临床分期:肺癌原位期(0期)、肺癌早期(ⅠA、ⅠB期)、肺癌中期(ⅡA、ⅡB期)、肺癌局部晚期(ⅢA、ⅢB、ⅢC期)、肺癌晚期(Ⅳ期)。

表4-11　肺癌分期标准

期别	T	N	M
0	T_{is}	N_0	M_0
ⅠA	T_1	N_0	M_0
ⅠB	T_{2a}	N_0	M_0
ⅡA	T_{2b}	N_0	M_0
ⅡB	T_1	N_1	M_0
	T_2	N_1	M_0
	T_3	N_0	M_0
ⅢA	T_1	N_2	M_0
	T_2	N_2	M_0
	T_3	N_1	M_0
	T_4	N_0	M_0
	T_4	N_1	M_0
ⅢB	T_1	N_3	M_0
	T_2	N_3	M_0
	T_3	N_2	M_0
	T_4	N_2	M_0
ⅢC	T_3	N_3	M_0
	T_4	N_3	M_0
Ⅳ	任何T	任何N	M_1

注:T.原发肿瘤;N.区域淋巴结;M.远处转移。

由于绝大部分小细胞肺癌患者在诊断时已是Ⅲ、Ⅳ期，故 TNM 分期系统在小细胞肺癌中的价值不如非小细胞肺癌。美国退伍军人医院的肺癌研究组（VALG）对小细胞肺癌制定了比较简便的分期：局限期（LD）和广泛期（ED）。局限期定义病变局限于一侧胸腔、纵隔、前斜角肌及锁骨上淋巴结，可被包括于单个可耐受的放射野里，但不能有明显的上腔静脉压迫、声带麻痹和胸腔积液；广泛期定义为超过局限期的病变。这种分期方法简单实用，已被临床广泛采用。

（四）预后因素

肺癌的预后受多方面因素影响，主要包括肿瘤相关因素、个人因素及治疗因素。肿瘤相关因素包括病理类型、分化程度、分期等；个人因素包括性别、年龄、吸烟状况、卡氏评分等；治疗因素即所选择的治疗手段。针对影响肺癌预后因素进行重点有效的评估，可以为肺癌患者治疗方法的选择以及预后的判断提供更可靠的理论依据。

二、药物治疗原则

肺癌的治疗应该是"根据患者的机体状况、免疫功能状况、肺癌的具体部位、病理类型、肺癌侵犯范围（病理）和发展趋向、细胞分化程度、生物学行为，既从患者的局部，也从患者的整体出发，结合循证医学和卫生经济学的观点，合理地、有计划地综合应用现有的治疗手段，以最适当的经济费用取得最好的治疗效果，以期较大幅度地提高肺癌治愈率，延长肺癌患者生命和提高肺癌患者的生活质量"。肺癌的治疗强调两个原则：个体化治疗与多学科综合治疗。目前治疗肺癌的主要手段包括外科手术治疗、放射治疗、化学治疗、分子靶向治疗和免疫治疗，而后三种治疗手段又统称为药物治疗。

（一）化学治疗

化学治疗是利用化学药物阻止肺肿瘤细胞的增殖、浸润、转移，直至最终杀灭肿瘤细胞的一种治疗方式。它是一种全身性治疗手段。化疗分为姑息化疗、辅助化疗和新辅助化疗。化疗的适应证为 ECOG（美国东部肿瘤协作组）/PS（体力状况）评分 ≤ 2 分，重要脏器功能可耐受化疗，对初治小细胞肺癌的化疗，PS 评分可放宽到 3 分。

对于晚期非小细胞肺癌患者，含铂两药方案是标准的一线化疗方案，在化疗基础上可联合抗血管生成的靶向药物包括血管内皮抑制剂（重组人血管内皮抑制素）、抗 VEGF 的单克隆抗体（贝伐珠单抗）。目前可选用的治疗药物见表 4-12。

表 4-12　NSCLC 常用的一线化疗方案

化疗方案	剂量	用药时间	时间及周期
NP 方案			
长春瑞滨	25mg/m^2	第 1、8 天	21 天为 1 个周期
顺铂	75~80mg/m^2	第 1 天	4~6 个周期
TP 方案			
紫杉醇	135~175mg/m^2	第 1 天	
顺铂或卡铂			21 天为 1 个周期
顺铂	75mg/m^2	第 1 天	4~6 个周期
卡铂	AUC=5~6	第 1 天	
GP 方案			
吉西他滨	1 000~1 250mg/m^2	第 1、8 天	
顺铂或卡铂			21 天为 1 个周期
顺铂	75mg/m^2	第 1 天	4~6 个周期
卡铂	AUC=5~6	第 1 天	
DP 方案			
多西他赛	75mg/m^2	第 1 天	
顺铂或卡铂			21 天为 1 个周期
顺铂	75mg/m^2	第 1 天	4~6 个周期
卡铂	AUC=5~6	第 1 天	
AP 方案			
培美曲塞	500mg/m^2	第 1 天	
顺铂或卡铂			21 天为 1 个周期
顺铂	75mg/m^2	第 1 天	4~6 个周期
卡铂	AUC=5~6	第 1 天	

　　一线治疗达到疾病控制（完全缓解、部分缓解和稳定）的非小细胞肺癌患者，可选择维持治疗。目前同药维持治疗有循证医学证据支持的药物有培美曲塞（非鳞癌）和吉西他滨；有循证医学证据支持的换药维持治疗的药物有培美曲塞（非鳞癌）。

　　术后辅助治疗：完全切除的 Ⅱ～Ⅲ 期 NSCLC 患者，推荐含铂两药方案术后辅助化疗 4 个周期。具有高危险因素的 ⅠB 期患者可以考虑选择性地进行辅助化疗。高危因素包括：分化差、神经内分泌癌（除外分化好的神经内分泌癌）、脉管受侵、楔形切除、肿瘤直径＞4cm、脏层胸膜受累和淋巴结清扫不充分等。辅助化疗一般在术后 3~4 周开始，患者术后体力状况需基本恢复正常。

新辅助化疗：对可切除的Ⅲ期 NSCLC 患者可选择 2 个周期的含铂两药方案行术前短程新辅助化疗。手术一般在化疗结束后 2~4 周进行。

局限期 SCLC 患者推荐化疗、手术和放疗为主的综合治疗，一线化疗方案推荐 EP 方案（依托泊苷 + 顺铂）或 EC 方案（依托泊苷 + 卡铂）；广泛期 SCLC 患者推荐化疗为主的综合治疗，一线化疗方案推荐 EP 方案、EC 方案或 IP 方案（顺铂 + 伊立替康）或 IC 方案（卡铂 + 伊立替康）。3 个月内疾病复发进展的患者推荐进入临床试验。3~6 个月内复发者推荐拓扑替康、伊立替康、吉西他滨或紫杉醇治疗。6 个月后疾病进展者可选择初始治疗方案。常用的 SCLC 化疗方案见表 4-13。

表 4-13 小细胞肺癌常用的化疗方案

化疗方案	剂量	用药时间	时间及周期
EP 方案			
依托泊苷	$100mg/m^2$	第 1~3 天	21 天为 1 个周期
顺铂	$75~80mg/m^2$	第 1 天	4~6 个周期
EC 方案			
依托泊苷	$100mg/m^2$	第 1~3 天	21 天为 1 个周期
卡铂	AUC=5~6	第 1 天	4~6 个周期
IP 方案			
伊立替康	$60mg/m^2$	第 1、8、15 天	28 天为 1 个周期
顺铂	$60mg/m^2$	第 1 天	4~6 个周期
IP 方案			
伊立替康	$65mg/m^2$	第 1、8 天	21 天为 1 个周期
顺铂	$30mg/m^2$	第 1、8 天	4~6 个周期
IC 方案			
伊立替康	$50mg/m^2$	第 1、8、15 天	21 天为 1 个周期
卡铂	AUC=5~6	第 1 天	4~6 个周期

（二）分子靶向治疗

肿瘤分子靶向治疗是指"针对参与肿瘤发生发展过程的细胞信号传导和其他生物学途径的治疗手段"。广义的分子靶点包括了参与肿瘤细胞分化、凋亡、细胞迁移、浸润行为、淋巴转移、全身转移等过程的从 DNA 到蛋白 / 酶水平的任何亚细胞分子。在非小细胞肺癌患者中检测 *EGFR*、*ALK* 以及 *ROS1* 基因状态具有重要的临床意义。具体治疗方案见表 4-14 和表 4-15。

表 4-14 *EGFR* 突变患者的治疗

分期	分层	基本策略	可选策略
Ⅳ期 *EGFR* 基因突变阳性非小细胞肺癌一线治疗	PS=0~3	吉非替尼、埃克替尼、厄洛替尼、阿法替尼	厄洛替尼、吉非替尼 + 化疗（交替或同步）(PS=0~1) 含铂双药化疗或含铂双药化疗 + 贝伐珠单抗（非鳞癌）(PS=0~1)
Ⅳ期 *EGFR* 基因突变阳性非小细胞肺癌耐药后治疗	PS=0~2	局部进展： 推荐继续 EGFR-TKI 治疗 + 局部治疗	活检评估耐药基因，根据基因检测结果入组临床研究
		缓慢进展： 推荐继续原 EGFR-TKI 治疗	
		快速进展： 检测 *T790M* 突变状态，*T790M* 阳性者，推荐奥希替尼或含铂双药化疗，*T790M* 阴性者推荐含铂双药化疗	
Ⅳ期 *EGFR* 基因突变阳性非小细胞肺癌三线治疗		推荐单药化疗	推荐单药化疗 + 贝伐珠单抗（非鳞癌） 活检评估耐药基因： 1. 根据不同进展模式参照二线治疗模式或个体化处理 2. 考虑入组临床研究

表 4-15 ALK 阳性非小细胞肺癌的治疗

分期	分层	基本策略	可选策略
Ⅳ期 ALK 阳性非小细胞肺癌一线治疗		克唑替尼	确诊 ALK 阳性前由于各种原因接受了化疗的患者，在确诊 ALK 阳性后可中断化疗或在化疗完成后接受克唑替尼治疗

分期	分层	基本策略	可选策略
Ⅳ期 ALK 阳性非小细胞肺癌二线治疗及二线后治疗	局部进展	继续克唑替尼治疗＋局部治疗	
	缓慢进展		
	快速进展	含铂双药化疗	含铂双药化疗＋贝伐珠单抗（非鳞癌）或进入其他 ALK 抑制剂临床研究
	再次活检评估耐药机制	根据上述临床进展模式选择治疗	根据基因检测结果入组临床研究

（三）免疫治疗

免疫系统具有识别肿瘤相关抗原、调控机体攻击肿瘤细胞的能力，肿瘤的免疫治疗是通过修复和增强机体免疫系统的功能，控制和杀伤肿瘤细胞来抗击肿瘤的一种疗法。其主要分为主动免疫治疗和被动免疫治疗。前者是指利用肿瘤抗原的免疫原性，采用各种有效的免疫手段使宿主免疫系统产生针对肿瘤抗原的抗肿瘤免疫应答；而被动免疫治疗是予机体输注外源性的免疫效应物质，包括抗体、细胞因子、免疫效应细胞等，由这些外源性的免疫效应物质在宿主体内发挥抗肿瘤作用。

目前国内批准用于肺癌的免疫治疗药物有纳武利尤单抗（nivolumab）和帕博利珠单抗（pembrolizumab），用于治疗表皮生长因子受体（EGFR）基因突变阴性和间变性淋巴瘤激酶（ALK）阴性、既往接受过含铂方案化疗后疾病进展或不可耐受的局部晚期或转移性非小细胞肺癌（NSCLC）的成人患者。纳武利尤单抗和帕博利珠单抗属于一种抗 PD-1 受体的全人源单克隆抗体，可通过封闭 T 淋巴细胞的 PD-1，阻断其与肿瘤细胞表面 PD-L1 结合，解除肿瘤细胞对免疫细胞的免疫抑制，使免疫细胞重新发挥抗肿瘤细胞免疫作用而杀伤肿瘤细胞。2019 年 3 月，美国 FDA 批准 PD-L1 免疫检查点抑制剂阿特珠单抗（atezolizumab）用于治疗前期治疗失败的非小细胞肺癌和小细胞肺癌。

三、药学评估与监护要点

案例一

患者，男性，53 岁。身高 157cm，体重 72kg，体表面积 1.73m²。因"咳嗽 6 个月"入院。既往精神分裂症 3 年，血压最高 136/96mmHg，自服药物控制可。无家族遗传史，否认药物食物过敏史及不良生活习惯史。

患者 2018 年 1 月无明显原因出现间断性咳嗽，偶伴咯血，无发热、胸痛、声音嘶哑，未治疗。2018 年 3 月 6 日行胸部 CT：右肺上叶占位，68mm×63mm×41mm；纵隔内见多个较大淋巴结。2018 年 3 月 20 日行气管镜：右主支气管开口外侧见新生物。局部活检免疫组化显示：低分化鳞癌。头颅 MRI 平扫、腹部彩超、ECT 检查，均未见远处转移灶。目前患者神志清，精神差，门诊诊断右肺癌入院。

患者入院后查体：T 36℃，P 89 次/min，R 19 次/min，BP 127/79mmHg，ECOG 0 分，疼痛 0 分。神志清，浅表淋巴结未触及肿大。呼吸节律正常，双肺音清，未闻及干湿啰音。腹部无压痛，双下肢无水肿。

诊断：右肺中央型低分化鳞癌 $cT_{2b}N_2M_0$ ⅢA 期。

患者临床分期为 $cT_{2b}N_2M_0$ ⅢA 期，且病灶为中央型，病变邻近隆突，暂不考虑手术治疗，经放疗科会诊后，考虑可以行同步放化疗。患者于 2018 年 4 月 8 日行紫杉醇（75mg/m² iv.drip d1）+ 顺铂（75mg/m² iv.drip 分 d1、d2）方案化疗，具体用药方案见表 4-16。

表 4-16 用药方案

给药剂量	给药剂量	给药方法	给药时间
格拉司琼注射液	3mg	iv.drip q.d.	d1~2
0.9% 氯化钠注射液	100ml		
地塞米松片	20.25mg	p.o.	紫杉醇化疗前 12 小时、化疗前 6 小时
西咪替丁注射液	400mg	入壶	紫杉醇化疗前 30 分钟
盐酸苯海拉明注射液	40mg		
紫杉醇注射液	300mg	iv.drip	d1
0.9% 氯化钠注射液	500ml		
注射用顺铂	60mg	iv.drip q.d.	d1~2
0.9% 氯化钠注射液	100ml		

（一）治疗方案评估

1. 患者评估

（1）男性，53 岁，临床诊断为右肺中央型低分化鳞癌 $cT_{2b}N_2M_0$ ⅢA 期。

（2）既往精神分裂症 3 年，服药可控。

2. 治疗方案选择 根据《NCCN 非小细胞肺癌临床实践指南（2018 年第 5 版）》，对于拥有不同的治疗方案（手术、放疗或化疗）的临床ⅢA 期肿瘤患者，建议进行多学科评估。根据患者胸部 CT 表现，患者不适合行手术治疗，经放疗科会诊后行同步放化疗。对于肺鳞癌患者，指南推荐选用紫杉醇、吉西他滨、多西他赛等含铂两药方案。由于该患者拟行同步放化疗，考虑吉西他滨可能导致药物性肺损伤，因此，选用紫杉醇联合铂类方案化疗。

（二）药学监护要点

1. 药物治疗方案分析评价

（1）止吐治疗：患者本次入院行紫杉醇联合顺铂方案化疗，化疗期间给予格拉司琼预防性止吐治疗。根据《NCCN止吐治疗临床实践指南》，TP方案为高致吐风险化疗方案，故化疗前应给予 5-HT$_3$ 受体拮抗剂 +DXM+NK-1 受体拮抗剂三联药物预防性止吐治疗。该患者仅选择格拉司琼（5-HT$_3$ 受体拮抗剂）预防恶心呕吐，止吐效果可能欠佳，建议联用 NK-1 受体拮抗剂（阿瑞吡坦）。

（2）抗肿瘤治疗：本次抗肿瘤治疗选择紫杉醇（75mg/m^2 iv.drip d1）+ 顺铂（75mg/m^2 iv.drip 分 d1、d2）方案，方案及药物选择均符合上述指南推荐。

2. 治疗过程监护

（1）给药顺序：化疗时应先输注紫杉醇再输注顺铂，若先输注顺铂会使紫杉醇清除率降低大约30%，加重骨髓抑制等不良反应。

（2）紫杉醇治疗过程监护：患者输注紫杉醇之前应仔细询问患者过敏史，并提前使用苯海拉明、地塞米松及西咪替丁予以预防。在给患者开始注药30分钟内，护理人员和患者家属尽可能在患者身边陪护，每隔15分钟对患者的心率、血压及呼吸情况进行1次记录。

（3）顺铂治疗过程监护：顺铂静脉滴注时需避光。顺铂可与铝相互作用生成黑色沉淀及气体，故药物不能接触含铝器具。

3. 不良反应监护

（1）过敏反应的预防和处理

①过敏反应监护：紫杉醇输注过程中每隔15分钟对患者的心率、血压及呼吸情况进行1次记录。②治疗推荐：紫杉醇治疗周期中过敏反应的发生率为21%，首次过敏反应最常见于开始治疗的2个周期中，通常于开始输注的第一个小时中出现严重的症状，最常见的有呼吸困难、低血压和胸痛。如果患者出现皮肤瘙痒、胸闷、心悸等，应及时告知医师，根据情况缓输、停药或氧气治疗，同时对患者实施心理护理干预。

（2）血液系统毒性的预防和处理

①血液系统毒性监护：骨髓抑制是紫杉醇的主要剂量限制性毒性。最常见的血液学不良反应为剂量相关的中性粒细胞减少，有68%的患者出现严重的中性粒细胞减少。紫杉醇治疗的第一周期中，58%的患者出现严重的中性粒细胞减少。建议患者定期监测血常规。②治疗推荐：使用粒细胞集落刺激因子升白治疗。

（3）恶心呕吐的预防和处理

①治疗推荐：该患者使用的化疗方案为高度致吐风险，但化疗期间仅以格拉司琼预防性止吐，止吐效果可能欠佳。根据《NCCN 止吐治疗临床实践指南》，如果患者出现突破性恶性呕吐，可以给予奥氮平、劳拉西泮、甲氧氯普胺等药物对症治疗。②患者教育：治疗期间建议清淡饮食，少食多餐。

（4）肾毒性的预防和处理

①治疗推荐：肾毒性是顺铂的剂量限制性毒性。单次中、大剂量用药后，偶尔会出现轻微、可逆的肾功能障碍，可出现轻度血尿。多次高剂量和短期内重复用药，会出现不可逆的肾功能障碍，严重时出现肾小管坏死。为预防肾毒性，可在用药前后大量补液，以降低顺铂血药浓度，增加其肾脏清除率；并可加用甘露醇，以加速肾脏的排泄。治疗过程中注意保持水、电解质平衡。②患者教育：化疗期间建议大量饮水，从顺铂治疗前一天开始，保证之后三天每日尿量 2 000~3 000ml。

（5）耳毒性的预防和处理

①治疗推荐：患者顺铂治疗后可能出现耳鸣和高频听力降低，多为可逆性，无须特殊处理。②患者教育：关注治疗期间听力是否出现变化；避免同用可能有耳毒性药物，如氨基糖苷类抗生素，或应用其他药物治疗前告知医生目前行含铂方案化疗。

案例二

患者，女性，69 岁。身高 158cm，体重 49kg，体表面积 1.96m²。因"确诊肺癌 3 个月余"入院。既往无特殊病史，无家族遗传史，否认药物食物过敏史及不良生活习惯史。

2017 年 6 月因咳嗽伴喘憋，当地医院查胸片：右侧胸腔积液。2017 年 7 月查胸部 CT：右肺中央型癌伴肺不张，右上纵隔、胸壁下内组淋巴结转移，胸腔积液，腹部超声未见转移征象。2017 年 7 月 11 日支气管镜检查示：右肺上叶支气管开口肿物。病理：（右肺上叶支气管开口）支气管黏膜慢性炎，其内可见少量异型细胞，不除外低分化癌，建议加做免疫组化。超声：右侧胸腔大量积液，门诊行右侧胸腔置管术，共放黄色胸水约 1 300ml。胸水病理：可见恶性肿瘤细胞，考虑为腺癌。核医学：胸骨体右侧骨盐代谢旺盛灶，考虑为骨转移瘤可能性大。MRI：头颅未见明确转移征象。浅表淋巴结超声：右颈根部至锁骨上区多发淋巴结，倾向转移。胸水及血浆（PCR 检测方法）：$EGFR$ 基因 19 外显子缺失突变。ALK、$Cmet$、$KRAS$ 未检测到突变。2017 年 7 月 26 日胸腔注射贝伐珠单抗 200mg、顺铂 60mg，未诉不适。2017 年 7 月 27 日起行 4 周期培美曲塞 + 卡铂 + 贝伐珠单抗方案化疗。第 4 周期化疗后出现血红蛋白Ⅲ

度下降。现为进一步治疗收入院。

患者入院后查体：ECOG 0分，生命体征平稳，浅表淋巴结未及肿大，双肺呼吸音清，未闻及干湿性啰音，心律齐，腹软无压痛，双下肢无水肿。查肿瘤标志物：CEA 206.4（ng/ml），CA125 128.2（U/ml），NSE 26.98（ng/ml），CYFRA21-1 26.42（ng/ml）。血细胞分析：血红蛋白81.00（g/L）。

诊断：右肺上叶中央型腺癌Ⅳ期 $cT_4N_0M_1$（恶性胸腔积液，胸骨体转移不除外）。

入院后完善影像学检查，胸部CT提示肺部肿块、双肺小结节较前稍增大。同时给予纠正贫血（EPO 1万 IU，i.h.，q.d.）等对症治疗，血红蛋白恢复后后予以厄洛替尼靶向治疗，具体用药方案：厄洛替尼，150mg，p.o.，q.d.。

（一）治疗方案评估

1. 患者评估

（1）女性，69岁，临床诊断为：右肺上叶中央型腺癌Ⅳ期 $cT_4N_0M_1$（恶性胸腔积液，胸骨体转移不除外），*EGFR* 19外显子缺失突变。

（2）已行4周期"培美曲塞+卡铂+贝伐珠单抗"方案治疗。

（3）4周期化疗后肺部肿块、双肺小结节较前增大，肿瘤标志物较前升高，肿瘤控制欠佳。

（4）第4周期化疗后出现Ⅲ度血红蛋白下降，本次入院查血红蛋白81.00g/L。

2. 治疗方案分析与选择　患者右肺上叶中央型腺癌Ⅳ期 $cT_4N_0M_1$，*EGFR* 基因19外显子缺失突变，初始治疗方案选用含铂两药方案之一的培美曲塞联合卡铂加贝伐珠单抗。《中国晚期原发性肺癌诊治专家共识》指出，对于非鳞NSCLC，培美曲塞联合顺铂方案疗效明显优于吉西他滨联合顺铂方案，并且患者耐受性更好。卡铂不良反应除骨髓毒性外，均较顺铂发生率低，发生程度轻，而且卡铂采用的AUC计算剂量的给药方式，可以更好地避免因老年患者肌酐清除率和肾排泄能力下降可能增加的潜在的毒性，化疗方案中选用卡铂。

患者本次入院时存在Ⅱ度贫血，胸部CT提示肺部肿块、双肺小结节较前稍增大，肿瘤标志物检测值较前升高，考虑病情进展，拟更换治疗方案。患者 *EGFR* 基因19外显子缺失突变，根据《NCCN非小细胞肺癌临床实践指南》，可以考虑换用EGFR-TKI类药物治疗，埃克替尼、吉非替尼和厄洛替尼治疗晚期非小细胞肺癌的效果无显著性差异，不良反应类似，包括皮疹、腹泻、恶心呕吐、肝功能异常、间质性肺炎等。因此，该患者换用厄洛替尼治疗符合指南推荐。

（二）药学监护要点

1. 药物治疗方案分析评价

（1）纠正贫血：患者化疗后出现血红蛋白Ⅲ度下降，本次入院时仍存在Ⅱ度下降，给予重组人促红素注射液（1万 IU，i.h.，q.d.）对症治疗。肿瘤相关性贫血是恶性肿瘤常见的伴随疾病之一,主要的治疗方法有EPO治疗、输血治疗。在肿瘤相关性贫血的患者血红蛋白水平明显下降至7g/dl或8g/dl之前,原则上不应考虑输血治疗,所以该患者选择EPO纠正贫血治疗合理。但EPO说明书注明起始剂量每次150IU/kg,皮下注射,每周3次;如果经过8周治疗,不能有效地减少输血需求或增加血细胞比容,可增加剂量至每次200IU/kg,皮下注射,每周3次。综合以上,该患者纠正贫血治疗药物选择合理,但建议调整给药频次。

(2)抗肿瘤治疗:本次选择厄洛替尼(150mg p.o. q.d.)靶向治疗,药物选择符合上述指南推荐。

2. 患者教育

厄洛替尼

1)用药指导:厄洛替尼推荐剂量为每天1次,每次150mg(1片),至少在进食前1小时或进食后2小时服用(建议每天固定时间服用)。如果吞咽有困难,可以将厄洛替尼片溶解在非碳酸的水中,不要使用任何其他液体溶解。具体步骤:①不要把药片碾碎;②将厄洛替尼药片放入半杯饮用水中搅拌大约15分钟,直到溶解;③将溶解的药物喝掉,再倒半杯水在同样的杯子里,将可能附于杯壁的药物喝掉。

2)应遵医嘱规律服用,不可自行调整剂量:一直坚持服用厄洛替尼片至医师建议服用的最长时间。如果出现不良反应或其他原因,医师可能会改变用药剂量,甚至暂时停止或永久停止治疗。治疗过程中,如果出现漏服,不要为了补上错过服用的药物而双倍吃药,这样可能会出现不可预料的不良反应。

3)潜在不良反应:患者在服用厄洛替尼片时最常见两种不良反应:腹泻(29%)和皮肤反应(47%)。皮肤反应包括皮疹、痤疮、皮肤瘙痒、皮肤干燥等。出现腹泻应及时处理,推荐的止泻药物为洛哌丁胺,首剂量4mg口服,每腹泻一次口服2mg,每日总剂量不得超过16mg。严重腹泻患者,应立即停药,同时补充液体和电解质。再次使用时,根据严重程度降低给药剂量。

4)特殊情况下用药:在服用厄洛替尼治疗期间,可出现乏力的症状,出现这些症状的患者在驾驶或操纵机器时应给予提醒。

5)药物贮存:室温、干燥处保存。请将药物放在儿童和宠物接触不到的地方。

6)生活方式指导:①保持合理、健康的饮食,尽量避免食用刺激性食物或饮料。②为避免严重的皮肤毒性,建议每天润湿干燥区域的皮肤2次,可使用温和的润肤露或硅霜、维生素E软膏;减少日晒时间,注意避光,外出时推荐使用防晒指数≥15的广谱防晒剂,一般外出前1~2小时使用,如果在阳光下暴露时间较长,几小时后需重复涂抹一次。

7)定期监测血常规和肝、肾功能。

第三节　胃　癌

一、概　述

（一）流行病学

胃癌（gastric cancer）是世界范围内最常见的恶性肿瘤之一，预后相对较差，严重威胁人类健康。世界卫生组织国际癌症研究署（IARC）2018 年发布的《GLOBOCAN 2018》癌症报告显示：2018 年全球胃癌新发病例超 100 万例，因胃癌死亡病例约 78.3 万例，分别位于恶性肿瘤发病率第 5 位、死亡率第 3 位。其中超过 70% 的胃癌新发病例发生在发展中国家，约 50% 的病例发生在亚洲东部，主要集中在中国。据全国肿瘤登记中心发布的关于 2015 年中国癌症统计结果显示，我国胃癌的发病率为 29.31/100 000，死亡率为 21.16/100 000，其中男性发病率为 39.95/100 000，发病率占所有男性癌症的 13.59%，死亡率为 28.59/100 000；女性发病率为 18.15/100 000，发病率占所有女性癌症的 10.49%，死亡率 13.37/100 000。

胃癌的分布存在年龄、性别和种族的差异。胃癌的死亡率随年龄增长呈对数线性递增，在 35 岁以下较低，40 岁以后迅速上升，多集中在 55 岁以上，占总死亡的 70%。男性胃癌发病率约为女性的 2 倍，但不同解剖部位的胃癌性别比值不同，贲门癌男女性别比值为 4.0，而在幽门区则为 1.5。不同种族和民族的胃癌死亡率亦不同，我国一些少数民族如哈萨克族、回族、朝鲜族、蒙古族居住地区胃癌死亡率较高，而云南和贵州少数民族胃癌死亡率较低。

（二）高危因素

随着对胃癌流行病学的深入调查和研究，目前人们认为胃癌的发生是由多因素作用、多基因调控、多步骤参与的复杂过程。流行病学研究表明，环境因素在胃癌的发生中居支配地位，而宿主因素则居从属地位。目前的研究结果显示，幽门螺杆菌（helicobacter pylori，H. pylori）感染、饮食、吸烟及宿主的遗传易感性是影响胃癌发生的重要因素。

1. 环境因素　我国胃癌发病地理分布广泛，地区差异明显，以西北地区和东南沿海地区较为集中，其中甘肃、宁夏、青海、山东、福建等地为胃癌高发地区。早前曾有学者对胃癌高发地区的地质分布、土壤及饮用水质等因素作出相关研究，认为胃癌高发地区的发病水平与上述因素均显著相关。

2. H.pylori 感染　H.pylori 与胃癌发病的关系已被广泛深入研究，全球 H. pylori 感染率约 50%，其中 1% 左右的患者进展为胃癌。其机制并不十分清楚，目前公认可能与宿主、细菌、环境及遗传等多种因素有关。

3. **饮食因素**　饮食在胃癌发生中扮演着重要的角色,高盐饮食,常吃腌、熏、烧烤、油煎和霉变食品均是胃癌发生的重要危险因素,而新鲜水果和蔬菜则具有保护作用。高盐摄入能够破坏胃黏液屏障和延长胃排空时间,间接促进致癌物进入胃黏膜上皮靶细胞,同时高盐还能直接损伤胃黏膜上皮,导致上皮再生性增殖。烘、烤、熏、炸食品在加工过程中会产生大量的具有致突变和致癌性的多环芳烃化合物。新鲜蔬菜和水果因其含有丰富的维生素及其他抗氧化物质,对胃癌的发生具有保护作用。

（三）类型和分期

胃癌多数为腺癌,其他尚有少见类型如髓样癌、腺鳞癌、鳞状细胞癌,腺癌的特殊类型有胃腺癌伴有生殖细胞肿瘤及特征肝样癌和产生甲胎蛋白的胃癌等。胃腺癌目前最重要的分类为 Lauren 分类及 WHO 分类,两种分类各有特点。Lauren 分类将胃癌分为两大组织学类型:肠型和弥漫型,85%~90% 的胃癌适合这些分类,其余为混合性以及不常见的亚型。WHO 分型考虑到了传统的组织病理学特征,多数肿瘤可以归入以下 4 种类型:乳头状、管状、黏液性和印戒细胞癌。

根据胃原发肿瘤浸润深度、淋巴结转移数目及是否伴有远处转移,TNM 分期系统目前是全球范围内的标准分期方法。2016 年 10 月,国际抗癌联盟（UICC）及美国肿瘤联合会（AJCC）颁布了第 8 版胃癌 TNM 分期系统,见表 4-17。

表 4-17　胃癌分期标准

期别	T	N	M
0	T_{is}	N_0	M_0
ⅠA	T_1	N_0	M_0
ⅠB	T_1	N_1	M_0
	T_2	N_0	M_0
ⅡA	T_1	N_2	M_0
	T_2	N_1	M_0
	T_3	N_0	M_0
ⅡB	T_1	N_{3a}	M_0
	T_2	N_2	M_0
	T_3	N_1	M_0
	T_{4a}	N_0	M_0
ⅢA	T_2	N_{3a}	M_0
	T_3	N_2	M_0
	T_{4a}	N_1 or N_2	M_0

续表

期别	T	N	M
	T_{4b}	N_0	M_0
ⅢB	$T_{1\sim2}$	N_{3b}	M_0
	$T_{3\sim4a}$	N_{3a}	M_0
	$T4_b$	N_1 或 N_2	M_0
ⅢC	T_3	N_{3b}	M_0
	T_{4a}	N_{3b}	M_0
	T_{4b}	N_{3a} 或 N_{3b}	M_0
Ⅳ	任何 T	任何 N	M_1

注：T. 原发肿瘤；N. 区域淋巴结；M. 远处转移。

(四)预后因素

由于胃癌患者早期缺乏特征性症状,大多数患者被确诊时已是中晚期。近几年来的多学科综合治疗以及个体化治疗,已使大部分患者获益,但胃癌的预后问题仍然值得关注。影响胃癌预后的独立危险因素包括年龄和性别,肿瘤大小及部位,浸润深度,组织学类型,TNM 分期,淋巴结转移,淋巴管、脉管、神经浸润等。除以上因素外,ECOG 评分、HER-2 表达等指标也影响着胃癌患者的预后,但缺少足够的证据证明这些因素是胃癌预后的独立危险因素,这些观点甚至存在争议,有待进一步研究和验证。这些影响胃癌预后的独立危险因素可以指导胃癌患者的治疗,并对胃癌患者的预后有着重要的预测意义。

二、药物治疗原则

胃癌的治疗应采取综合治疗的原则。根据患者的机体状况,肿瘤的病理类型、侵犯范围(病期)和发展趋向,有计划地、合理地应用现有的治疗手段,以期最大幅度地根治、控制肿瘤和提高治愈率,改善患者的生活质量。对拟行放、化疗的患者,应做 Karnofsky 或 ECOG 评分。

胃癌的治疗手段主要包括手术治疗、放射治疗和化学治疗及其相关治疗。其中,化学治疗又分为新辅助化疗、术后辅助化疗和姑息性化疗,前两者统称为围手术期化疗。

(一)围手术期化疗

胃癌围手术期治疗(包括术前和术后治疗)是胃癌综合治疗的重要组成部分,使胃癌的整体预后得到显著改善。新辅助化疗 + 手术 + 辅助化疗的围手术期化疗模式是当今世界胃癌综合治疗的重要组成部分,已有多项研究证实与单纯手术相比,这种治疗模式可以达到使肿瘤降期、提高无病理残留(R0)

切除率和改善整体生存的效果,且不会增加术后并发症及病死率。

目前胃癌新辅助化疗推荐方案包括:表柔比星联合顺铂及氟尿嘧啶(ECF),顺铂联合氟尿嘧啶(PF),改良的 ECF 方案,奥沙利铂联合卡培他滨(XELOX),奥沙利铂联合氟尿嘧啶(FOLFOX),顺铂联合替吉奥(SP),奥沙利铂联合替吉奥(SOX)。

若术后病理结果证实淋巴结阳性早期胃癌,则推荐术后辅助化疗,推荐方案是奥沙利铂或顺铂联合卡培他滨,或替吉奥单药。对于病理残留(R1)及肉眼残留(R2)的早期胃癌患者,术后推荐行氟尿嘧啶类或紫杉类为基础的同步放化疗。进展期胃癌术后辅助化疗适应证为:D2 手术行 R0 切除且术前未接受其他治疗的 T_2 以上和 / 或 N+ 患者,方案为卡培他滨联合奥沙利铂或顺铂,或替吉奥单药。

（二）晚期转移性胃癌的治疗

对于失去手术根治机会或复发转移的胃癌患者,目前公认应采取以全身药物治疗为主的综合治疗。目前胃癌药物治疗主要包括化学药物和分子靶向药物,这两类药物已经有比较充分的循证医学证据以及丰富的临床实践经验。转移性胃癌治疗棘手,特别是二线和三线的药物选择有限,疗效欠佳,HER-2 阴性的晚期胃癌患者尚缺乏有效的分子靶向药物,因此应积极鼓励患者参与临床研究。晚期转移性胃癌的药物治疗见表4-18。

表4-18 晚期转移性胃癌的药物治疗选择

分期	分层	基本策略	可选策略
一线治疗	PS=0~1	HER-2 阳性:曲妥珠单抗联合氟尿嘧啶 / 卡培他滨 + 顺铂化疗	曲妥珠单抗联合其他一线化疗: 1. 奥沙利铂 + 卡培他滨 2. 替吉奥 + 顺铂 3. 多西他赛 + 奥沙利铂 + 卡培他滨 4. 多西他赛 + 顺铂 + 替吉奥
		HER-2 阴性:两药联合方案 1. 铂类为基础化疗:顺铂 + 氟尿嘧啶类(5-FU/卡培他滨 / 替吉奥) 2. 奥沙利铂为基础化疗:奥沙利铂 + 氟尿嘧啶类(5-FU/卡培他滨 / 替吉奥) 3. 紫杉类为基础化疗:紫杉醇 / 多西他赛 + 氟尿嘧啶类(5-FU/卡培他滨 / 替吉奥)	1. 三药联合方案(ECF 及 mECF,DCF 及 mDCF)适用于体力状况好且肿瘤负荷较大患者 2. 伊立替康为基础化疗,仅用于基本策略不可考虑时

分期	分层	基本策略	可选策略
	PS=2	HER-2 阳性： 曲妥珠单抗联合单药（如卡培他滨）治疗	伊立替康单药
		HER-2 阴性：单药化疗 1. 氟尿嘧啶单药 2. 紫杉类单药	
二线治疗	PS=0~1	单药多西他赛或伊立替康或紫杉醇	双药联合化疗
	PS=2	最佳支持治疗 临床研究	单药化疗
	PS=3~4	最佳支持治疗 临床研究	
三线治疗	PS=0~1	阿帕替尼 临床研究	单药化疗
	PS=2	最佳支持治疗 临床研究	单药化疗
	PS=3~4	最佳支持治疗	

晚期胃癌标准治疗持续时间为 4~6 个月，取得疾病控制后定期复查。虽然无大样本临床研究支持标准化疗后序贯单药维持治疗较标准化疗具有生存期优势，但初步研究显示维持治疗可改善生活质量，减轻不良反应，口服氟尿嘧啶类药物维持治疗为可考虑策略。

三、药学评估与监护要点

案例

患者，男性，55 岁。身高 180cm，体重 93kg，体表面积 2.11m^2。因"上腹部不适 2 个月余，胃癌术后 1 个月"入院。既往无特殊病史，无家族遗传史，否认药物食物过敏史及不良生活习惯史。

患者 2017 年 11 月无明显诱因出现上腹部不适，为隐痛，以进食辛辣及生冷食物后为著，不向其他部位放射，伴呃逆。2017 年 11 月 27 日外院行胃镜检查，胃体下部后壁至胃角可见巨大黏膜缺损，表面覆盖污苔，边界不清，周围黏膜隆起结节，胃壁僵硬，质地脆。活检病理：（胃角、体）低分化腺癌。

完善术前检查:CT 提示胃窦部胃壁略厚,右肺下叶结节灶并钙化。2017 年 12 月 3 日行腹腔镜下根治性远端胃 D2 切除术,术后病理:(胃)溃疡型低分化腺癌 $pT_{4a}N_1M_x$;Lauren 分型:混合型。免疫组化:HER-2(0),Ki-67(+)(约 70%)。2018 年 1 月 2 日腹盆 CT:腹膜后可见多发小淋巴结,未见明确转移征象。2018 年 1 月 4 日起予第 1 周期 SOX 方案辅助化疗,具体为:奥沙利铂 250mg iv.gtt d1,替吉奥 60mg p.o. b.i.d. d1~14,q21d.,过程顺利。患者出院后出现恶心,食欲不佳,稀便 1~2 次/d,持续 1 周后逐渐好转。现为行第二周期辅助化疗入院。

入院后查体:脉搏 74 次/min,体温 37℃,呼吸 18 次/min,血压 112/80mmHg。腹软,无压痛,移动性浊音阴性,双下肢无水肿。

诊断:胃溃疡型低分化腺癌术后 $pT_{4a}N_1M_x$;Lauren 分型:混合型。

入院后行第 2 周期 SOX 方案辅助化疗,具体为奥沙利铂 250mg iv.gtt d1,替吉奥 60mg p.o. b.i.d. d1~14,q21d.,过程顺利。

(一)治疗方案评估

1. 患者评估

(1)男性,55 岁,临床诊断为:胃溃疡型低分化腺癌术后 $pT_{4a}N_1M_x$ Lauren 分型:混合型。

(2)已行手术+第 1 周期 SOX 方案辅助化疗。

(3)化疗后出现恶心,食欲不佳,稀便 1~2 次/d。

2. 治疗方案分析与选择　根据《NCCN 胃癌临床实践指南》推荐,对于进展期胃癌、身体状态良好、肿瘤可切除的患者,可直接进行手术,也可围手术期化疗或术前放化疗后进行手术。对于术前未接受化疗或放化疗,D2 切除术后患者给予术后辅助化疗,推荐方案为卡培他滨联合奥沙利铂。根据《中国临床肿瘤学会(Chinese Society of Clinical Oncology, CSCO)原发性胃癌诊疗指南》,D2 手术 R0 切除且术前未接受术前治疗 T2 以上和/或 N+ 患者,方案为卡培他滨联合奥沙利铂或顺铂,或 S-1 单药。综合以上,从当前循证医学证据来看,该患者首选术后辅助化疗方案应为 XELOX 方案(卡培他滨+奥沙利铂)。

(二)药学监护要点

1. 药物治疗方案分析评价:本次抗肿瘤治疗选择奥沙利铂(130mg/m² iv.gtt d1)+替吉奥(60mg b.i.d. p.o. d1~14,q21d.)方案。替吉奥说明书推荐体表面积大于 1.5m² 的患者,每次用 60mg,每天 2 次,早餐和晚餐后服用。患者体表面积 2.1m²,给药剂量合理。

2. 奥沙利铂治疗过程监护

(1)配置过程:奥沙利铂配置的溶液必须立即用 5% 葡萄糖溶液稀释,不得用盐溶液配置和稀释。使用前应检查稀释液的透明度,只有澄清的没有沉淀的溶液才能使用。正常情况下,配置后的奥沙利铂溶液的物理化学稳定性在2~8℃可保持24小时。奥沙利铂输注时不得使用含铝的注射材料。

(2)给药过程:需预防奥沙利铂所导致的过敏反应,这些过敏反应可能是致死性的,可发生在给药后几分钟内以及任何给药周期,其性质和严重程度与其他铂类化合物类似,如皮疹、荨麻疹、红斑、瘙痒、罕见支气管痉挛和低血压。在既往未接受治疗的患者中报道的超敏反应相关症状是荨麻疹、瘙痒、面部潮红、腹泻(伴随奥沙利铂给药发生)、呼吸短促、支气管痉挛、出汗、胸痛、低血压、定向力障碍和晕厥。这些反应通常可以用标准的肾上腺素、糖皮质激素、抗组胺药进行控制,同时需要停止治疗。

(3)其他:如有外渗发生,应立即终止滴注并采取局部处理措施以改善症状。

3. 不良反应监护

(1)替吉奥

①骨髓抑制:替吉奥的剂量限制性毒性为骨髓抑制,服药期间应按要求监测血象,及早发现异常,并及时将结果告知医生。②腹泻:出现腹泻应及时处理,推荐的止泻药物为洛哌丁胺,首剂量4mg口服,每腹泻一次口服2mg,每日总剂量不得超过16mg。严重腹泻患者,应立即停药,同时补充液体和电解质。再次使用时,根据严重程度降低给药剂量。③肝功能异常:替吉奥可能导致肝功能异常,服药期间应按要求检查肝功能。如果出现乏力伴食欲减退等症状应严密观察,如发现皮肤或巩膜黄染,须立即停药并与医务人员联系。

(2)奥沙利铂:奥沙利铂可能会导致神经病变。①急性、可逆性、以外周为主的感觉神经病变:为早发型,发生在给药的数小时或1~2天内,在14天内消退,进一步给药会频繁复发。暴露于低温或冰冷物体可加速或恶化这些症状,患者通常表现为手、脚、口周围或咽喉一过性感觉异常、感觉迟钝和感觉减退,也观察到下颌痉挛、舌头感觉异常、构音困难、眼痛和胸部压迫感。②持续性(＞14天)、以外周为主的感觉神经病变:常见特征为感觉异常、感觉迟钝、感觉减退,但也可能因本体感觉缺失影响某些日常生活(如书写、解扣纽扣、吞咽、并因本体感觉损害导致步行困难)。奥沙利铂输注时应避免使用或接触冰冷物品。

4. 患者教育

(1)替吉奥

1)用药交代:①替吉奥一天服用2次,每次3粒,早晚餐后用水吞服。除非出现严重不良反应,否则请保持服用替吉奥14天,然后停药7天。②如果因为吞咽困难,无法吞服药物,可以经管(胃管)注入给药。将替吉奥放入注射器,吸入55℃的温水20ml,将注射器静置,目视替吉奥完全溶解后,将注射器左右旋转90°约15次,混匀悬浮液,确认药物彻底溶解。给药前,先用37℃温水反复冲洗软管,此后将装有替吉奥药液的注射器接上软管持续给予药液。最后用37℃温水再次反复冲洗软管,以免药液残留。整个操作过程,需佩戴手套和口罩。③治疗过程中,出现漏服,不要为了补上错过服用的药物而双倍吃药。这样可能会出现不可预料的不良反应。

2)注意事项:①如果一天腹泻4~6次或大于此数,请患者立刻联系医护人员,此反应可以通过药物控制,但患者不要自己擅自服用止泻药物。②服用替吉奥胶囊后,少数患者可能出现口腔炎。日常预防为可通过使用生理盐水和复方氯己定含漱液在清晨、饭前、饭后、睡前漱口,用软毛牙刷刷牙。③定期监测血常规,肝、肾功能,必要时及时就医。

(2)奥沙利铂

1)用药交代:在输注奥沙利铂的过程中可能会出现过敏症状,如荨麻疹、瘙痒、面部潮红、腹泻(伴随奥沙利铂给药发生)、呼吸短促、支气管痉挛、出汗、胸痛、低血压、定向力障碍和晕厥。一旦发生应及时联系医护人员,可以在对症处理后好转。

2)注意事项:奥沙利铂可能会导致患者口、手、足有感觉异常情况,穿刺部位疼痛感明显,一旦有冷刺激影响,不适感加重。化疗过程中,患者可佩戴手套,防止与金属器物如输液架、床栏接触后,因冷感而使肢端麻木感加重。日常生活中,建议患者使用热水沐浴、洗漱;饮食方面以温软类食物为主,若需进食生冷食品(蔬菜、水果),最好放置常温后或经热水浸泡后食用。如患者有严重肢端麻木感,取拿物品时有手臂迟钝感,可尝试局部按摩或热毛巾外敷。

第四节 大 肠 癌

一、概 述

(一)流行病学

大肠癌(colorectal carcinoma)是指原发于结肠和直肠的肿瘤,是临床上最常见的恶性肿瘤之一,发病率在全世界范围内男、女均处于恶性肿瘤的第三位。不同地区大肠癌的发病率和死亡率差异都很大,这与经济、社会发展水平具有显著的相关性。近年来,我国随着生活水平的不断提高、饮食结构的改变,大肠癌的发病率呈不断上升的趋势。根据2015年中国癌症统计数据显示,全国新增癌症病例392.9万例,大肠癌的全国发病38.8万例(男性22.5万,女性16.3万),占比9.88%,其中东部地区发病17.5万(男性10.1万,女性

7.4 万），中部地区发病 11.4 万（男性 6.6 万，女性 4.8 万），西部地区发病 9.9 万（男性 5.8 万，女性 4.1 万），2015 年全国癌症死亡病例 233.8 万例，大肠癌死亡病例 18.7 万例（男性 10.9 万，女性 7.8 万），占比 8.0%，其中东部地区死亡病例 8.1 万例（男性 4.6 万，女性 3.5 万），中部地区死亡病例 5.8 万例（男性 3.4 万，女性 2.4 万），西部地区死亡病例 4.8 万例（男性 2.9 万，女性 1.9 万）。大肠癌在 10 年间的发病率无论男女都表现为明显升高趋势。而死亡率方面，大肠癌男性患者的因病死亡率同样表现为逐年上升趋势，而大肠癌的女性患者的死亡率则相对趋于平稳。

从年龄看，我国大肠癌的发病年龄逐渐增大，20 世纪 60 年代平均发病年龄在 48 岁左右，20 世纪 90 年代达到 55 岁。从发病部位看，大肠癌好发于直肠和乙状结肠。从发病地域看，我国大肠癌分布地区差异明显，东部沿海地区比西北内陆地区高发，上海、江苏、浙江、福建及东北、华北的部分地区发病率上升较快，长江中下游地区大肠癌发病率及死亡率最高。在城乡分布上无论是发病率还是死亡率，城市均远高于农村。从性别看，男性发病率和死亡率是女性的 1.2~1.3 倍。

与中国大肠癌的流行病学特征不同，根据美国癌症协会在 2017 年发表的《结直肠癌数据统计 2017》，大肠癌的发病率表现为持续下降，死亡率也呈下降趋势。好发部位为近端结肠，其次为直肠和远端结肠。按照年龄进行分层后，显示自 2000 年到 2014 年美国 50 岁及以上大肠癌患者死亡率下降 34%，而 50 岁以下的患者却以 13% 的速率在增长。

（二）高危因素

大肠癌的具体病因尚不明确，但对其发病的危险因素已有较多研究。目前认为，大肠癌发病与饮食、环境、生活习惯及基因有关。

1. 人口学因素 年龄是大肠癌已经明确的危险因素，发病率随年龄增长而增加。我国大肠癌的发病率和死亡率从 40 岁开始快速增长，在 80 岁以上年龄组达到高峰。除年龄外，性别也是大肠癌发病的影响因素，男性风险高于女性。

2. 家族因素 大肠癌有明显的家族遗传倾向，数据分析显示，有 1 名以上一级亲属患有大肠癌，该个体患大肠癌的总体风险比为 2.24。当家族中有 2 名以上亲属患有大肠癌时，总体风险比升至 3.97。50 岁以上成年人中如有 1 名以上一级亲属患大肠癌，其患大肠癌的风险由 1.8% 升至 3.4%，如有 2 名以上一级亲属患大肠癌，该风险升至 6.9%。我国台湾地区的一项研究发现，大肠癌患者的直系亲属患病风险是对照组的 2.33 倍，且发生腺瘤年龄提前。基于此，建议大肠癌患者的直系亲属提前至 40 岁行结肠镜筛查。

3. 炎症性肠病 炎症性肠病是大肠癌明确的危险因素。曾有研究认为炎症性肠病中约20%的患者可在发病10年内发生大肠癌,但我国一项多中心研究显示,溃疡性结肠炎患者病程10年、20年、30年发生大肠癌的累积风险分别为1.2%、3.6%和14.4%。

4. 生活方式和饮食因素 ①饮食:多项研究证实摄入大量肉类、脂肪、糖和甜品可增加大肠癌发病风险。相反,高纤维饮食是大肠癌的保护因素。饮食与大肠癌的相关性还受性别、遗传等因素影响。②吸烟:吸烟人群发生大肠癌的风险是不吸烟人群的1.27倍,且风险随日吸烟量、烟龄和累积吸烟量的增加而增高,烟龄>50年的人群发病风险较不吸烟人群增加38%。③肥胖:多项研究显示体重超重或肥胖影响大肠癌的发生及癌变过程。BMI每增加5个单位,大肠癌的风险增加19%。

5. 2型糖尿病 与非糖尿病患者相比,2型糖尿病患者大肠癌发病风险增加27%,死亡率也明显增加20%。大肠癌与糖尿病的关系比较复杂。尽管糖尿病及应用胰岛素可能增加大肠癌发生风险,但使用二甲双胍治疗可降低该风险,至少在女性中有此效果。而且,尽管同时患有大肠癌及糖尿病的患者预后较差,但用二甲双胍治疗的大肠癌患者似乎具有生存获益。

（三）类型和分期

1. 早期大肠癌 肿瘤细胞穿透大肠黏膜肌浸润至黏膜下,但未累及固有肌层,为早期大肠癌。上皮重度异型增生及没有穿透黏膜肌层的癌称为高级别上皮内瘤变,包括局限于黏膜层、但有固有膜浸润的黏膜内癌。

2. 进展期大肠癌的大体类型 隆起型、溃疡型、浸润型。

3. 组织学类型 ①腺癌:普通型;②腺癌:特殊型,包括黏液腺癌、印戒细胞癌、锯齿状腺癌、微乳头状癌、髓样癌、筛状粉刺型腺癌;③腺鳞癌;④鳞癌;⑤梭形细胞癌/肉瘤样癌;⑥未分化癌;⑦其他特殊类型癌。

4. 组织学分级 见表4-19。

表4-19 大肠癌组织学分级标准(世界卫生组织2010版)

标准	分化程度	数字化分级	描述性分级
>95% 腺管形成	高分化	1	低级别
50%~95% 腺管形成	中分化	2	低级别
0~49% 腺管形成	低分化	3	高级别
高水平微卫星不稳定性	不等	不等	低级别

大肠癌的分期按照 TNM 分期标准,TNM 分期通常是在外科医生进行腹部探查、病理科医生对手术标本进行分析后才进行的,见表 4-20。

表 4-20　大肠癌解剖分期 / 预后组别

期别	T	N	M	Dukes	MAC
0	T_{is}	N_0	M_0	—	—
I	T_1	N_0	M_0	A	A
	T_2	N_0	M_0	A	B_1
ⅡA	T_3	N_0	M_0	B	B_2
ⅡB	T_{4a}	N_0	M_0	B	B_2
ⅡC	T_{4b}	N_0	M_0	C	B_3
ⅢA	$T_{1\sim2}$	N_1/N_{1c}	M_0	C	C_1
	T_1	N_{2a}	M_0	C	C_1
ⅢB	$T_{3\sim4a}$	N_1/N_{1c}	M_0	C	C_2
	$T_{2\sim3}$	N_{2a}	M_0	C	C_1/C_2
	$T_{1\sim2}$	N_{2b}	M_0	C	C_1
ⅢC	T_{4a}	N_{2a}	M_0	C	C_2
	$T_{3\sim4a}$	N_{2b}	M_0	C	C_2
	T_{4b}	$N_{1\sim N2}$	M_0	C	C_3
ⅣA	任何 T	任何 N	M_{1a}	—	—
ⅣB	任何 T	任何 N	M_{1b}	—	—

注:T. 原发肿瘤;N. 区域淋巴结;M. 远处转移。

（四）预后因素

大肠癌的转归及预后与病变的分期密切相关。局部进展期大肠癌患者 5 年癌症相关生存率约 70%,而已发生远处转移的晚期大肠癌患者 5 年癌症相关生存率仅为 12%,且伴随着较低的生活质量。相反,早期大肠癌患者预后良好,5 年生存率超过 90%,部分可通过内镜微创治疗达到治愈。但目前我国大肠癌的早期诊断率较低,明显低于欧美发达国家,因此,普及大肠癌筛查、早诊早治是提高早期诊断率、降低死亡率的有效途径。

二、药物治疗原则

大肠癌药物治疗的总原则:必须明确治疗目的,确定属于术前治疗 / 术后辅助治疗或者姑息治疗;必须及时评价疗效和不良反应,并根据具体情况进行治疗目标和药物及剂量的调整。重视改善患者生活质量及合并症处理,包括疼痛、营养、精神心理等。未转移大肠癌及同时性转移灶可切除的转移性大肠癌除手术治疗外,还应选择新辅助及辅助化疗。

（一）大肠癌的术前治疗

1. 直肠癌的新辅助化疗　新辅助治疗的目的在于提高手术切除率,提高保肛率,延长患者无病生存期。推荐新辅助化疗仅适用于距肛门 < 12cm 的直肠癌。直肠癌术前治疗推荐以氟尿嘧啶类药物为基础的新辅助化疗。方案推荐首选卡培他滨单药或持续灌注 5- 氟尿嘧啶或者 5- 氟尿嘧啶 / 亚叶酸钙,在长程放疗期间同步进行化疗。

2. 大肠癌肝和 / 或肺转移术前治疗　大肠癌患者合并肝转移和 / 或肺转移,如果经多学科讨论推荐术前化疗或化疗联合靶向药物治疗,可给予:西妥昔单抗(推荐用于 *K-ras*、*N-ras*、*BRAF* 基因野生型患者),或联合贝伐珠单抗。化疗方案推荐 CapeOX(卡培他滨 + 奥沙利铂),或者 FOLFOX(奥沙利铂 + 氟尿嘧啶 + 亚叶酸钙),或者 FOLFIRI(伊立替康 + 氟尿嘧啶 + 亚叶酸钙),或者 FOLFOXIRI(奥沙利铂 + 伊立替康 + 氟尿嘧啶 + 亚叶酸钙)。建议治疗时限2~3 个月。

（二）大肠癌辅助治疗

辅助治疗应根据患者肿瘤的原发部位、病理分期、分子指标及术后恢复状况来决定。推荐术后 4 周左右开始辅助化疗(体质差者适当延长),化疗时限 3~6 个月。在治疗期间应该根据患者体力情况、药物毒性、术后分期和患者意愿,酌情调整药物剂量和 / 或缩短化疗周期(表 4-21)。

1. Ⅰ期不推荐辅助治疗。

2. Ⅱ期大肠癌的辅助化疗　无高危因素者,可参加临床试验、不化疗单纯观察或考虑使用卡培他滨或 5-FU/LV 辅助化疗,FOLFOX 方案不适合用于无高危因素的Ⅱ期患者辅助治疗。有高危因素者预后较差,建议辅助化疗,化疗方案推荐 5-FU/LV、卡培他滨、CapeOX 或 5-FU/LV/ 奥沙利铂方案。

3. Ⅲ期大肠癌患者推荐原发灶切除术后进行 6 个月的辅助化疗,方案推荐选用 CapeOX、FOLFOX、FLOX 方案;对不能使用奥沙利铂的患者推荐单药卡培他滨、5-FU/LV 方案。

4. 目前不推荐在辅助化疗中使用伊立替康,也不推荐贝伐珠单抗、西妥昔单抗、帕尼单抗治疗非转移性结肠癌。

表 4-21　大肠癌常用的辅助化疗方案

化疗方案	给药剂量和方法	化疗周期（疗程间隔的周数）
mFOLFOX6	奥沙利铂 85mg/m² 静脉输注 2 小时，d1 LV 400mg/m² 静脉输注 2 小时，d1 5-FU 400mg/m² 静脉推注，d1，然后 1 200mg/（m²·d）×2 天持续静脉输注 （总量 2 400mg/m²，静脉输注 46~48 小时）	2
FLOX	5-FU 500mg/m² 静脉推注，每周 1 次 ×6 LV 500mg/m² 静脉输注，每周 1 次 ×6 奥沙利铂 85mg/m² 静脉输注，第 1、3、5 周	8
卡培他滨	1 250mg/m² 口服，每天 2 次，d1~14，随后休息 7 天	3
CapeOX	奥沙利铂 130mg/m² 静脉输注大于 2 小时，d1 卡培他滨 1 000mg/m² 口服，每天 2 次，d1~14，随后休息 7 天	3
5-FU/LV	LV 500mg/m² 静脉输注，每周 1 次 ×6 5-FU 500mg/m² 在 LV 静脉输注开始 1 小时后静脉推注，每周 1 次 ×6	8
简化的双周 5-FU 滴注 /LV 方案（sLV5FU2）	LV 400mg/m² 静脉输注 2 小时，d1 随后 5-FU 400mg/m² 静脉推注，d1，然后 1 200mg/（m²·d）×2 天持续静脉输注 （总量 2 400mg/m²，静脉输注 46~48 小时）	2

（三）复发或转移性大肠癌化疗

目前，治疗晚期或转移性大肠癌使用的化疗药物主要有 5-FU/LV、伊立替康、奥沙利铂、卡培他滨。靶向药物包括西妥昔单抗（推荐用于 *K-ras*、*N-ras*、*BRAF* 基因野生型患者）、贝伐珠单抗和瑞格非尼，见表 4-22。

1. 联合化疗应当作为能耐受化疗的转移性大肠癌患者的一、二线治疗。推荐以下化疗方案：FOLFOX/FOLFIRI ± 西妥昔单抗（推荐用于 *K-ras*、*N-ras*、*BRAF* 基因野生型患者），CapeOX/FOLFOX/FOLFIRI ± 贝伐珠单抗。

2. 对于 *K-ras*、*N-ras*、*BRAF* 基因野生型患者，一线治疗右半结肠癌中 VEGF 单抗（贝伐珠单抗）的疗效优于西妥昔单抗，而在左半结肠癌中 EGFR 单抗疗效优于贝伐珠单抗。

3. 对于三线及三线以上标准系统治疗失败的患者，推荐使用瑞格非尼或参加临床试验。对在一、二线治疗中没有选用靶向药物的患者也可考虑伊立替康联合西妥昔单抗(推荐用于 $K\text{-}ras$、$N\text{-}ras$、$BRAF$ 基因野生型)治疗。

4. 不能耐受联合化疗的患者,推荐方案 5-FU/LV 或卡培他滨单药 ± 靶向药物。不适合 5-FU/LV 的晚期大肠癌患者可考虑雷替曲塞治疗。

5. 姑息治疗 4~6 个月后疾病稳定但仍然没有 R0 手术机会的患者,可考虑进入维持治疗(如采用毒性较低的 5-FU/LV 或卡培他滨单药联合靶向治疗或暂停全身系统治疗),以降低联合化疗的毒性。

6. 对于 $BRAF\ V600E$ 突变患者,如果一般状况较好,可考虑 FOLFOXIRI ± 贝伐珠单抗的一线治疗。

7. 晚期患者若一般状况或器官功能状况很差,推荐最佳支持治疗。

表 4-22 晚期或转移性大肠癌的辅助化疗方案

化疗方案	给药剂量和方法	化疗周期(疗程间隔的周数)
mFOLFOX6	奥沙利铂 85mg/m² 静脉输注 2 小时,d1 LV 400mg/m² 静脉输注 2 小时,d1 5-FU 400mg/m² 静脉推注,d1,然后 1 200mg/(m²·d)×2 天持续静脉输注 (总量 2 400mg/m²,静脉输注 46~48 小时)	2
mFOLFOX6+贝伐珠单抗	奥沙利铂 85mg/m² 静脉输注 2 小时,d1 LV 400mg/m² 静脉输注 2 小时,d1 5-FU 400mg/m² 静脉推注,d1,然后 1 200mg/(m²·d)×2 天持续静脉输注 (总量 2 400mg/m²,静脉输注 46~48 小时) 贝伐珠单抗 5mg/kg 静脉输注,d1,化疗前给药	2
mFOLFOX6+帕尼单抗	奥沙利铂 85mg/m² 静脉输注 2 小时,d1 LV 400mg/m² 静脉输注 2 小时,d1 5-FU 400mg/m² 静脉推注,d1,然后 1 200mg/(m²·d)×2 天持续静脉输注 (总量 2 400mg/m²,静脉输注 46~48 小时) 帕尼单抗 6mg/kg 静脉输注大于 60 分钟,d1	2
mFOLFOX6+西妥昔单抗	奥沙利铂 85mg/m² 静脉输注 2 小时,d1 LV 400mg/m² 静脉输注 2 小时,d1 5-FU 400mg/m² 静脉推注,d1,然后 1 200mg/(m²·d)×2 天持续静脉输注 (总量 2 400mg/m²,静脉输注 46~48 小时)	2

续表

化疗方案	给药剂量和方法	化疗周期(疗程间隔的周数)
	西妥昔单抗组 400mg/m² 静脉输注,第一次注射大于 2 小时,然后 250mg/m² 静脉注射每周注射超过 60 分钟 或者西妥昔单抗 500mg/m² 静脉输注超过 2 小时,d1	
CapeOX	奥沙利铂 130mg/m² 静脉输注大于 2 小时,d1 卡培他滨 850~1 000mg/m² 口服,每天 2 次,d1~14,随后休息 7 天	3
CapeOX+ 贝伐珠单抗	奥沙利铂 130mg/m² 静脉输注大于 2 小时,d1 卡培他滨 850~1 000mg/m² 口服,每天 2 次,d1~14,随后休息 7 天 贝伐珠单抗 7.5mg/kg 静脉输注,d1	3
FOLFIRI	伊立替康 180mg/m² 静脉输注 30~90 分钟,d1 LV 400mg/m² 静脉输注 2 小时,d1 5-FU 400mg/m² 静脉推注,d1,然后 1 200mg/(m²·d)×2 天持续静脉输注 (总量 2 400mg/m²,静脉输注 46~48 小时)	2
FOLFIRI+ 贝伐珠单抗	伊立替康 180mg/m² 静脉输注 30~90 分钟,d1 LV 400mg/m² 静脉输注 2 小时,d1 5-FU 400mg/m² 静脉推注,d1,然后 1 200mg/(m²·d)×2 天持续静脉输注 (总量 2 400mg/m²,静脉输注 46~48 小时) 贝伐珠单抗 5mg/kg 静脉输注,d1	2
FOLFIRI+ 西妥昔单抗	伊立替康 180mg/m² 静脉输注 30~90 分钟,d1 LV 400mg/m² 静脉输注 2 小时,d1 5-FU 400mg/m² 静脉推注,d1,然后 1 200mg/(m²·d)×2 天持续静脉输注 (总量 2 400mg/m²,静脉输注 46~48 小时) 西妥昔单抗 400mg/m² 第一次静脉输注超过 2 小时,然后 250mg/m² 静脉输注超过 60 分钟	1
	西妥昔单抗 500mg/m² 静脉输注超过 2 小时,d1	2
FOLFIRI+ 帕尼单抗	伊立替康 180mg/m² 静脉输注 30~90 分钟,d1 LV 400mg/m² 静脉输注 2 小时,d1	2

续表

化疗方案	给药剂量和方法	化疗周期（疗程间隔的周数）
	5-FU 400mg/m² 静脉推注，d1，然后 1 200mg/（m²·d）×2 天持续静脉输注（总量 2 400mg/m²，静脉输注 46~48 小时）帕尼单抗 6mg/kg 静脉输注大于 60 分钟，d1	
FOLFIRI+阿柏西普	伊立替康 180mg/m² 静脉输注 30~90 分钟，d1 LV 400mg/m² 静脉输注 2 小时，d1 5-FU 400mg/m² 静脉推注，d1，然后 1 200mg/（m²·d）×2 天持续静脉输注（总量 2 400mg/m²，静脉输注 46~48 小时）阿柏西普 4mg/kg 静脉输注	2
卡培他滨	850~1 250mg/m²，口服，每天 2 次，d1~14	3
卡培他滨 + 贝伐珠单抗	850~1 250mg/m²，口服，每天 2 次，d1~14 贝伐珠单抗 7.5mg/kg，静脉输注，d1	3
静脉推注或输注 5-FU/LV（Roswell-Park 方案）	LV 500mg/m² 静脉输注 2 小时，d1、8、15、22、29、36 天 5-FU 500mg/m² 在 LV 输注开始 1 小时后静脉推注，d1、8、15、22、29、36	8
简化的双周 5-FU/LV 方案	LV 400mg/m² 静脉输注 2 小时，d1 随后 5-FU 400mg/m² 静脉推注，然后 1 200mg/（m²·d）×2 天持续静脉输注（总量 2 400mg/m²，静脉输注 46~48 小时）	2
每周方案	LV 20mg/m² 静脉输注 2 小时，5-FU 500mg/m² 在 LV 输注开始 1 小时后静脉推注 LV 500mg/m²，5-FU 2 600mg/m² 24 小时输注	1
FOLFOXIRI	伊立替康 165mg/m²，静脉输注，d1 奥沙利铂 85mg/m²，静脉输注，d1 LV 400mg/m²，静脉输注，d1， 5-FU 1 600mg/（m²·d）×2 天持续静脉推注（总量 3 200mg/m²，静脉输注 48 小时）d1 开始 ± 贝伐珠单抗 5mg/kg 静脉输注，d1	2
伊立替康	伊立替康 125mg/m² 静脉输注 30~90 分钟，d1、8	3

续表

化疗方案	给药剂量和方法	化疗周期（疗程间隔的周数）
	伊立替康 300~350mg/m² 静脉输注 30~90 分钟，d1	
西妥昔单抗（仅 *KRAS/NRAS* 野生型）± 伊立替康	西妥昔单抗首次剂量 400mg/m² 静脉输注，然后每周 250mg/m² 或西妥昔单抗 500mg/m² 静脉输注	1 2
	± 伊立替康 300~350mg/m² 静脉输注或伊立替康 180mg/m² 静脉输注或伊立替康 125mg/m² 静脉输注，第 1、8 天	3 2 3
西妥昔单抗（仅 *KRAS/NRAS* 野生型）	西妥昔单抗首次剂量 400mg/m² 静脉输注，然后维持 250mg/m²	1
	西妥昔单抗 500mg/m² 静脉输注	2
帕尼单抗（仅 *KRAS/NRAS* 野生型）	帕尼单抗 6mg/kg 静脉输注 60 分钟	2
IROX	奥沙利铂 85mg/m² 静脉输注 2 小时，然后伊立替康 200mg/m² 静脉输注 30~90 分钟	3
瑞戈非尼	瑞戈非尼 160mg，口服，每日 1 次，d1~21	4

（四）大肠癌进展后治疗

既往接受 5-FU/LV 或卡培他滨为基础化疗的患者第一次进展后的推荐治疗主要取决于初始治疗的方案。

1. 初始治疗以 FOLFOX 或 CapeOX 为基础，推荐方案使用 FOLFIRI/ 伊立替康 ± 西妥昔单抗 / 帕尼单抗（仅限于 *KRAS* 野生型）/ 贝伐珠单抗 / 阿柏西普。

2. 初始治疗是以 FOLFIRI 为基础的，推荐方案如下：FOLFOX 或 CapeOX ± 贝伐珠单抗，西妥昔单抗 / 帕尼单抗 + 伊立替康，西妥昔单抗或帕尼单抗单药（不适宜与伊立替康联合者）。

3. 初始治疗采用 5-FU/LV 或卡培他滨不加奥沙利铂、伊立替康者，病情进展后推荐使用 FOLFOX、CapeOX、FOLFIRI、伊立替康单药，或伊立替康 + 奥沙利铂（IROX）。这些方案也可以联合贝伐珠单抗或阿柏西普。

4. 初始治疗为 FOLFOXIRI 者，推荐使用伊立替康 + 西妥昔单抗 / 帕尼单抗，或西妥昔单抗或帕尼替尼单药（限 *KRAS/NRAS* 基因野生型）。

肿瘤第一次进展后，与最佳支持治疗或 5-FU 灌注 /LV 相比，伊立替康单药治疗可以显著提高总生存期。

（五）同步放化疗方案

1. 放疗 +5-FU 持续滴注　每天 225mg/m²，放疗期间每天 24 小时，每周 5 天或 7 天维持。

2. 放疗 +5-FU/LV　5-FU400mg/（m²·d）静脉推注 +LV20mg/（m²·d）静脉推注，共 4 天，在放疗的第 1、5 周给予。

3. 放疗 + 卡培他滨　放疗 5 周，期间卡培他滨 825mg/m²，每天 2 次，每周 5 天或 7 天。

（六）其他支持治疗

1. 营养治疗　大肠癌患者易出现营养不良，增加术后并发症和病死率。大肠癌患者若存在营养不良，需要制定营养支持计划和进行营养治疗。大肠癌患者如放、化疗期间出现营养不良应给予营养支持，优先选择肠内营养。

2. 疼痛管理　完善疼痛评估体系，准确评估疼痛分级。综合治疗疼痛，推荐按照疼痛三阶梯治疗原则进行，积极控制疼痛和预防不良反应的发生。同时关注病因治疗，重视患者及家属疼痛教育和社会精神心理支持，加强沟通随访。

三、药学评估与监护要点

案例一

患者，女性，68 岁。身高 153cm，体重 39kg，体表面积 1.34m²。因"结肠癌根治术后 1 年余，腹腔转移 1 个月"入院。既往体健，无特殊疾病史及不良生活习惯史，否认家族遗传史，否认药物食物过敏史。

患者于 2016 年 2 月始出现反复排便困难逐渐加重，随即因出现发热寒战、腹胀腹痛就诊，完善肠镜检查；进镜肛门 45cm，可见一肿物，大小约 2.0cm×3.0cm，表面黏膜粗糙不平，前方管腔狭窄，镜身通过困难，距肛门 8cm 可见 2 枚息肉，大小约 0.6cm×0.4cm。2016 年 2 月行降结肠癌根治术，术中所见：肿瘤位于黏膜面，环状隆起，环肠腔一周，浸透结肠浆膜，肠管附着系膜内见肿大淋巴结。术后病理示：（乙状结肠）管状腺瘤；（降结肠）中分化管状腺癌（Ⅱ级），浸润全层，未见脉管癌栓及神经侵犯，肠周脂肪淋巴结反应性增生（0/1），吻合口近、远端未见特殊。术后分期为：结肠腺癌（$pT_{4a}N_0M_0$，ⅡB 期），微卫星检测提示微卫星稳定，术后恢复良好。于 2016 年 4 月始行 CapeOX 方案化疗 4 周期，具体为：奥沙利铂 180mg，卡培他滨早 1 000mg，晚 1 500mg d1~14 口服。4 周期化疗中患者出现大汗，恶心呕吐，考虑奥沙利铂过敏可能性大。4 周期化疗后出现Ⅲ度血小板减少，遂于第 5 周期改为单药卡培他滨方案化疗 4 周期，具体为：卡培他滨早 1 000mg，晚 1 500mg d1~14 口服。化疗后出现Ⅱ度口腔黏膜炎,末次化疗时间为2016年9月。2017年4月复查,全腹增强CT示:结肠术后改变。腹盆腔内及前腹壁多发环形强化结节影,转移可能性大;腹膜后淋巴结略肿大;前腹壁穿刺病理示:符合转移癌(腺癌),消化道来源。现为进一步治疗收入院。

患者入院后查体:一般体格检查无异常。腹部平坦,中腹部可见长约20cm手术瘢痕,愈合良好,质软无压痛,肠鸣音正常。辅助检查:各项生化检查未见异常。K-ras基因检测未见突变。

诊断:结肠腺癌($pT_{4a}N_0M_1$,Ⅳ期腹腔转移)。

入院后给予伊立替康+西妥昔单抗方案化疗,具体用药方案见表4-23。

表4-23 治疗方案

给药剂量	给药剂量	给药方法	给药时间
伊立替康注射液	240mg	iv.drip q.d.	d1
0.9%生理盐水	250ml		
西妥昔单抗	540mg	iv.drip q.d.	d1
	335mg		d8
苯海拉明	40mg	(i.m. q.d. 西妥昔单抗静脉滴注前30分钟)	d1
地塞米松	20mg	(i.v. q.d. 西妥昔单抗静脉滴注前30分钟)	d1
托烷司琼注射液	5mg	iv.drip q.d.	d1
0.9%氯化钠注射液	100ml		
洛哌丁胺	4mg	stat.	d3

(一)治疗方案评估

1. 患者评估

(1)女性,68岁,临床诊断为:结肠腺癌($pT_{4a}N_0M_1$,Ⅳ期腹腔转移)。

(2)既往已行降结肠癌根治术,术后完成4周期CapeOX(奥沙利铂+卡培他滨)方案化疗,卡培他滨单药4周期。

(3)化疗结束后7个月复查发现,腹盆腔内及前腹壁多发环形强化结节影,穿刺病理示:符合转移癌(腺癌),消化道来源。

(4)CapeOX方案化疗期间出现疑似奥沙利铂过敏,且发生Ⅲ度血小板减少。

2. 治疗方案分析与选择 患者初始发病,术后分期为结肠腺癌($pT_{4a}N_0M_0$,ⅡB期),属于有高危因素的Ⅱ期患者,可选择的方案包括5-FU/LV、卡培他滨、FOLFOX、CapeOX或FLOX方案化疗。根据患者自身情况选择CapeOX方案,患者不能耐受奥沙利铂的不良反应，可继续单药卡培他滨治疗，卡培他滨单药口服在结肠癌辅助化疗中的疗效已证明至少与5-FU/LV静脉推注相当。

足疗程化疗结束后，患者疾病出现进展，发生腹腔转移，分期为$pT_{4a}N_0M_1$，Ⅳ期。《NCCN大肠癌临床实践指南》中推荐以下药物单用或联合使用，均对晚期弥漫转移性大肠癌的治疗有效：5-FU/LV、卡培他滨、伊立替康、奥沙利铂、贝伐珠单抗、西妥昔单抗、帕尼单抗、阿柏西普和瑞戈非尼，这些药物作用机制各异，包括干扰DNA复制和对VEGF(血管内皮生长因子)和EGF(表皮生长因子)受体活性的抑制。疾病进展后方案的选择取决于初始治疗方案，患者初始治疗选择CapeOX方案，进展后的治疗方案推荐使用FOLFIRI/伊立替康 ± 西妥昔单抗/帕尼单抗(仅限于*KRAS*野生型)/贝伐珠单抗/阿柏西普，该患者*KRAS*未见突变，选择伊立替康+西妥昔单抗符合指南推荐。

(二)药学监护要点

1. 药物治疗方案分析评价　患者为老年女性，本次抗肿瘤治疗选择伊立替康($180mg/m^2$ iv.drip q.d. d1)+西妥昔单抗(初始剂量400mg/kg，iv.drip q.d. d1，其后250mg/kg，iv.drip q.d. d8)方案，方案及药物选择均符合指南推荐。结合患者身高体重，计算体表面积为$1.34m^2$，给予伊立替康及西妥昔单抗足剂量治疗。

2. 治疗过程监护

(1)西妥昔单抗

1)配置过程：西妥昔单抗可用无菌注射器将所需药量转入真空容器或塑料袋中，输注时必须使用0.2μm或0.22μm微孔径过滤器进行过滤。药液必须2~8℃低温保存，在20~25℃下仅可保持3小时稳定。

2)给药过程：首次使用西妥昔单抗之前，为了预防过敏反应，静脉输注药物前30分钟必须接受抗组胺药物治疗，此外，可在输注过程中行心电监护。有90%的西妥昔单抗严重输液反应发生于第一次使用时，以突发性气道梗阻、荨麻疹和低血压为主要表现。发生轻至中度输液反应时，可减慢输液速度或服用抗组胺药物，若发生严重的输液反应需立即停止输液，静脉注射肾上腺素、糖皮质激素、抗组胺药物并给予支气管扩张剂及输氧等治疗。初次给药时，建议滴注时间为120分钟，随后每周给药的滴注时间为60分钟，最大滴注速率不得超过5ml/min。

(2)伊立替康

配置过程：伊立替康在输注之前必须用5%葡萄糖注射液或0.9%氯化钠注射液稀释至终浓度为0.12~2.8mg/ml的输注液，配制好后尽快使用。输注液在2~8℃条件下贮藏时间不应超过24小时，室温(25℃)贮藏时间不超过6小时。

3. 不良反应监护

（1）伊立替康

1）腹泻：伊立替康可引起早发型和迟发型腹泻，由不同机制产生。早发型腹泻是因为胆碱能作用所致，可能同时伴有出汗、潮红、瞳孔缩小，可给予静脉内或皮下注射 0.25~1mg 阿托品缓解症状。迟发型腹泻是伊立替康的剂量限制性毒性，发生率高达 90%，多发生于用药 24 小时后，中位时间为滴注后第 5 天，表现为腹泻、恶心、呕吐，可能导致水、电解质紊乱或感染。一旦发生，需要及时给予洛哌丁胺治疗，首剂 4mg，然后每 2 小时给予 2mg 直至患者腹泻停止后 12 小时。此外，如果出现脱水应补充水和电解质。

2）骨髓抑制：伊立替康常会引起中性粒细胞减少、白细胞减少和贫血。需给予密切监护。

（2）西妥昔单抗

1）过敏反应：即使已预防性给予抗组胺药物，仍可能发生严重的过敏反应。应在密切监护下应用，用药期间配备急救药品。

2）皮肤毒性：痤疮样皮疹是西妥昔单抗常见的不良反应，常在用药后 2 周出现，皮疹多分布于颜面部、胸部和后背部，表现为小丘疹或脓疹。出现皮疹常提示治疗效果较好，可给予对症处理。

3）代谢及营养紊乱：西妥昔单抗可导致代谢及营养紊乱，有低镁血症的报道。

4. 患者教育

（1）伊立替康

1）用药交代：用药后若发生腹泻，次数较多，不要自己擅自服用抗腹泻药物，按医嘱口服洛哌丁胺治疗，直至腹泻停止后 12 小时，但不可连续使用洛哌丁胺 48 小时以上，若腹泻仍未停止，及时联系医护人员。

2）注意事项：伊立替康可引起血液系统疾病（常见中性粒细胞减少）、肝功能异常、胆碱能反应，应按要求定期进行血常规、生化常规检查。

（2）西妥昔单抗

1）用药交代：①在输注西妥昔单抗的过程中可能会出现过敏症状，表现为支气管痉挛、喘鸣、嘶哑、说话困难，风疹等症状，一旦发生及时联系医护人员，可以在对症处理后好转。②如果您在用药期间出现痤疮样皮疹，不必担心，皮疹通常提示治疗效果良好，有瘙痒忌用手抓，勿用碱性肥皂和粗毛巾擦洗，局部不要涂刺激性药物，必要时用炉甘石洗剂外用于患处，注意生活规律，避免刺激性食物，保持皮肤干燥清洁。

2）注意事项：在使用西妥昔单抗期间避免暴露于阳光下，外出时注意防护，遮蔽阳光。用药期间密切监护电解质水平。

案例二

患者，男性，55 岁。身高 171cm，体重 64kg，体表面积 $1.781m^2$。因"结肠癌术后 4 个月"入院。高血压病史 10 年，最高血压 155/105mmHg。糖尿病病史 8 年，自行口服降糖药，血糖控制可。无家族遗传史，否认药物食物过敏史及不良生活习惯史。

患者 4 月前因大便不成形，偶混有脓血，完善肠镜检查：结肠镜插至降乙交界，见一处不规则溃疡性病变，环周，表面充血糜烂。病理提示：符合升结肠性息肉。全腹增强 CT：乙状结肠局部管壁略增厚，肝右后叶弱强化硬，盆腔少量积液。肺增强 CT：左肺见多发大小不等结节影，转移瘤可能大。遂行腹腔镜乙状结肠癌根治术，探查病变，位于乙状结肠中段，肿瘤较大，约环周生长，透浆膜，可见肿瘤大小约 $5.0cm \times 5.0cm \times 1.0cm$。术后病理：乙状结肠癌（透浆膜），溃疡型，中 - 高分化腺癌，断端无癌，淋巴结未见转移癌（0/26 枚）。免疫组化染色结果：Ki-67（+）（50%~70%）、P53（> 70%+）、CDX2（> 90%）、CA199（++）、CEA（+++）、GSTP1（−）、EGFR（部分 +）、VEGF（+++）、*MLH1*（70%~90%+）、*MSH2*（> 90%+）、*MSH6*（70%~90%+）、*PMS2*（50%~70%+），血管腔内皮细胞 CD34（+），其内未见癌栓，淋巴管腔内皮细胞 D2-40（+），其内未见癌栓，周围神经 S100（+），可见癌侵犯。术后分期：$T_{4a}N_0M_x$，肺转移可能性大，术后恢复良好，目前无明显不适主诉。完善 *K-RAS*、*N-RAS*、*B-RAF* 检测，*K-RAS* 第 2 号外显子突变，余未见明显突变。现患者为求进一步治疗入肿瘤科，现精神体力可，饮食睡眠可，大小便基本正常，周身无痛，体重无明显变化，ECOG 评分 1 分。

诊断：结肠癌（$T_{4a}N_0M_x$），肺转移可能性大。

患者入院后行 CapeOX（奥沙利铂 + 卡培他滨）方案化疗，具体用药方案见表 4-24。

表 4-24　治疗方案

给药剂量	给药剂量	给药方法	给药时间
奥沙利铂注射液	230mg	iv.drip q.d.	d1
5% 葡萄糖注射液	250ml		
卡培他滨片	早 1 500mg	p.o. b.i.d.	d1~14
	晚 2 000mg		
贝伐珠单抗	480mg	iv.drip q.d.	d1
0.9% 生理盐水	100ml		
盐酸异丙嗪注射液	25mg	i.m. q.d.	d1
地塞米松磷酸钠	10mg	i.v. q.d.	d1
托烷司琼注射液	5mg	iv.drip q.d.	d1
0.9% 氯化钠注射液	100ml		

（一）治疗方案评估

1. 患者评估

（1）男性，55 岁，ECOG 评分 1 分。

（2）高血压病史 10 年，服药可控。糖尿病病史 8 年，自行口服降糖药，血糖控制可。

（3）诊断为结肠癌（$T_{4a}N_0M_x$），肺转移可能性大。

（4）属中-高分化腺癌，断端无癌，淋巴结未见转移癌（0/26 枚）。

（5）免疫组化：Ki-67（+）（50%~70%）、P53（＞70%+）、K-RAS 第 2 号外显子突变。

（6）肺增强 CT：左肺见多发大小不等结节影，转移瘤可能大。

2. 治疗方案选择　患者为中老年男性，一般状态可，属晚期转移性大肠癌，患者转移为多发，不可完全手术切除，治疗目标为姑息治疗，延缓疾病进展，改善生活质量。根据上述 NCCN 指南，对于适合接受高强度治疗的转移性患者，专家组推荐 5 个化疗方案作为初始治疗的选择：FOLFOX（即 mFOLFOX6）、FOLFIRI、CapeOX、输注 5-FU/LV 或卡培他滨，或 FOLFOXIRI。也可以考虑联合贝伐珠单抗或西妥昔单抗（限于 K-RAS 野生型肿瘤），多项临床试验表明，化疗联合生物靶向治疗能显著提高疗效。综合患者情况，因 K-RAS 突变，不能使用单抗，故选择 CapeOX 方案，即卡培他滨和奥沙利铂的联合方案，该方案经多项研究证实可以作为转移性大肠癌一线治疗的一个有效方案。该患者免疫组化结果显示 K-RAS 第 2 号外显子突变，这类患者对西妥昔单抗的治疗无效，故联合贝伐珠单抗，该药作为抑制人血管内皮生长因子（VEGF）的靶向药物，可用于晚期大肠癌患者。

（二）药学监护要点

1. 化疗方案分析评价　本次抗肿瘤治疗选择卡培他滨（早 1 500mg、晚 2 000mg b.i.d. d1~14）+奥沙利铂（130mg/m² iv.drip q.d. d1）+贝伐珠单抗（7.5mg/kg iv.drip q.d. d1）方案，方案及药物选择均符合上述指南。贝伐珠单抗是人源化的单克隆抗体，可以阻断 VEGF（血管内皮生长因子）的生物活性，后者在肿瘤的血管生成过程中发挥了重要作用。卡培他滨为口服氟尿嘧啶药物，在体内转化为 5-FU 发挥作用，卡培他滨虽为口服药物，却能达到其他氟尿嘧啶药物静脉给药的疗效。奥沙利铂属于新的铂类衍生物，通过产生烷化结合物作用于 DNA，抑制 DAN 的合成和复制。CapeOX 联合贝伐珠单抗可作为转移性大肠癌的有效治疗手段。

2. 化疗过程监护

（1）配置过程

1）贝伐珠单抗：抽取所需剂量的贝伐珠单抗，用 0.9% 的氯化钠溶液稀释到需要的给药容积,终浓度应保持在 1.4~16.5mg/ml。观察有无颗粒物质和变色。保存于 2~8℃冰箱中,最长可达 8 小时。

2)奥沙利铂:奥沙利铂应溶于 5% 葡萄糖注射液中,达到 0.2mg/ml 以上浓度,持续静脉滴注 2~6 小时。

(2)不良反应监护

1)卡培他滨

①手 - 足综合征:在几乎 50% 使用卡培他滨的患者中发生,表现为麻木、感觉迟钝、感觉异常、麻刺感、无痛感或疼痛感,皮肤肿胀或红斑,脱屑、水疱或严重的疼痛,但多为 1~2 级。如果出现严重的手 - 足综合征应暂停使用卡培他滨,直至恢复正常或严重程度降至 1 级。出现严重手 - 足综合征后,再次使用卡培他滨时应降低剂量。②腹泻:卡培他滨可引起腹泻,对于出现严重腹泻的患者应给予密切监护,若出现脱水,应立即补充液体和电解质。及早开始使用标准止泻治疗药物,如洛哌丁胺。

2)奥沙利铂

①神经系统毒性:奥沙利铂的剂量限制性毒性反应是神经系统毒性反应,主要表现在外周神经病变,表现为肢体末端感觉障碍或异常,通常遇冷会激发。严重者需调整剂量,甚至终止治疗。②胃肠道反应:主要表现为恶心和呕吐,虽给予预防呕吐治疗,仍需给予密切监护。

3)贝伐珠单抗

①高血压:为贝伐珠单抗最常见的不良反应,该患者高血压病史 10 年,应密切监护血压情况,必要时调整降压药物剂量。②蛋白尿:蛋白尿为贝伐珠单抗另一常见不良反应,通常为无症状性,患者既往有高血压及糖尿病病史,增加了蛋白尿的发生风险。监测尿常规及尿蛋白定量。如出现Ⅰ级蛋白尿可继续使用贝伐珠单抗,若出现Ⅱ~Ⅲ级蛋白尿,需做 24 小时尿蛋白定量检测,若 24 小时尿蛋白≤ 2g,可继续使用贝伐珠单抗治疗;若 24 小时尿蛋白＞ 2g,需暂停使用贝伐珠单抗;若 24 小时尿蛋白＞ 2g 持续超过 3 个月或出现了Ⅳ级的蛋白尿,需永久性停用贝伐珠单抗。③出血:可发生于贝伐珠单抗治疗的任何时期,多为轻度的皮肤黏膜出血,应予以密切关注。

3. 患者教育

(1)用药交代:卡培他滨一天服用 2 次(早、晚各一次),每次 3 片,饭后半小时内吞服。连续服用 14 天,休息 7 天。若出现漏服,无须补上错过服用的药物而双倍吃药。这样可能会出现不可预料的不良反应。

(2)注意事项:①若出现严重腹泻症状,不要擅自服用止泻药物,立刻联系医护人员。②为避免加重手 - 足综合征,请减少皮肤受压,以避免磨损受伤,皮肤脱屑不可用手撕剥、搔抓,溃疡、水疱处保持清洁。减少接触凉水的机会,天冷时准备手套,减少神经系统毒性的发生风险。③用药期间如出现鼻出血、牙龈出血等皮肤黏膜出血症状,请立即联系医护人员。若果出现黑便,请立即就医。

第五节 原发性肝癌

一、概 述

(一)流行病学

原发性肝癌是目前我国第四位的常见恶性肿瘤及第三位的肿瘤致死病因,严重威胁我国人民的生命和健康。近年来其发病率有上升趋势,2015年中国癌症统计数据显示,全国新增癌症病例392.9万例,肝癌的全国发病37.0万例(男性17.4万,女性19.6万),占比9.42%,发生率26.92/100 000,其中东部地区发病12.6万(男性9.5万,女性3.1万),中部地区发病12.6万(男性9.2万,女性3.4万),西部地区发病11.7万(男性8.7万,女性3.0万)。2015年全国癌症死亡病例233.8万例,肝癌死亡病例32.6万例(男性24.2万,女性8.4万),占比13.94%,发生率23.72/100 000,其中东部地区死亡病例11.3万例(男性8.4万,女性2.9万),中部地区死亡病例11.2万例(男性8.1万,女性3.1万),西部地区死亡病例10.1万例(男性7.7万,女性2.4万)。中国原发性肝癌的患病人群为男性多于女性,发病率最高的年龄段为40~59岁。

(二)高危因素

截至目前,原发性肝癌的发病机制与发病原因尚未明确。全世界HBV病毒携带者约3亿,其中约1.2亿在中国,中国是乙型病毒性肝炎高发区,HBV病毒感染是中国肝癌发生最主要的因素,结合文献相关报道列举了相关危险因素,如表4-25所示。

表4-25 原发性肝癌发病的风险因素

危险因素	
病毒感染	HBV、HCV感染
黄曲霉毒素	
个体行为因素	吸烟、酗酒
饮食因素	干硬食品、高盐饮食、禽蛋类、霉变食品、烟熏食品、腌制食品、酒类、肥肉类、生鱼类饮食
社会心理因素	
疾病因素	肥胖症、糖尿病、脂肪肝等

续表

危险因素	
遗传因素	家族聚集性和遗传易感性
其他	饮用污染严重的塘水或浅沟水；服用某些如抗癫痫药物、降压药、避孕药、解热镇痛药、激素类药等

（三）类型和分期

原发性肝癌主要包括肝细胞癌（hepatocellular carcinoma，HCC）、肝内胆管癌（intrahepatic cholangiocarcinoma，ICC）和 HCC-ICC 混合型三种不同病理类型，三者在发病机制、生物学行为、组织学形态、治疗方法以及预后等方面差异较大，其中肝细胞癌占到 85%~90% 以上。本章节所讲的原发性肝癌为肝细胞癌。

肝癌的分期对于预后的评估、合理治疗方案的选择至关重要。影响肝癌患者预后的因素很多，包括肿瘤因素、患者一般情况及肝功能情况，据此国外有多种的分期方案，如：BCLC、TNM、JSH、APASL 等分期。依据中国的具体国情及实践积累，推荐下述肝癌的分期方案，包括：ⅠA 期、ⅠB 期、ⅡA 期、ⅡB 期、ⅢA 期、ⅢB 期、Ⅳ期。如表 4-26 所示。

表 4-26　原发性肝癌分期标准

分期	全身状况	肝功能	肝外转移	血管侵犯	肿瘤数目	肿瘤大小
ⅠA 期	PS 0~2	Child-Pugh A/B	无	无	1 个	≤ 5cm
ⅠB 期	PS 0~2	Child-Pugh A/B	无	无	≤ 3 个	1 个 > 5cm 或者 2~3 个 ≤ 3cm
ⅡA 期	PS 0~2	Child-Pugh A/B	无	无	2~3 个	> 3cm
ⅡB 期	PS 0~2	Child-Pugh A/B	无	无	≥ 4 个	—
ⅢA 期	PS 0~2	Child-Pugh A/B	无	有	—	—
ⅢB 期	PS 0~2	Child-Pugh A/B	有	—	—	—
Ⅳ期	PS 3~4	Child-Pugh C	—	—	—	—

二、药物治疗原则

原发性肝癌可应用手术、放化疗、介入治疗、射频消融等手段,进行综合性治疗。对于非晚期原发性肝癌,尽可能手术切除或争取手术切除,对于没有禁忌证的晚期肝癌患者,全身治疗可以减轻肿瘤负荷,改善肿瘤相关症状,提高生活质量,延长生存时间。如表4-27所示。

表4-27　原发性肝癌分期与治疗手段

肿瘤分期	治疗手段
ⅠA期、ⅡA期	手术切除、消融
ⅠB期	手术切除、TACE、消融/+TACE
ⅡB期	TACE、手术切除、全身治疗(索拉非尼/FOLFOX4等)
ⅢA期	TACE、全身治疗(索拉非尼/FOLFOX4等)、手术切除、放疗
ⅢB期	全身治疗(索拉非尼/FOLFOX4等)、TACE、放疗
Ⅳ期	对症支持、舒缓疗护

1. 分子靶向药物治疗　迄今为止,索拉非尼仍然是唯一获得批准治疗晚期肝癌的分子靶向药物。两项大型国际多中心Ⅲ期临床试验均充分证明了索拉非尼对于不同国家地区、不同肝病背景的晚期肝癌都具有一定的生存获益(证据等级1)。常规推荐用法为400mg,p.o.,b.i.d.,应用时需注意对肝功能的影响。最常见的不良反应为腹泻、体重下降、手-足综合征、皮疹、心肌缺血以及高血压等(证据等级1),一般发生在治疗开始后的2~6周内,可用于肝功能Child A、B级的患者(证据等级1)。而相对于肝功能Child B级,Child A级的患者生存获益更明显。

2. 系统化疗　传统的细胞毒性药物,包括多柔比星、表柔比星、氟尿嘧啶、顺铂和丝裂霉素等,在肝癌中的单药或传统联合用药有效率均不高,且毒副作用大,可重复性差。一个主要原因为化疗药物不但会激活乙型肝炎病毒复制,还会损害患者的肝功能,加重肝炎肝硬化,导致化疗无法带来生存效益。

根据EACH研究后期随访的数据,含奥沙利铂的FOLFOX4方案在整体反应率、疾病控制率、无进展生存期、总生存期方面,均优于传统化疗药物多柔比星,且耐受性和安全性较好(证据等级2)。因此,奥沙利铂在我国被批准用于治疗不适合手术切除或局部治疗的局部晚期和转移性肝癌。

化疗适应证主要为:①合并有肝外转移的晚期患者;②虽为局部病变,但不适合手术治疗和 TACE 者,如肝脏弥漫性病变或肝血管变异;③合并门静脉主干或下腔静脉瘤栓者;④多次 TACE 后肝血管阻塞和 / 或 TACE 治疗后复发的患者。

化疗禁忌证为:①ECOG PS 评分＞2,Child-Pugh 评分＞7;②白细胞计数＜3.0×10^9/L 或中性粒细胞计数＜1.5×10^9/L,血小板计数＜60×10^9/L,血红蛋白＜90g/L;③肝、肾功能明显异常,氨基转移酶(GOT 或 GPT)＞5 倍正常值和 / 或胆红素显著升高＞2 倍正常值,血清白蛋白＜28g/L,肌酐(Cr)≥正常值上限,肌酐清除率(Ccr)＜50ml/min;④具有感染发热、出血倾向、中 - 大量腹腔积液和肝性脑病。

其他药物:三氧化二砷治疗中晚期原发性肝癌具有一定的姑息治疗作用(证据等级 3)。在临床应用时,应注意监测肝肾毒性。

3. 免疫治疗　肝癌免疫治疗主要包括免疫调节剂 [干扰素 α、胸腺肽 $α_1$(胸腺法新)等]、免疫检查点阻断剂(CTLA-4 阻断剂、PD-1/PD-L1 阻断剂等)、肿瘤疫苗(树突细胞疫苗等)、细胞免疫治疗(细胞因子诱导的杀伤细胞,即 CIK)。这些治疗手段均有一定的抗肿瘤作用,但尚待大规模的临床研究加以验证。其中以 PD1/PDL1、CTLA4 以及 LAG-3 等免疫检查点抑制剂为代表的免疫治疗作为一种具有极大潜力的姑息性治疗方式,有希望成为治疗晚期肝癌的一种有效手段。纳武利尤单抗(nivolumab)是全人源化免疫球蛋白 G4 抗 PD1 抗体,Ⅰ～Ⅱ期临床研究 CheckMate 040 研究显示治疗肝癌总体有效率为 18.6%(27/145),中位持续有效时间为 9.9 个月,疾病控制率达到 64.1%。另一个全人源化免疫球蛋白 G4 抗 PD1 抗体帕博利珠单抗(pembrolizumab)也展示了治疗肝癌良好的疗效,在治疗晚期 HCC 的 KEYNOTE 224 临床研究中,有 104 名 HCC 患者接受帕博利珠单抗的治疗,包括曾接受过索拉非尼治疗的 HCC 患者。试验结果表明,帕博利珠单抗在这些患者中达到的客观缓解率为 17%,1% 的患者达到完全缓解,16% 的患者达到部分缓解,另外有 44% 的患者病情稳定。2018 年 ASCO 会议报道的 PD-L1 抑制剂阿特珠单抗(atezolizumab)联合贝伐珠单抗被称为突破性疗法,一项 23 名晚期肝细胞癌患者参与的一线治疗方案显示,联合方案中 15 名患者肿瘤明显缩小,整体缓解率(ORR)达 65%。但是在治疗中需监测 PD1/PDL1 免疫治疗相关毒性反应。

4. 中医药　中医药治疗能够改善症状,提高机体的抵抗力,减轻放化疗不良反应,提高生活质量。除了采用传统的辨证论治、服用汤剂之外,我国药监部门已批准了若干种现代中药制剂如槐耳颗粒、康莱特、华蟾素、榄香烯、肝复乐等用于治疗肝癌,中药具有一定的疗效,患者的依从性、安全性和耐受性均较好(证据等级 4)。但是,这些药物尚缺乏高级别的循证医学证据加以充分支持。

5. 抗病毒治疗及其他保肝治疗 对于合并有乙型肝炎病毒感染且复制活跃的肝癌患者，口服核苷（酸）类似物抗病毒治疗非常重要。宜选择强效低耐药的药物如恩替卡韦、替比夫定或替诺福韦等。TACE 治疗可能引起乙型肝炎病毒复制活跃，目前推荐在治疗前即开始应用抗病毒药物。抗病毒治疗还可以降低术后复发率（证据等级 1）。因此，抗病毒治疗应贯穿肝癌治疗的全过程。

肝癌患者在自然病程中或者治疗过程中可能会伴随肝功能异常，因此应及时适当地应用保肝药物，如异甘草酸镁注射液、甘草酸二铵肠溶胶囊、复方甘草酸苷、还原型谷胱甘肽、多烯磷脂酰胆碱等；抗炎治疗药物如广谱水解酶抑制剂乌司他丁等；利胆类药物如腺苷蛋氨酸、熊去氧胆酸等。这些药物可以保护肝功能、提高治疗安全性、降低并发症、改善生活质量。

三、药学评估与监护要点

案例

患者，男，45 岁，因"肝癌"于 2014 年 8 月 30 日入院。既往有吸烟饮酒史 10 余年，已戒除，否认药物、食物过敏史。

2010 年 1 月当地医院 CT 示肝占位，行介入治疗 11 次。2014 年 3 月 24 日骶髂关节及髋关节 CT 结果提示：骶骨右侧及双侧髂骨骨质破坏，考虑转移；双侧髋关节未见明显异常。全身骨 ECT 示：右侧骶髂关节及邻近髂骨放射性分布异常，考虑肿瘤骨转移。后 2014 年 3—4 月行右侧骶髂关节放疗（Dt 3 000cGy/10F）。2014 年 5 月 17 日—7 月 11 日接受 2 周期 FOLFOX 方案化疗（奥沙利铂 250mg d1；亚叶酸钙 400mg d1~5；5-FU 800mg d1~5 q21d.）。2014 年 5 月 22 日开始定期接受唑来膦酸 4mg 抗肿瘤骨转移治疗，2014 年 7 月 29 日复查肿瘤标志物甲胎蛋白 1 635.43ng/ml，较前明显升高，2014 年 7 月 31 日开始口服索拉非尼 0.4g，b.i.d. 治疗。

患者入院查体：体温 36.5℃，呼吸 18 次/min，脉搏 82 次/min，血压 162/103mmHg，未使用索拉非尼前血压为 112~123/72~82mmHg，血常规示白细胞计数 3.56×10⁹/L，血小板计数 69×10⁹/L；血生化示：谷丙转氨酶 43U/L；肿瘤标志物示：甲胎蛋白 945.7ng/ml；癌胚抗原 4.22ng/ml；血栓与止血检测、尿常规正常。

入院诊断为原发性肝癌 PD（多发骨转移），病毒性乙型肝炎。

此次入院复查，继续索拉非尼分子靶向治疗，加用卡托普利片 12.5mg，b.i.d.，患者长期服用替比夫定片 0.6g，q.d.；阿德福韦酯 10mg，q.d. 抗病毒治疗。经治疗 2 周后，患者血压为 108~129/66~88mmHg。

（一）治疗方案评估

1. 患者评估

（1）男性，45 岁，病毒性乙型肝炎，临床诊断为：原发性肝癌 PD（多发骨转移）。

（2）已行介入治疗 11 次，2 周期 FOLFOX 方案化疗（奥沙利铂 250mg d1；亚叶酸钙 400mg d1~5；5-FU 800mg d1~5，q21d.）。

（3）全身化疗 2 周期后复查肿瘤标志物甲胎蛋白 1 635.43ng/ml，较前明显升高，随后口服索拉非尼 0.4g，b.i.d. 治疗。

（4）此次入院复查，甲胎蛋白较前明显下降，血压 162/103mmHg，未使用索拉非尼前血压正常，未有高血压病史。

2. 治疗方案分析与选择 迄今为止，索拉非尼仍然是唯一获得批准的一线治疗晚期肝癌的分子靶向药物。常规推荐用法为 400mg，p.o.，b.i.d.。该患者规律服用索拉非尼 30 天，甲胎蛋白较前下降，治疗有效，但出现血压升高，需权衡利弊使用。

替比夫定片、阿德福韦酯为核苷（酸）类似物抗病毒，具有强效低耐药特点，TACE 治疗可能引起乙型肝炎病毒复制活跃，目前推荐在治疗前即开始应用抗病毒药物，抗病毒治疗还可以降低术后复发率。因此，抗病毒治疗应贯穿肝癌治疗的全过程。该患者的抗病毒治疗是规范的。

（二）药学监护要点

1. 药物治疗方案分析评价

（1）该患者引起高血压不良反应分析：患者此次入院血压 162/103mmHg，既往多次入院无高血压，2014 年 7 月 31 日开始口服索拉非尼 0.4g，b.i.d. 治疗，出现血压异常，与用索拉非尼药物有合理的时间关系。此外，该患者此次血压升高，除索拉非尼外，就是长期服用替比夫定片、阿德福韦酯，后两者未有不良反应报道。因此，综合考虑为索拉非尼引起的不良反应，根据 NCI-CTC（国际肿瘤通用毒性标准）分级，患者高血压为 3 级。

（2）索拉非尼引起高血压的预防与治疗：目前尚无明确的降压药物推荐用于索拉非尼引起的高血压，但我们可以从一些临床前研究和回顾性分析中得到提示。一项动物研究结果显示，卡托普利不仅能够有效控制索拉非尼引起的高血压，而且还可以减轻索拉非尼对肾小管的损伤，减少蛋白尿的发生。另外一项回顾性分析结果显示，血管靶向药物引起的高血压可以用单一降压药物有效控制，但需要更高的起始剂量。目前常用的降压药物包括利尿剂、钙通道阻滞剂（CCB）、β 受体拮抗剂、血管紧张素转换酶抑制药（ACEI）、血管紧张素 Ⅱ 受体阻滞剂（ARB）。ACEI 和 ARB 类降压药有肾脏保护作用，因此推荐使用这类药物，尤其是合并蛋白尿的患者。CCB 中的非二氢吡啶类如维拉帕米和地尔硫䓬均属于细胞色素氧化酶 CYP3A4 抑制剂，而索拉非尼主要是在肝脏内通过 CYP3A4 介导的氧化作用进行分解代谢的。CCB 中二氢吡啶类药物硝苯地平能够诱导 VEGF 分泌，因此在索拉非尼所致的高血压治疗中不推荐使用钙通道阻滞剂类降压药物。在治疗期间患者血压大于140/90mmHg或舒张压升高20mmHg时应开始降压治疗,降压的目标值是140/90mmHg,但如果患者合并心脏和肾脏不良事件的危险因素,如糖尿病和慢性肾病,则目标血压应该为130/80mmHg。该患者血压162/103mmHg,应开始降压治疗,并继续监测血压,若血压控制不理想,应立即停药,并及时请心内科医生会诊。

2. 患者教育

(1)索拉非尼

1)用药交代:①索拉非尼每次2片,每日2次,在饭后半小时内用水吞服。请于早餐后和晚餐后分别服用,这样能够保证两次服药间隔大于8个小时。空腹或伴低脂、中脂饮食服用,以一杯温开水吞服。②治疗过程中,如出现漏服,不要为了补上错过服用的药物而双倍吃药。这样可能会出现不可预料的不良反应。

2)不良反应监护:①手足皮肤反应和皮疹是服用索拉非尼最常见的不良反应。皮疹和手足皮肤反应通常多为NCI-CTC 1~2级,且多于开始服用索拉非尼后的6周内出现。对皮肤毒性反应的处理包括局部用药以减轻症状,暂时性停药和/或对索拉非尼进行剂量调整。对于皮肤毒性严重且反应持久的患者可能需要停用索拉非尼。②胃肠道穿孔较为少见。在使用索拉非尼的患者中报告出现胃肠道穿孔的不足1%。

(2)卡托普利片

1)用药交代:卡托普利片一次1片,每日2次,胃中食物可使本品吸收减少30%~40%,故宜在餐前1小时服药。

2)不良反应监护:①卡托普利片可引起非特异性气道超反应性、呼吸困难、支气管痉挛、持续性干咳、水肿。其中咳嗽多发生于夜间,或于夜间或平卧时加重,尤其是妇女或非吸烟者。如服药期间出现不适,及时联系医生。②皮疹,可能伴有瘙痒和发热,常发生于治疗4周内,呈斑丘疹或荨麻疹,减量、停药或给抗组胺药后消失,7%~10%伴嗜酸性细胞增多或抗核抗体阳性。如服药期间出现不适,及时联系医生。

3)注意事项:①卡托普利片可使血尿素氮、肌酐浓度增高,常为暂时性,在有肾病或长期严重高血压而血压迅速下降后易出现。国外文献和我国《ACEI在肾病中正确应用的专家建议》表明:用药初始2个月血肌酐可轻度上升(升幅 < 30%),不需停药,但如升幅 > 30%~50%,提示肾缺血,应停用ACEI或减量。②卡托普利片可能增高血钾,与保钾利尿剂合用时尤应注意检查血钾。

(桂　玲　赵冰清　蔡　爽　宋秋艳　付　强　黄琰菁)

第五章 血液系统肿瘤

第一节 白 血 病

一、概 述

白血病(leukemia)是一类造血干细胞异常的恶性克隆性疾病,根据白血病细胞的分化程度和自然病程,一般分为急性和慢性两大类。根据受累细胞系,急性白血病分为急性髓系白血病(acute myeloid leukemia, AML)和急性淋巴细胞白血病(acute lymphoblastic leukemia, ALL)两类;慢性白血病主要分为慢性髓系白血病(chronic myeloid leukemia, CML)和慢性淋巴细胞白血病(chronic lymphoblastic leukemia, CLL)。

(一)流行病学

我国白血病发病率约(3~4)/10万,其中急性白血病多于慢性白血病(5.5∶1)。AML发病率最高,为1.62/10万,ALL为0.69/10万;慢性白血病中,CML为0.36/10万,CLL最少,约0.05/10万。男性发病率高于女性(1.18∶1),成人白血病以AML多见,儿童白血病以ALL为主。CML在所有白血病患者中约占13%,发病率随年龄增大而增高,中位发病年龄约53岁,CLL多见于中老年,约90%的患者年龄在50岁以上。

(二)高危因素

目前确切的病因尚不完全清楚,可能存在的致病因素主要包括:①放射因素,例如X射线、γ射线等电离辐射都有致白血病作用;②化学因素,例如苯、某些抗肿瘤药物(氮芥、苯丁酸氮芥、环磷酰胺等);③生物因素,人类T淋巴细胞病毒Ⅰ型与成人T淋巴细胞白血病的发生密切相关;④遗传因素,例如Down综合征、Fanconi贫血等。

(三)类型和分期

急性白血病分为急性髓系白血病和急性淋巴细胞白血病,目前常用的分型方法包括法美英(FAB)分型和WHO分型(见表5-1)。

表 5-1　急性白血病分型

AML 法美英（FAB）分型

（1）M_0　急性髓细胞白血病微分化型

（2）M_1　急性粒细胞白血病未分化型

（3）M_2　急性粒细胞白血病部分分化型

（4）M_3　急性早幼粒细胞白血病

（5）M_4　急性粒 - 单核细胞白血病

（6）M_5　急性单核细胞白血病

（7）M_6　红白血病

（8）M_7　急性巨核细胞白血病

急性白血病 WHO 分型

1. AML 的 WHO 分型

（1）伴重现性遗传学异常的 AML

　　AML 伴 t（8；21）（q22；q22）；*RUNX1-RUNX1T1*

　　AML 伴 inv（16）（p13.1；q22）或 t（16；16）（p13.1；q22）；CBFβ-MYH11

　　M3 伴 t（15；17）（q22；q12）；PML-RARα

　　AML 伴 t（9；11）（p22；q23）；MLL-MLLT3

　　AML 伴 t（6；9）（p23；q34）；DEK-NUP214

　　AML 伴 inv（3）（q21；q26.2）或 t（3；3）（q21；q26.2）；RPN1-EVI1

　　AML（原始巨核细胞性）伴 t（1；22）（p13；q13）；RBM15-MKL1

　　AML 伴 NPM1 突变（暂命名）

　　AML 伴 CEBPA 突变（暂命名）

（2）AML 伴骨髓增生异常相关改变

（3）治疗相关的 AML

（4）非特殊类型 AML（AML，NOS）

　　AML 微分化型

　　AML 未分化型

　　AML 部分分化型

　　急性粒单核细胞白血病

　　急性单核细胞白血病

　　急性红白血病

　　急性巨核细胞白血病

　　急性嗜碱性粒细胞白血病

　　急性全髓增生伴骨髓纤维化

（5）髓系肉瘤

（6）Down 综合征相关的髓系增殖

　　短暂性异常骨髓增殖（TAM）

续表

Down综合征相关的髓系白血病

（7）母细胞性浆细胞样树突细胞肿瘤

2. ALL 的 WHO 分型（2008 年）

（1）前体 B 细胞 ALL（B-ALL）

1）非特殊类型的 B-ALL（B-ALL, NOS）

2）伴重现性遗传学异常的 B-ALL

    B-ALL 伴 t（9；22）（q34；q11）；BCR/ABL

    B-ALL 伴 t（v；11q23）；MLL 重排

    B-ALL 伴 t（12；21）（p12；q22）；TEL-AML1（ETV6-RUNX1）

    B-ALL 伴超二倍体

    B-ALL 伴亚二倍体

    B-ALL 伴 t（5；14）（q31；q32）；IL3-IGH

    B-ALL 伴 t（1；19）（q23；p13）；E2A-PBX1（TCF3-PBX1）

（2）前体 T 细胞 ALL（T-ALL）

（3）Burkitt 型白血病

（四）预后因素

1. AML　少数 AML 患者经单纯化疗就能取得满意疗效，大多数患者远期疗效较差，长期生存率较低。难治、复发和老年 AML 是目前临床治疗的难点。AML 患者获得长期生存首先要达到"完全缓解"。年龄是 AML 最重要的预后因素之一，年龄越大对于化疗的耐受程度越差、治疗相关死亡率越高，同时化疗耐药机会也相对增加。

2. ALL　细胞遗传学异常已成为判断预后的重要参考因素，例如 *BCR-ABL* 和 *MLL* 重排阳性的患者预后较差，但酪氨酸激酶抑制剂的广泛应用已明显改善这一部分患者的预后。目前还发现许多具有重要意义的基因突变和异常表达，如 T-ALL 过度表达 *HOX11L2*、*ERG* 提示预后较差；而高表达 *TLX1*，低表达 *ERG*、*BAALG*，则提示预后较好。

3. CML　随着 TKI 的广泛应用大大改善了 CML 患者的预后，使其中位生存期延长至 20 年。预后相关因素包括：①初诊时预后风险积分（Sokal 1984 或 Hasford 1998 积分系统）；②疾病的分期；③治疗方式；④TKI 耐药。

4. CLL　预后与细胞遗传学密切相关，如单纯 13q- 的 CLL 患者最常见，且预后较好。染色体正常和 +12 患者预后中等，而伴 11q- 或 17p- 的患者预后差，尤其是 17p- 的患者预后最差。

二、药物治疗原则

(一)急性白血病

白血病患者的主要治疗手段包括化学治疗、造血干细胞移植、免疫治疗以及基因治疗,其中化学治疗是目前主要的治疗方式之一。化疗的总体原则为早治、联合、充分、间歇和分阶段。争取早期诊断的目的是为了尽早开始治疗,因为早期白血病细胞克隆较小、浸润较少,化疗效果较明显,相对的预后也较好。化疗主要分为以下几个阶段:

1. 诱导治疗 诱导治疗是控制病情的第一步,受诸多因素影响,如年龄、初诊时的肿瘤负荷、合并症等,主要目的是使患者迅速获得完全缓解(complete remission, CR)。CR 定义为白血病的症状和体征消失,外周血中性粒细胞绝对值 $\geq 1.5 \times 10^9$/L,PLT $\geq 100 \times 10^9$/L,白细胞分类中无白血病细胞,骨髓原粒细胞 $\leq 5\%$(M_3 的 CR 要求原粒 + 早幼粒细胞 $\leq 5\%$ 且无 Aure 小体,红细胞及巨核细胞系正常,且无髓外浸润)。理想的 CR 状态是白血病免疫学、细胞遗传学和分子生物学异常均消失。

(1)AML 患者常用诱导治疗方案(非急性早幼粒细胞白血病):见表5-2。

(2)ALL 患者常用诱导治疗方案:目前 ALL 标准诱导治疗方案主要包括长春碱类药物和糖皮质激素,加用蒽环类药物、CTX 和门冬酰胺酶(L-ASP)有助于提高缓解率并延长缓解期,故多药联合化疗已成为主流,但目前尚无统一的用药方案。费城染色体(Ph 染色体)阳性的 ALL(Ph+ -ALL)患者需早期应用联合酪氨酸激酶抑制剂(TKI)并监测 bcr/abl 融合基因表达水平。

(3)急性早幼粒细胞白血病(M_3)常用诱导治疗方案:根据疾病危险分层选择治疗方案,主要分为低危 / 中危组和高危组。当维 A 酸(ATRA)联合化疗作为一线治疗模式时,预后分层为①低危:WBC $< 10 \times 10^9$/L,PLT $\geq 40 \times 10^9$/L;②中危:WBC $< 10 \times 10^9$/L,PLT $< 40 \times 10^9$/L;③高危:WBC $\geq 10 \times 10^9$/L。当 ATRA 联合砷剂作为一线治疗模式时,预后分层为①低危:WBC $< 10 \times 10^9$/L;②高危:WBC $\geq 10 \times 10^9$/L;具体诱导治疗方案选择见表5-3。

表 5-2 AML 患者常用诱导治疗方案

化疗方案	用法用量
(一)年龄 < 60 岁的 AML 患者	
1. 常规诱导缓解方案	
标准剂量阿糖胞苷(Ara-C)+ 去甲氧柔红霉素(DNR)	标准剂量 Ara-C:100~200mg/($m^2 \cdot d$)× 7d

化疗方案	用法用量
标准剂量 Ara-C＋柔红霉素（IDA）	中大剂量 Ara-C：1.0~2.0g/m²，q12h.，d1/3/5 或 d1~5 HAD 方案中 Ara-C：100~200mg/（m²·d）×4d，1.0~2.0g/m²，q12h.，d5~7
2. 含中大剂量阿糖胞苷的诱导治疗方案 　中大剂量 Ara-C＋蒽环类 　含中剂量 Ara-C 的 HAD 方案	去甲氧柔红霉素：10~12mg/（m²·d）×3d 柔红霉素：45~90mg/（m²·d）×3d 阿克拉霉素：20mg/d×7d 高三尖杉酯碱：2.0~2.5mg/（m²·d）×3d 或 4mg/（m²·d）×3d
3. 其他诱导方案 　HAA：高三尖杉酯碱＋标准剂量 Ara-C＋阿克拉霉素 　HAD：高三尖杉酯碱＋标准剂量 Ara-C＋柔红霉素	
（二）年龄 60~75 岁的 AML 患者	
1. 适合接受强烈化疗	
（1）无预后不良因素	
A. 标准剂量化疗 标准剂量 Ara-C＋去甲氧柔红霉素／柔红霉素／米托蒽醌（1~2 个疗程） B. 低强度化疗 地西他滨 或小剂量化疗 ±G-CSF 或地西他滨联合小剂量化疗	米托蒽醌：6~8mg/（m²·d） 地西他滨：20mg/（m²·d），5~10 天 小剂量化疗包括： ①阿糖胞苷＋阿克拉霉素＋G-CSF ②阿糖胞苷＋高三尖杉酯碱＋G-CSF ③阿糖胞苷＋米托蒽醌＋G-CSF 小剂量 Ara-C：20mg，q12h.×10d
（2）具有预后不良因素 　A. 低强度化疗 　B. 标准剂量化疗	
2. 不适合接受标准剂量化疗 　A. 低强度化疗 　地西他滨 　或小剂量化疗 ±G-CSF 　或地西他滨联合小剂量化疗	

化疗方案	用法用量
或小剂量 Ara-C	
B. 标准剂量化疗	
(三)年龄＞75 岁的 AML 患者	
A. 低强度化疗	
B. 标准剂量化疗	

表 5-3 M₃ 患者常用诱导治疗方案

危险分层	诱导化疗方案	用法用量
1. 低/中危组	A. 全反式维 A 酸(ATRA)+砷剂(首选)	ATRA 25mg/(m² · d)联合亚砷酸 0.16mg/(kg · d)或复方黄黛片 60mg/(kg · d),直到完全缓解(CR),总计约 1 个月
	B. ATRA+ 砷剂 + 其他化疗方案(备选)	同上 同时联合蒽环类或者蒽醌类药物控制白细胞增高
	C. ATRA+ 其他化疗方案(不能耐受砷剂或无砷剂药品时)	ATRA 25mg/(m² · d)直到 CR,DNR 45mg/(m² · d)静脉注射或 IDA 8mg/(m² · d)静脉注射,d2、4、6
2. 高危组	A. ATRA+ 砷剂 + 化疗诱导	ATRA 25mg/(m² · d)联合亚砷酸 0.16mg/(kg · d)或复方黄黛片 60mg/(kg · d),直到 CR;DNR 45mg/(m² · d)静脉注射或 IDA 8mg/(m² · d)静脉注射,d1~3
	B. ATRA+ 砷剂 + 化疗诱导	ATRA 25mg/(m² · d),d1~36;亚砷酸 0.16mg/(kg · d),d9~36;IDA 6~12mg/(m² · d)静脉注射,d2、4、6、8

2. 缓解后治疗 该阶段治疗的主要目的是争取患者的长期无病生存和痊愈。传统的缓解治疗包括①巩固治疗:通常是原诱导方案(亦可根据患者情况选择其他方案)继续治疗 1~2 个疗程;②强化治疗:增加化疗药物剂量或增加化疗药物品种,部分患者需进行造血干细胞移植;③维持治疗:通常为小剂量的长期用药,目前尚存争议。

(1)AML 患者缓解后的治疗:以中大剂量阿糖胞苷为基础的化疗方案成为 65 岁以下,具有良好预后患者的标准巩固治疗方案。目前巩固治疗的方式有：①以中大剂量阿糖胞苷为基础的多疗程化疗；②自体造血干细胞移植；③异基因造血干细胞移植。

（2）M_3 患者缓解后的治疗：对于低/中危患者，可选择 ATRA、亚砷酸或复方黄黛片作为巩固治疗的主要药物，治疗疗程总计约 7 个月，维持治疗则可用可不用。对于高危 M_3 患者，巩固治疗主要选择阿糖胞苷联合高三尖杉酯碱或蒽环类药物（米托蒽醌、去甲氧柔红霉素或柔红霉素）治疗 3 个疗程。若第 3 次巩固化疗后未达分子学转阴，可加用柔红霉素及阿糖胞苷，必须达到分子学转阴后方可开始维持治疗。高危患者维持治疗方案如下：①使用 ATRA+ 砷剂 + 化疗诱导、化疗巩固、ATRA/砷剂交替维持治疗，可每 3 个月为 1 个周期，第 1 个月使用 ATRA 25mg/（$m^2 \cdot d$）× 14d，间歇 14 天；第 2 个月和第 3 个月亚砷酸 0.16mg/（$kg \cdot d$）或复方黄黛片 60mg/（$kg \cdot d$）× 14d，间歇 14 天，完成 8 个周期，总计约 2 年；② ATRA+ 砷剂 + 化疗诱导、ATRA+ 砷剂巩固、ATRA/6-MP/MTX 维持治疗，可每 3 个月为 1 个周期，ATRA 25mg/（$m^2 \cdot d$），第 1~14 天；6- 巯嘌呤（6-MP）50~90mg/（$m^2 \cdot d$），第 15~90 天；MTX 5~15mg/m^2，每周 1 次，共 11 次，共 8 个周期，总计约 2 年余。

（3）ALL 患者缓解后的治疗：缓解后强烈的巩固治疗可清除残存的白血病细胞、提高疗效，一般应给予多疗程的治疗，药物组合包括诱导治疗使用的药物（如长春碱类、蒽环类、糖皮质激素等）、HD-MTX、Ara-C、6-MP、门冬酰胺酶等。因此，缓解后治疗可以有 1~2 个疗程再诱导方案，2~4 个疗程 HD-MTX、Ara-C、门冬酰胺酶的方案。ALL 患者应注意维持治疗，其基本方案为：6-MP 60~75mg/m^2，每日 1 次，MTX 15~20mg/m^2，每周 1 次。

（二）慢性白血病

大部分慢性髓系白血病患者起病时为慢性期，初始治疗目标为控制异常增高的白细胞计数，缓解相关症状及体征。治疗的最终目标是争取达到血液学、细胞遗传学和分子生物学三个水平的缓解。CML 患者的主要治疗药物包括：BCR-ABL 酪氨酸酶抑制剂（tyrosine kinase inhibitor, TKI），例如伊马替尼、达沙替尼、尼洛替尼等，以及羟基脲、白消安、干扰素 α。

对于慢性淋巴细胞白血病，并非所有患者都需要治疗，当具备以下至少 1 项时方可开始治疗：①进行性骨髓衰竭，表现为血红蛋白和/或血小板进行性减少；②巨脾（如左肋缘下 > 6cm）或进行性或有症状的脾肿大；③巨块型淋巴结肿大（如最长直径 > 10cm）或进行性或有症状的淋巴结肿大；④进行性淋巴细胞增多，如 2 个月内淋巴细胞增多 > 50%，或淋巴细胞倍增时间（LDT）< 6 个月（当初始淋巴细胞 < 30×10^9/L，不能单凭 LDT 作为治疗指征）；⑤淋巴细胞计数 > 200×10^9/L，或存在白细胞瘀滞症状；⑥自身免疫性溶血性贫血和/或免疫性血小板减少症对皮质类固醇或其他标准治疗反应不佳；⑦至少存在下列一种疾病相关症状：a. 在以前6个月内无明显原因的体重下降≥10%；b. 严重疲乏；c. 无感染证据，体温＞38.0℃，≥2周；d. 无感染证据，夜间盗汗＞1个月；⑧参与临床试验。不符合上述治疗指征的患者，每2~6个月随访1次，随访内容包括临床症状及体征、肝/脾/淋巴结肿大情况和血常规等。CLL患者的一线治疗选择常根据FISH结果、年龄及身体适应性进行分层治疗，常用的药物包括：烷化剂（苯丁酸氮芥、环磷酰胺、苯达莫司汀）、氟达拉滨、利妥昔单抗等。

三、药学评估与监护要点

案例

患者，男性，41岁。身高170cm，体重62kg，体表面积1.75m^2。因"确诊急性淋巴细胞白血病1个月余"入院。既往无特殊病史，无家族遗传史，否认药物食物过敏史及不良生活习惯史。

患者2017年9月初起出现下肢多发散瘀斑瘀点，无压痛瘙痒，无寒战发热等不适，伴舌面多处紫癜，遂至当地医院门诊检查，血常规：WBC 203.57×10^9/L，HGB 110g/L，PLT 27.0×10^9/L。后就诊于我院，骨穿结果：急性白血病（ALL可能），全片幼稚细胞占61.5%；免疫分型：CD10、CD19阳性，为B淋系表达；BCR-ABL融合基因检测为阳性。9月18日起予VDCP方案化疗（环磷酰胺0.5g，d1~3；表柔比星80mg，d4；长春地辛4mg，d5/d12；地塞米松10mg，d4~8），同时辅以止吐护胃、利尿水化、补钙补钾、保肝、美司钠预防膀胱炎。9月23日起口服达沙替尼100mg，1次/d，靶向治疗。患者化疗后出现骨髓抑制，予对症治疗后好转，10月9日复查骨穿提示缓解（原幼细胞3%），10月11日行腰穿未见明显异常。现患者为进一步治疗入院。

患者入院后查体：体温36.5℃，胸骨无压痛，全身浅表淋巴结未及肿大，双肺呼吸音清，未闻及干湿啰音，腹部平坦，无压痛，肝脾肋下未及，双下肢不肿。血常规、血凝、尿常规、粪常规及生化全套未见明显异常。胸部CT平扫、腹部B超及心电图未见明显异常。

诊断：急性淋巴细胞白血病（B系，Ph+）。

入院后完善相关检查，排除化疗禁忌后接受阿糖胞苷＋培门冬酶＋地塞米松方案化疗，同时给予患者止吐、护胃、水化等辅助治疗，具体用药方案见表5-4。

（一）治疗方案评估

1. 患者评估

（1）男性，41岁，临床诊断为急性淋巴细胞白血病（B淋系，Ph+）。

（2）已接受VDCP方案诱导治疗，骨穿结果提示CR。

表5-4 治疗方案

给药剂量	给药剂量	给药方法	给药时间
5%葡萄糖注射液	500ml		
5%碳酸氢钠注射液	250ml	iv.drip q12h.	d1~d7
氯化钾注射液	1g		
0.9%氯化钠注射液	100ml		
注射用托烷司琼	5mg	iv.drip q.d.	d2~4
0.9%氯化钠注射液	500ml		
注射用阿糖胞苷	3.5g	iv.drip q12h.	d2~4
0.9%氯化钠注射液	100ml		
地塞米松注射液	5mg	iv.drip q12h.	d2~4
0.9%氯化钠注射液	100ml		
注射用泮托拉唑钠	80mg	iv.drip q.d.	d2~4
妥布霉素地塞米松滴眼液	1滴	滴双眼 q6h.	d2~4
培门冬酶注射液	3 750IU	i.m.(分3个部位肌内注射)	d5

（3）入院后相关辅助检查未见明显异常。

2. 治疗方案分析与选择 本例患者明确诊断为急性淋巴细胞白血病（Ph+），年龄41，经VDCP方案诱导化疗联合达沙替尼靶向药物治疗后骨髓结果显示疾病缓解（原幼细胞4%）。本次入院后完善相关检查，未见明显化疗禁忌，应给予患者巩固治疗。

ALL患者若诱导缓解后不给予巩固治疗，绝大多数患者将于数周至数月内复发，这种治疗需要在CR后不久即开始进行。目前强化巩固治疗的最佳方案仍无一致意见，多采用的是诱导治疗未使用过的大剂量各种药物联合使用，一般是以大剂量甲氨蝶呤或中高剂量阿糖胞苷为基础的多药联合化疗（包括糖皮质激素、长春碱类、L-Asp）。

本例患者诱导治疗的主要用药为环磷酰胺、表柔比星、长春地辛，目前疾病正处在缓解阶段且无明显化疗禁忌，选择中剂量阿糖胞苷＋培门冬酶＋地塞米松方案符合《中国成人急性淋巴细胞白血病诊断与治疗指南（2016年版）》推荐。

（二）药学监护要点

1. 药物治疗方案分析评价

（1）抗肿瘤治疗：本次抗肿瘤治疗选择阿糖胞苷（$2.0g/m^2$ iv.drip q12h.

d1~3)+培门冬酶(3 750IU i.m. d4)+地塞米松(5mg iv.drip q12h. d1~3)方案,方案及药物选择均符合上述指南推荐。该患者身高170cm,体重62kg,体表面积1.75m²,阿糖胞苷的给药剂量应为3 500mg,实际给药剂量为3 500mg,患者阿糖胞苷用药剂量合理。根据上述指南,培门冬酶用于治疗ALL,剂量为2 500IU/m²,培门冬酶的给药剂量应为4 375IU,而实际给药剂量为3 750IU,考虑到该药的规格(3 750IU/支)及价格,该剂量的使用也在情理之中。

（2）止吐、护胃治疗:根据《NCCN止吐治疗临床实践指南》(2017.V2),阿糖胞苷(＞2 000mg/m²)为中等风险致吐性化疗药物,呕吐发生率30%~90%。指南推荐止吐方案:5-HT₃受体拮抗剂+地塞米松±NK-1受体拮抗剂±奥氮平片,患者使用托烷司琼联合地塞米松(化疗方案中包含)预防性止吐,方案及药物合理。同时化疗方案中地塞米松使用剂量较大,因此,同时给予患者泮托拉唑预防胃肠道不适反应是合理的。

2. 培门冬酶治疗过程监护　培门冬酶应采用肌内注射给药。在单一部位注射给药量应少于2ml,如需要使用的体积超过2ml,则应在多个部位注射。使用过程中如果出现严重的急性过敏反应,则需立即停止使用,同时给予患者抗组胺药物、肾上腺素、氧气和静脉注射类固醇等救治措施。

3. 不良反应监护

（1）阿糖胞苷

1)眼部毒性:中大剂量阿糖胞苷可引起可逆的角膜毒性和出血性结膜炎,预防性局部应用类固醇滴眼液能预防或减轻相关眼部症状。

2)骨髓抑制:中大剂量阿糖胞苷可引起骨髓抑制,表现为白细胞减少、血小板减少以及血红蛋白的减少,减少的程度取决于剂量和疗程。使用期间密切监测患者血象,必要时给予造血生长因子支持治疗,同时应积极预防感染及出血的发生。

3)阿糖胞苷综合征:主要表现为发热、肌痛、骨痛,偶有胸痛、斑丘疹等不适,通常发生于用药后6~12小时,皮质类固醇可预防和治疗此综合征。

（2）培门冬酶

1)过敏反应:一般表现为荨麻疹、急性喉头水肿、支气管痉挛、血清病和过敏性休克,用药前后应密切监测呼吸、血压、心率及出入量,给药后严密观察3小时。抢救措施包括肾上腺素、糖皮质激素、抗组胺药物及吸氧。

2)凝血功能异常:表现为凝血酶原时间延长、部分凝血活酶生成时间延长、低纤维蛋白原血症等,用药后应常规检测凝血指标及纤维蛋白原定量。

3)急性胰腺炎:表现为剧烈的上腹部疼痛并伴恶心、呕吐、血和尿的淀粉酶升高等,少数可发生暴发型胰腺炎,用药后密切监测血、尿淀粉酶。

4. 患者教育

培门冬酶：

1）用药交代：用药期间低糖低脂饮食，避免暴饮暴食。从培门冬酶用药前3天开始控制饮食，选择清淡易消化的食物，延续至用药后2~4周。

2）注意事项：药物需要2~8℃冷藏，如果药物已经被冷冻结成冰则不可再使用。

第二节　淋　巴　瘤

一、概　　述

淋巴瘤（lymphoma）是一类起源于淋巴结和/或结外淋巴组织的、由淋巴细胞异常增生的恶性疾病。根据肿瘤的组织细胞特征和生物学行为，淋巴瘤可分为霍奇金淋巴瘤（Hodgkin's lymphoma，HL）和非霍奇金淋巴瘤（non-Hodgkin's lymphoma，NHL）两大类。

（一）流行病学

淋巴瘤的发病率在全球逐年升高，占恶性肿瘤的3%~4%。根据《中国肿瘤登记年报》公布的数据，2003—2013年，淋巴瘤的发病率约为5/10万，总体来说，我国淋巴瘤的发病率明显低于欧美各国及日本。不同亚型的淋巴瘤在不同地区的分布也有很大差异，例如HL在我国占淋巴瘤的8%~11%，而国外高达25%。美国滤泡性淋巴瘤约占NHL的30%，但在许多发展中国家相对较少见。

（二）高危因素

1. 感染　某些感染可能和某些类型淋巴瘤的发生密切相关，例如艾滋病病毒感染患者最常患淋巴瘤；EB病毒感染与霍奇金淋巴瘤、伯基特淋巴瘤和结外NK/T细胞淋巴瘤的发病密切相关；人类T淋巴细胞白血病病毒-1与成人T淋巴细胞淋巴瘤/白血病的发病相关；幽门螺杆菌是胃黏膜相关型淋巴瘤的可能病因。

2. 免疫功能异常　某些免疫性疾病与NHL的发生有关，例如实体器官移植患者发生淋巴增殖性疾病的概率在20%以上；类风湿关节炎患者患NHL的风险上升2倍；干燥综合征患者发生边缘区淋巴瘤的风险增加30~40倍以上。

3. 遗传因素　目前无明显证据显示淋巴瘤的发生有明显的遗传倾向和家族聚集性。

4. 物理、化学因素　放射线、杀虫剂、除草剂、染发剂、重金属、苯等因素可能与淋巴瘤的发生有关。

（三）类型和分期

1. 霍奇金淋巴瘤　根据 2008 年版世界卫生组织（WHO）关于淋巴造血组织肿瘤的分类，HL 分为结节性淋巴细胞为主型和经典型 HL 两大类型，其中结节性淋巴细胞型比较少见，约占 HL 的 5%。经典型 HL 可分为 4 种组织学亚型，即富于淋巴细胞的经典型、结节硬化型、混合细胞型和淋巴细胞消减型。

2. 非霍奇金淋巴瘤　2001 年 WHO 淋巴瘤分类在世界广泛应用，2008 年进行了第 4 次修订。新近 WHO 分类的主要原则仍然以形态学、免疫组化表型、遗传学、分子生物学特征及临床特点相互结合，具体分类见表 5-5。

表 5-5　2008 年 WHO 非霍奇金淋巴瘤分类（第 4 版）

前体细胞肿瘤	淋巴瘤样肉芽肿
母细胞性浆细胞样树突突细胞肿瘤	原发纵隔（胸腺）大 B 细胞淋巴瘤
B 淋巴母细胞白血病 / 淋巴瘤	血管内大 B 细胞淋巴瘤
T 淋巴母细胞白血病 / 淋巴瘤	ALK 阳性大 B 细胞淋巴瘤
成熟 B 细胞淋巴瘤	浆母细胞淋巴瘤
慢性淋巴细胞白血病 / 小淋巴细胞淋巴瘤	源于 HHV8 相关多中心性 Castleman 病的大 B 细胞淋巴瘤
B 细胞幼淋巴细胞白血病	原发渗出性淋巴瘤
脾脏 B 细胞边缘区淋巴瘤	Burkitt 淋巴瘤 / 白血病
毛细胞白血病	具有介于弥漫大 B 细胞淋巴瘤和 Burkitt 淋巴瘤特征的 B 细胞淋巴瘤，未分类型
脾脏 B 细胞淋巴瘤 / 白血病，无法分类	具有介于经典性霍奇金淋巴瘤和 Burkitt 淋巴瘤特征的 B 细胞淋巴瘤，未分类型
脾脏弥漫红髓小 B 细胞淋巴瘤	**成熟 T/NK 细胞淋巴瘤**
毛细胞白血病变异型	T 细胞前淋巴细胞白血病
淋巴浆细胞性淋巴瘤	T 细胞大颗粒淋巴细胞性白血病
重链病	慢性 NK 细胞淋巴细胞增生性疾病
浆细胞骨髓瘤	侵袭性 NK 细胞淋巴瘤
结外黏膜相关淋巴样组织边缘区淋巴瘤	儿童系统性 EB 病毒阳性 T 细胞淋巴增殖性疾病
结内边缘区淋巴瘤	牛痘水疱样淋巴瘤
儿童淋巴结边缘区淋巴瘤	成人 T 细胞白血病 / 淋巴瘤

滤泡性淋巴瘤	结外 NK/T 细胞淋巴瘤,鼻型
儿童滤泡性淋巴瘤	肠病相关性 T 细胞淋巴瘤
原发皮肤滤泡中心淋巴瘤	肝脾 T 细胞淋巴瘤
套细胞性淋巴瘤	皮下脂膜炎样 T 细胞淋巴瘤
弥漫大 B 细胞淋巴瘤,非特指性	蕈样肉芽肿
富于 T 细胞/组织细胞性大 B 细胞淋巴瘤	Sézary 综合征
原发中枢神经系统弥漫大 B 细胞淋巴瘤	原发皮肤 CD30 阳性 T 细胞淋巴增殖性疾病
原发皮肤弥漫大 B 细胞淋巴瘤,腿型	原发皮肤 γδT 细胞淋巴瘤
老年人 EBV 阳性的弥漫大 B 细胞淋巴瘤	外周 T 细胞淋巴瘤,非特指型
慢性炎症相关的弥漫大 B 细胞淋巴瘤	血管免疫母细胞性 T 细胞淋巴瘤
脓胸相关性淋巴瘤	间变大细胞性淋巴瘤,ALK(+)
慢性骨髓炎相关性淋巴瘤	间变大细胞性淋巴瘤,ALK(−)
植入物相关性淋巴瘤	

3. 分期　目前通用的描述霍奇金淋巴瘤和非霍奇金淋巴瘤的分期系统为 Ann Arbor 分期系统,见表 5-6。对于某些原发淋巴结外的 NHL,还有其专属的分期系统,例如皮肤 B 细胞淋巴瘤的 TNM 分期、原发胃肠道淋巴瘤的 Lugano 分期系统、淋巴母细胞淋巴瘤/白血病的 St.Jude 分期等。

表 5-6　Ann Arbor 分期系统

分期	特点
I	累及一个淋巴结区(I)或一个淋巴组织(I_E)
II	累及横膈同侧的两个或两个以上淋巴结区(II),或除此之外,并有同侧的局限性结外器官侵犯(II_E)
III	膈肌上下淋巴结区域均有侵犯(III),可伴有局限性结外器官侵犯(III_E)或伴有脾侵犯(III_S)或两者均受侵犯(III_{ES})
IV	弥漫性、播散性结外器官或淋巴组织器官侵犯,包括肝、骨髓和肺的侵犯,不论有无淋巴结侵犯

二、药物治疗原则

1. 霍奇金淋巴瘤的药物治疗　霍奇金淋巴瘤是对放疗和化疗高度敏感的肿瘤,当前的治疗可使 90% 的Ⅰ/Ⅱ期患者获得长期生存。对于Ⅲ/Ⅳ期患者在接受化疗后有 80%~95% 可获得完全缓解,55%~65% 可获得长期生存。因此,HL 患者的治疗目标是在保证疗效的前提下,尽可能降低治疗相关毒副作用,保证良好的生活质量,尽可能获得长期生存的机会。HL 患者的主要治疗手段为化疗,不论疾病分期,现阶段的治疗措施都以化疗作为首选。对于经典型 HL,目前《中国恶性淋巴瘤诊疗规范(2015 年版)》推荐 ABVD 方案(多柔比星、博来霉素、长春碱和达卡巴嗪)为一线首选方案,同时 Standford V 方案(多柔比星、长春碱、氮芥、依托泊苷、长春新碱、博来霉素和泼尼松)以及剂量增加 BEACOPP 方案(博来霉素、依托泊苷、多柔比星、环磷酰胺、长春新碱、丙卡巴肼和泼尼松)在国外也已广泛应用于临床。对于结节性淋巴细胞为主型 HL,由于初诊时Ⅰ/Ⅱ期患者占 75% 以上,且多累及一个淋巴结区,因此受累部位的放疗(involved-site radiotherapy, ISRT)为主要治疗手段。对于晚期复发患者可采用的化疗方案为 ABVD、CHOP(环磷酰胺、多柔比星、长春新碱和泼尼松)、CVP(环磷酰胺、长春碱和泼尼松)以及利妥昔单抗。

2. 非霍奇金淋巴瘤的药物治疗　NHL 是全身性疾病,因此化疗是首选治疗手段。对于部分结外病变淋巴瘤,例如早期原发胃肠道淋巴瘤、原发中枢神经系统淋巴瘤,可首选手术切除。NHL 的治疗应结合患者的身体状况、病变部位、经济情况等因素进行个体化治疗的方案设计。由于 NHL 的亚型较多,各亚型的生物学行为差别较大,因此治疗上存在差异。非霍奇金淋巴瘤患者常用化疗方案见表5-7。

表 5-7　非霍奇金淋巴瘤患者常用化疗方案

方案	药物	用法用量
CHOP	环磷酰胺	$750mg/m^2$,静脉注射,d1
	多柔比星	$50~60mg/m^2$,静脉注射,d1
	长春新碱	$1.4mg/m^2$,静脉注射,d1(最大剂量为 2mg)
	泼尼松	$60mg/m^2$,口服,d1~5
GDP	吉西他滨	$1\,000mg/m^2$,静脉注射,d1、d8
	顺铂	$75mg/m^2$,静脉注射,d1
	地塞米松	40mg,静脉注射,d1~4
DHAP	顺铂	$100mg/m^2$,静脉注射,d1

续表

方案	药物	用法用量
	阿糖胞苷	2 000mg/m², 静脉注射, d2
	地塞米松	40mg, 静脉注射, d1~4
EPOCH	依托泊苷	50mg/m², 持续静脉注射 (96h)
	长春新碱	0.4mg/m², 持续静脉注射 (96h)
	多柔比星	50mg/m², 持续静脉注射 (96h)
	环磷酰胺	750mg/m², 静脉注射, d5
	泼尼松	60mg/m², 口服, d1~5
ICE	异环磷酰胺	5 000mg/m², 持续静脉注射 (24h), d2
	卡铂	AUC=5 (最大剂量为 800mg), 静脉注射, d2
	依托泊苷	100mg/m², 静脉注射, d1~3
SMILE	甲氨蝶呤	2.0g/m², 持续静脉注射 (12h), d1
	异环磷酰胺	1.5g/m², 静脉注射, d2~4
	门冬酰胺酶	6 000IU/m², 静脉注射, d8~20, 隔日 1 次, 共计 7 次
	依托泊苷	100mg/m², 静脉注射, d2~4
	地塞米松	40mg, 静脉注射, d2~4
P-Gemox	培门冬酶	2 500IU/m², 肌内注射, d1
	吉西他滨	1 000mg/m², 静脉注射, d1、d8
	奥沙利铂	130mg/m², 静脉注射, d1
ESHAP	依托泊苷	60mg/m², 静脉注射 (1h), d1~4
	顺铂	25mg/m², 持续静脉注射, d1~4
	阿糖胞苷	2 000mg/m², 静脉注射 (2h), d5
	甲泼尼龙	500mg/m², 静脉注射 (15min), d1~4
R	利妥昔单抗	375mg/m², 静脉注射, 与化疗联合时, 通常在化疗开始前 1 天

三、药学评估与监护要点

案例

患者, 男性, 58 岁。身高 175cm, 体重 75kg, 体表面积 1.94m²。因"反复腹痛半个月余"入院。既往无特殊病史, 无家族遗传史, 否认药物食物过敏史及不良生活习惯史。

患者入院前半月,无明显诱因下出现左下腹阵发性绞痛,无呕吐、黑便,无发热、腹泻,在当地医院行增强 CT 提示多大淋巴结,遂行左腋窝下肿大淋巴结活检,结果示:(左侧腋窝)肿瘤细胞,CD3(-)、CD5(-)、CD20(++)、Pax-5(++)、CD23(-)、Ki-67(+)(70%)、Cyclin D1(-)、Bcl-6(-)、CD10(-)、MUMI(++),符合恶性淋巴瘤,弥漫大 B 细胞性,非生发中心亚型。PET-CT 结果示:全身多发肿大淋巴结,鼻咽部,两肺多发胸膜下小结节,右侧胸膜局部增厚,脾脏多发,T6 椎体右侧横突,均伴葡萄糖代谢增高,符合淋巴瘤表现;两侧蝶窦、左侧上颌窦炎;两肺大疱伴气肿;两下肺纤维增殖灶;两肾筋膜增厚;两侧少量胸腔积液,现为进一步诊治入院。患者自起病以来无发热、盗汗,精神食欲尚可,大小便正常,体重减轻约 7kg。

患者入院后查体:ECOG 评分 1 分,体温 36.8℃,胸骨无压痛,全身浅表淋巴结未及肿大,双肺呼吸音清,未闻及干湿啰音,腹部平坦,无压痛,肝脾肋下未及,双下肢不肿。血常规、生化全套(含 LDH)、乙型肝炎全套及胸部 CT 未见明显异常。

诊断:弥漫大 B 细胞淋巴瘤Ⅳ期 B 组,IPI 2 分。

入院后完善相关检查,排除化疗禁忌后接受 R-CHOP 方案化疗,具体用药方案见表 5-8。

表 5-8　治疗方案

给药剂量	给药剂量	给药方法	给药时间
0.9% 氯化钠注射液	500ml	iv.drip q.d.	d1~2
碳酸氢钠注射液	250ml		
0.9% 氯化钠注射液	250ml	iv.drip stat.(2h)	d1
利妥昔单抗注射液	100mg		
0.9% 氯化钠注射液	250ml	iv.drip stat.(6h)	d1
利妥昔单抗注射液	600mg		
0.9% 氯化钠注射液	100ml	iv.drip stat.(利妥昔单抗前)	d1
注射用甲泼尼龙琥珀酸钠	40mg		
对乙酰氨基酚缓释片	650mg	p.o. stat.(利妥昔单抗前)	d1
0.9% 氯化钠注射液	100ml	iv.drip stat.(化疗前)	d2
注射用托烷司琼	5mg		
0.9% 氯化钠注射液	100ml	iv.drip stat.(化疗前)	d2
地塞米松注射液	5mg		
0.9% 氯化钠注射液	500ml	iv.drip stat.	d2
注射用环磷酰胺	1.45g		

续表

给药剂量	给药剂量	给药方法	给药时间
0.9% 氯化钠注射液	100ml	iv.drip t.i.d.（CTX 0h、4h、8h）	d2
美司钠注射液	0.4g		
0.9% 氯化钠注射液	100ml	iv.drip stat.	d2
注射用盐酸表柔比星	97mg		
0.9% 氯化钠注射液	250ml	iv.drip stat.（多柔比星用药前 30min 给予一次）	d2
注射用右雷佐生	970mg		
0.9% 氯化钠注射液	100ml	iv.drip stat.	d2
注射用硫酸长春地辛	4mg		
泼尼松片	110mg	p.o. q.d.	d2~6

（一）治疗方案评估

1. 患者评估

（1）男性，58 岁，临床诊断为弥漫大 B 细胞淋巴瘤Ⅳ期 B 组，IPI 2 分。

（2）结合肿块的病理学检查以及免疫组化结果，明确诊断为弥漫性大 B 细胞淋巴瘤（diffuse large B cell lymphoma, DLBCL）（Non-GCB 型），PET-CT 结果显示已累及多个结外组织，同时结合患者起病后消瘦明显，因此分期为Ⅳ期 B 组，需接受全身系统性治疗。

（3）入院后相关辅助检查未见明显异常，提示患者不存在化疗禁忌。

2. 治疗方案分析与选择　本例患者明确诊断为弥漫大 B 细胞淋巴瘤Ⅳ期 B 组，年龄 58 岁，IPI 2 分，预后为中低危患者。本次入院后相关检查未见明显异常，应给予患者全身系统性治疗。

DLBCL 的治疗模式包括全身系统治疗（化疗、分子靶向治疗）和放疗等综合治疗。治疗策略主要根据患者年龄、IPI 评分以及分期进行相应调整。本例患者为Ⅳ期 DLBCL，预后为中低危，主要治疗策略为 6~8 周期化疗，目前 R-CHOP 方案是治疗 CD20(+)弥漫大 B 细胞淋巴瘤的首选方案，该方案由利妥昔单抗、环磷酰胺、多柔比星、长春碱类（长春新碱/长春地辛）以及泼尼松组成，每 21 天为一个周期。

（二）药学监护要点

1. 药物治疗方案分析评价

（1）抗肿瘤治疗：本次抗肿瘤治疗选择 R-CHOP 方案，该方案符合上述指南推荐。根据方案中各药物的推荐剂量，该患者应接受利妥昔单抗 727mg、环磷酰胺 1 455mg、表柔比星 97mg、长春地辛 4mg 以及泼尼松 110mg，d1~5，患者实际用药剂量符合上述指南推荐。

（2）预防性止吐：根据《NCCN 止吐治疗临床实践指南》（2017.V2），CTX（≤ 1 500mg/m²）为中等致吐性化疗药物，利妥昔单抗、表柔比星及长春地辛为低致吐药物，因此该方案为中等致吐化疗方案，其呕吐发生率 30%~90%。推荐止吐方案：5-HT₃ 受体拮抗剂 + 地塞米松 ± NK-1 受体拮抗剂 ± 劳拉西泮 ± H₂ 受体拮抗剂或质子泵抑制剂。患者采用托烷司琼 + 地塞米松预防性止吐，方案合理。

（3）化疗不良反应预防：环磷酰胺通过肾脏排泄，在泌尿系统特别是膀胱，其代谢产物异环磷酰胺 4- 羟基代谢物、丙烯醛可导致不良反应——出血性膀胱炎，表现为膀胱刺激症状、少尿、血尿及蛋白尿，美司钠可以与尿液中环磷酰胺及其代谢产物发生反应从而起保护作用。含蒽环类 / 蒽醌类药物可引起心脏毒性，在第一次使用时就可产生，随着多周期化疗后药物的蓄积效应，患者可出现心律失常、左心室功能不全等症状。减少蒽环类药物心脏毒性的方法除了化疗前充分评估患者心脏毒性的风险，适当调整用药剂量或方案，加强监测心功能外，大量的循证学证据表明右雷佐生是唯一可以有效地预防蒽环类药物所致心脏毒性的药物。

2. 不良反应监护

（1）利妥昔单抗：多数患者输注利妥昔单抗时会出现输液反应，一般表现为寒战、发热、恶心、瘙痒、皮疹、呼吸困难、一过性低血压等，严重输液反应通常出现在利妥昔单抗输注开始后的 30 分钟至 2 小时，预防性使用解热镇痛药、抗组胺药或糖皮质激素可降低输液反应的发生。该患者首次输注利妥昔单抗，在最初用药时应密切观察不良反应，输注过程中监测血压和脉搏。

（2）环磷酰胺：大剂量静脉滴注 CTX 时，可致出血性膀胱炎，表现为膀胱刺激症状、少尿、血尿和蛋白尿，系其代谢物丙烯醛刺激膀胱所致。因此，在化疗前需关注患者是否应用特异性尿路保护剂美司钠，同时应水化、碱化尿液、利尿。一旦发生出血性膀胱炎，需及时停药并积极水化。

（3）长春地辛：常引发外周神经系统毒性，表现为指（趾）尖麻木、四肢疼痛、肌肉震颤、腱反射消失等，多发生于用药后 6~8 周，往往与一次剂量或总剂量有关。长春新碱较长春碱神经系统毒性明显，长春地辛介于两者之间，一般停药后可自行恢复，目前尚无有效的预防药物，用药期间须关注患者相关症状。

（4）多柔比星：可引发心脏毒性。用药前评估患者心功能，每周期行心脏彩超及心电图检查；预防性使用右雷佐生保护心脏，需要注意对妊娠期妇女不推荐预防性使用右雷佐生，如监测过程中发现 LVEF < 60%，应停止使用蒽环类药物。

第三节 多发性骨髓瘤

一、概 述

(一)流行病学

多发性骨髓瘤(multiple myeloma, MM)是一种克隆性浆细胞异常增殖的恶性疾病,年发病率约(1.3~5)/10万,是在血液恶性肿瘤的发病率位居第2位的血液恶性肿瘤。男性多于女性,多发于老年,中位发病年龄57~63岁,目前仍无法治愈。

(二)高危因素

目前病因仍不清楚,可能与电离辐射、化学毒物、遗传倾向、长期抗原刺激和某些病毒感染有关。临床观察到患有慢性骨髓炎、胆囊炎、脓皮病等慢性炎症患者较易发生MM,动物实验证明慢性炎症的刺激可诱发腹腔浆细胞瘤。MM可能由多种染色体畸变及癌基因激活,但未发现特异性的标志性染色体异常。染色体畸变是否为MM发病的始动因素,尚待研究证实。

(三)类型和分期

依照异常增殖的免疫球蛋白类型分为IgG型、IgA型、IgD型、IgM型、IgE型、轻链型、双克隆型以及不分泌型。进一步可根据轻链类型分为κ型和λ型。MM的分期系统主要包括传统的Durie-Salmon(DS)分期系统和修订的国际分期体系(R-ISS)。DS分期主要根据患者的临床指标如血红蛋白、免疫球蛋白定量,骨质破坏程度,血钙水平以及肾功能得出,很长一段时间内在临床广泛应用,其缺陷在于骨质破坏数目往往取决于观察者。此外,骨质破坏难以和伪影相区别。ISS分期依赖于β_2微球蛋白以及白蛋白两个数据,可将患者分为三期,Ⅰ~Ⅲ期患者的生存时间依次为62个月、44个月和29个月。ISS分期在自体干细胞移植患者中也能很好地预测生存,相对于临床医师而言该分期简便易行。两种分期系统见表5-9和表5-10。

表5-9 Durie-Salmon(DS)分期系统

分期	分期标准
Ⅰ期	满足以下所有条件:
	1. 血红蛋白 > 100g/L
	2. 血清钙 ≤ 2.65mmol/L(11.5mg/dl)
	3. 骨骼X线片:骨骼结构正常或孤立性骨浆细胞瘤
	4. 血清或尿骨髓瘤蛋白产生率低:①IgG < 50g/L;②IgA < 30g/L;③本周蛋白 < 4g/24h

分期	分期标准
Ⅱ期	不符合Ⅰ期和Ⅲ期的所有患者
Ⅲ期	满足以下1个或多个条件： 1. 血红蛋白＜85g/L 2. 血清钙＞2.65mmol/L（11.5mg/dl） 3. 骨骼检查中溶骨病变大于3处 4. 血清或尿骨髓瘤蛋白产生率高：① IgG＞70g/L；② IgA＞50g/L；③本周蛋白＞12g/24h
亚型	
A亚型	肾功能正常［肌酐清除率＞40ml/min 或血清肌酐水平＜177μmol/L（2.0mg/dl）］
B亚型	肾功能正常［肌酐清除率≤40ml/min 或血清肌酐水平≥177μmol/L（2.0mg/dl）］

表 5-10　国际分期体系（ISS）及修订的国际分期体系（R-ISS）

分期	ISS的标准	R-ISS的标准
Ⅰ期	$β_2$-MG＜3.5mg/L 和白蛋白≥35g/L	ISSⅠ期和非细胞遗传学高危患者同时 LDH水平正常
Ⅱ期	不符合 ISSⅠ期和Ⅲ期的所有患者	不符合 R-ISSⅠ期和Ⅲ期的所有患者
Ⅲ期	$β_2$-MG≥5.5mg/L	ISSⅢ期同时细胞遗传学高危患者或者 LDH高于正常水平

（四）预后因素

多发性骨髓瘤的预后因素主要包括宿主因素、肿瘤特征和治疗方式及对治疗的反应三大类，单一因素并不足以决定预后。宿主因素中，年龄、体能状态和老年人身心健康评估（geriatric assessment，GA）评分可用于评估预后。肿瘤因素中，DS分期主要反映肿瘤负荷与临床进程；R-ISS主要用于预后判断。此外，Mayo骨髓瘤分层及风险调整治疗（mayo stratification of myeloma and risk-adapted therapy，mSMART）分层系统也较为广泛使用，以此提出基于危险分层的治疗。治疗反应的深度和微小残留病（MRD）对MM预后也有明显影响。

二、药物治疗原则

1. 初始治疗　多发性骨髓瘤的诊断确定后，是否需要立即治疗，尚应根据患者的具体病情决定。对于无症状骨髓瘤，暂不推荐治疗，高危无症状骨髓瘤可根据患者病情由医生进行综合考虑或进入临床试验。对于孤立性浆细胞瘤，无论骨型还是骨外型，首选对受累野进行放疗（≥45Gy），如有必要则进行手术治疗。有症状骨髓瘤的初始治疗主要包括化疗和自体造血干细胞移植，分为诱导治疗、自体造血干细胞移植以及巩固治疗，诱导治疗方案具体见表5-11。

表5-11 有症状骨髓瘤的初始诱导治疗方案

诱导治疗	治疗方案
A. 适于移植的患者	硼替佐米/地塞米松（VD）
	来那度胺/地塞米松（RD）
	来那度胺/硼替佐米/地塞米松（RVD）
	硼替佐米/多柔比星/地塞米松（PAD）
	硼替佐米/环磷酰胺/地塞米松（VCD）
	硼替佐米/沙利度胺/地塞米松（VTD）
	沙利度胺/多柔比星/地塞米松（TAD）
	沙利度胺/地塞米松（TD）
	沙利度胺/环磷酰胺/地塞米松（TCD）
	长春新碱/多柔比星/地塞米松（VAD）
B. 不适合移植的患者	除上述方案，尚可选以下方案：
	美法仑/醋酸泼尼松/硼替佐米（VMP）
	美法仑/醋酸泼尼松/沙利度胺（MPT）
	美法仑/醋酸泼尼松/来那度胺（MRP）
	美法仑/醋酸泼尼松（MP）

早期进行自体造血干细胞移植（ASCT）患者的无事件生存期更长，对于原发耐药者，ASCT可作为挽救治疗措施。患者若第1次移植后获得完全缓解（CR）或非常好的部分缓解（VGPR），可不考虑序贯第2次移植；若首次移植后未达VGPR，可序贯第2次移植，一般在首次移植后6个月内进行。为进一步提高疗效，强化疾病控制，对于ASCT后未获CR以上疗效者，可采用原诱导方案短期巩固治疗2~4个疗程。

MM的维持治疗可延长疗效持续时间以及无进展生存时间，可选用来那度胺、硼替佐米或沙利度胺单药，或联合糖皮质激素。而对于年轻、高危的患者可考虑异基因造血干细胞移植。

2. 复发MM的治疗 随着新药的广泛应用，MM患者的治疗效果越来越好，但部分患者最终仍将面临病情复发或进展。对于6个月以内复发的患者，可换用其他作用机制的药物联合方案；对于6~12个月复发的患者，首选换其他作用机制的药物联合方案，也可使用原药物治疗；对于12个月以上复发的患者,可使用原方案再治疗,也可换用其他作用机制的药物,常用治疗方案如下:①首选推荐临床试验;②伊沙佐米/来那度胺/地塞米松;③硼替佐米/来那度胺/沙利度胺;④条件合适者进行自体或异基因造血干细胞移植;⑤对于硼替佐米、来那度胺双耐药的患者,可以考虑地塞米松/环磷酰胺/依托泊苷/顺铂±硼替佐米、地塞米松/沙利度胺/顺铂/多柔比星/环磷酰胺/依托泊苷/±硼替佐米(沙利度胺可用来那度胺代替)。

三、药学评估与监护要点

案例

患者,女性,64岁。身高154cm,体重55kg,体表面积1.55m^2。因"左下肢疼痛7个月,伴腰酸2个月"入院。既往无特殊病史,无家族遗传史,否认药物食物过敏史及不良生活习惯史。

患者7个月前出现腰背部酸痛不适,时有活动受限,以后外侧为重,伴有麻木不适,于外院保守治疗后症状缓解。近2个月来出现腰背部酸痛不适,就诊于我院骨科,腰椎MRI结果显示:① T12、L1、L5椎体新鲜压缩性骨折;② L2~4椎间盘膨出并L2~3椎间盘HIZ;L4~S1椎间盘突出并L4~S1双侧神经根受压;腰椎椎管狭窄;③腰椎关节退行性变并骨质疏松、多发椎体、双侧髂骨骨髓水肿。门诊血常规:血红蛋白100g/L。生化:总蛋白100.5g/L,球蛋白64.9g/L,白蛋白/球蛋白0.5。后至血液科门诊,骨髓活检:符合浆细胞瘤(瘤细胞占比约90%)。免疫病理:瘤细胞CD38(+),CD138(+),MUM1(+),CD19(−),CD3(+),CD56(−),CD117(−),kappa(−),lamda(+),Ki-67(10%),Cyclin D1(−),BCL2(+),BCL6(−),C-MYC(20%),CD20(−),刚果红染色(+)。浆细胞免疫分型:分析3.2%的浆细胞群体,kappa(−),lamda(+),CD19(−),CD56(−),CD117(−),CD138(+),CD137L(−),CD38(++),CD81(+),CD45(−),为单克隆浆细胞,符合MM表型。MM全套示:发现Ig-Gλ型M蛋白;M蛋白44.4%(定量44.62g/L)。现患者为进一步诊治收住血液内科,病程中,患者精神可,食欲睡眠可,小便如常,偶有便秘,近期体重无明显改变。

患者入院后查体:体温37.0℃,神志清,精神可,贫血貌,双肺呼吸音清,未闻及干湿性啰音,律齐,各瓣膜听诊区未闻及杂音及心包摩擦音。腹软,无压痛及反跳痛,双下肢无水肿。

诊断:多发性骨髓瘤IgGλ型(DS分期Ⅱ期,ISS分期Ⅰ期,R-ISS分期Ⅰ期)。

入院后完善相关检查,血常规:血红蛋白89g/L;生化:钙2.33mmol/L,球蛋白60.2g/L,总蛋白95.2g/L。尿λ链:2 670mg/dl。体液免疫:λ-轻链3 050mg/dl,IgG 44.20g/L,IgG$_1$ 40.30g/L。β$_2$微球蛋白:2.69mg/L。排除化疗禁忌后接受PAD方案化疗,主要用药方案见表5-12。

表 5-12　治疗方案

给药剂量	给药剂量	给药方法	给药时间
注射用硼替佐米	2mg	i.h. s.t.	d1、d4、d8、d11
0.9%氯化钠注射液	100ml	iv.drip q.d.	d1~4
注射用盐酸多柔比星	15mg		
0.9%氯化钠注射液	250ml	iv.drip q.d.（多柔比星前	d1~4
注射用右雷佐生	150mg	30min）	
地塞米松注射液	20mg	iv.drip q.d.	d1~2、d4~5、d8~9、d11~12
0.9%氯化钠注射液	100ml	iv.drip q.d.（化疗前）	d1~4
注射用托烷司琼	5mg		

（一）治疗方案评估

1. 患者评估

（1）女性，64岁，临床诊断为多发性骨髓瘤 IgGλ 型。

（2）患者入院后完善相关检查，评估脏器功能（肾功能）后 DS 分期Ⅱ期，ISS/R-ISS 分期为Ⅰ期。

（3）患者存在骨痛症状，属于有症状的 MM，且年龄≤65岁，初始治疗应采取化疗及自体造血干细胞移植。

2. 治疗方案分析与选择　本例患者明确诊断为多发性骨髓瘤，年龄64岁，为初治 MM 患者，分期较早，初始治疗应给予患者化疗，初始治疗后可选择自体造血干细胞改善预后。

PAD 方案目前是《NCCN 多发性骨髓瘤临床实践指南》中多发性骨髓瘤自体移植意向患者初始治疗的一线推荐方案，该方案的特点是起效快，不影响自体造血干细胞的动员和采集，对肾脏影响小，可用于肾衰竭患者。临床试验结果显示，以硼替佐米为基础的多药联合方案总有效率在80%~90%，其中约30%的患者可以获得 CR。本例患者年龄小于65岁，一般情况较好，后期拟行自体造血干细胞移植，此次选择 PAD 方案作为初始诱导方案合理。

（二）药学监护要点

1. 药物治疗方案分析评价

（1）抗肿瘤治疗：本次抗肿瘤治疗选择 PAD 方案，该方案为《NCCN 多发性骨髓瘤临床实践指南》Ⅰ类推荐方案。根据方案中各药物的推荐剂量（硼替佐米 $1.3mg/m^2$，多柔比星 $9mg/m^2$，地塞米松 20~40mg/d），该患者接受硼替佐米 2mg、多柔比星 15mg、地塞米松 20mg，其用药剂量符合上述指南推荐。

（2）预防性止吐：根据《NCCN 止吐治疗临床实践指南》（2017.V2），该方案为中等致吐化疗方案，其呕吐发生率30%~90%。推荐止吐方案：5-HT$_3$受体拮抗剂＋地塞米松±NK-1受体拮抗剂±劳拉西泮±H$_2$受体拮抗剂或质子泵抑制剂。患者化疗方案中包括糖皮质激素，同时联合托烷司琼预防性止吐，方案合理。

2. 不良反应监护

（1）骨髓抑制：硼替佐米可引起血小板减少，大多出现在每疗程的第11天或第14~15天。血小板减少的发生率为43%，但4度血小板减少的发生率为3%，此时需要暂停硼替佐米的使用。对于血小板基线小于70×10^9/L的患者，4度血小板减少的发生率高达16%，因此对于此类患者在治疗过程中应加强监测，必要时给予患者TPO、IL-11或血小板输注。

（2）周围神经病变：硼替佐米诱导的周围神经病变大多是感觉性的，足部较手部更多见，主要表现为感觉异常、麻木、迟钝、烧灼感或伴有疼痛，少数患者可表现为运动障碍。国外相关临床试验结果显示，周围神经病变发生率为35%左右，其中1~2级为22%，3级为13%，4级为0.4%。不良反应的发生与剂量有关，1.0mg/m^{2}组患者的发生率明显低于1.3mg/m^{2}组。

硼替佐米诱导的周围神经病变目前尚无有效治疗药物，临床常使用的神经营养药、维生素、非甾体抗炎药等仅能缓解部分症状，不能控制病变的进展。唯一有效的手段是调整用药剂量，当发生3级病变时需暂停用药，当反应降低至1级时方可考虑再次使用，发生4级病变时需要永久停药。

（3）心脏毒性：蒽环类药物引起的心脏毒性可分为急性、慢性和迟发性，其中慢性和迟发性心脏毒性与其累积剂量呈正相关。因此，在患者使用蒽环类药物前，应询问患者既往是否使用过该类药物、累积剂量多少、既往病史等问题，用以评估患者心功能状态。在用药期间应密切监测心电图、左室射血分数以及一些生物标记物如心肌肌钙蛋白及脑钠肽。

（夏　凡　付　强）

第六章 泌尿生殖系统肿瘤

第一节 卵 巢 癌

一、概 述

(一)流行病学

卵巢癌是发达国家第二常见的妇科恶性肿瘤,在女性中的发病率为9.4/10万,死亡率为5.1/10万。在发展中国家,卵巢癌是第三常见的妇科恶性肿瘤,发病率为5.0/10万,死亡率为3.1/10万。

(二)高危因素

卵巢癌的发病率随年龄增长而升高。怀孕或初产较年轻(25岁及以下年龄)、使用口服避孕药和/或母乳喂养可以使患卵巢癌危险下降30%~60%。相反,未产妇或初产年龄较大者(大于35岁)患卵巢癌的风险上升。月经初潮较早(12岁以前)及绝经晚(52岁以后)似乎与上皮性卵巢癌(epithelial ovarian carcinoma,EOC)风险增加有关。有数据提示激素治疗和盆腔炎可能会使卵巢癌的罹患风险增加。吸烟史似乎会增加黏液性卵巢癌的风险,但不增加其他类型EOC的风险。一些资料表明,涂料、焊接及其他化学物质职业性暴露与输卵管癌的风险增加相关。

遗传因素与卵巢癌的发生有关。现已发现数个卵巢癌易感基因,主要是*BRCA1*和*BRCA2*,另外*BRIP1*、*RAD51C*、*RAD51D*及错配修复基因也起到一定作用。据估计,基因突变在卵巢癌病例中的占比高达1/4。有研究显示,*BRCA1*和*BRCA2*突变携带者罹患卵巢癌的累积风险分别是35%~46%和13%~23%。*BRIP1*、*RAD51C*、*RAD51D*、*PALB2*和*BARD1*突变在卵巢癌女性中比在一般人群中更常见。对于高危女性人群(存在*BRCA1*或*BRCA2*基因突变),预防性双侧输卵管卵巢切除可使罹患乳腺癌、卵巢癌、输卵管癌和原发性腹膜癌的风险下降。输卵管结扎术、子宫切除术亦可降低卵巢癌发病风险。

(三)类型和分期

卵巢起源于3种胚胎组织,即生殖细胞、间质细胞以及上皮细胞。上述

3 种组织中的任何一种均可形成肿瘤,这些起源不同的肿瘤生物学行为各异,治疗方法也不相同。在卵巢恶性肿瘤中,95% 来源于上皮细胞。EOC 最常见的组织学亚型是浆液性癌(占上皮癌的 75%),其他组织学类型包括子宫内膜样癌、透明细胞癌、黏液癌、Brenner 肿瘤以及未分化肿瘤。EOC 根据组织分化程度分为:G_1(高分化)、G_2(中分化)、G_3(低分化)。因为组织学和临床行为的相似性,EOC 被认为与输卵管及腹膜浆液性癌密切相关。国际妇产科联盟(International Federation of Gynecology and Obstetrics, FIGO)分期系统将卵巢癌、输卵管癌和腹膜癌归为一类。

卵巢癌的临床表现可以呈急性或亚急性。急性起病患者通常为晚期患者,临床表现包括恶性胸腔积液引起的呼吸急促,肠梗阻所致的严重恶心、呕吐,以及静脉血栓栓塞等。早期或晚期卵巢癌女性患者都可能呈亚急性表现,如附件肿块、盆腔或腹部疼痛、腹胀、进食困难或进食后很快出现饱腹感以及尿路刺激症状等。如果患者出现上述症状且发现附件肿块,应进一步评估以排除恶性肿瘤,包括询问病史、体格检查、进一步的影像学检查,以及肿瘤标志物检查,包括 CA125、HE4、AFP 和 β-HCG。对于影像学提示病变较局限,体能状态较好的患者,进行手术探查,应尽可能避免采用细针穿刺(FNA)获得诊断,以免囊肿破裂而使恶性细胞播散至腹腔;对于不宜通过外科操作诊断,例如影像学提示病变范围大(肝或肺转移、肝门区病灶或大量腹水)和 / 或日常体能状态较差而不适合初始进行积极手术减瘤的患者,可行腹腔穿刺术、胸腔穿刺术或影像学引导的活检术。

根据 FIGO(2014)/TNM 联合分期系统对卵巢癌、输卵管癌和腹膜癌进行疾病分期,详见表 6-1。

表 6-1　卵巢癌、输卵管癌和腹膜癌分期[FIGO(2014)/TNM 联合分期系统]

原发肿瘤(T)		
TNM 分期	FIGO 分期	定义
T_x		原发肿瘤无法评估
T_0		无原发肿瘤证据
T_1	I	肿瘤局限于卵巢或输卵管
T_{1a}	I A	肿瘤局限于一侧卵巢(包膜完整)或输卵管;卵巢或输卵管表面无肿瘤;腹水或腹腔冲洗中无恶性细胞
T_{1b}	I B	肿瘤局限于双侧卵巢(包膜完整)或双侧输卵管;卵巢或输卵管表面无肿瘤;腹水或腹腔冲洗中无恶性细胞
T_{1c}	I C	肿瘤局限于单侧或双侧卵巢或输卵管,并伴有下列任何一项:

续表

TNM 分期	FIGO 分期	定义
	IC_1	手术导致肿瘤破裂
	IC_2	术前肿瘤包膜破裂,或者卵巢或输卵管表面出现肿瘤
	IC_3	腹水或腹腔冲洗液中发现肿瘤细胞
T_2	II	肿瘤累及一侧或双侧卵巢或输卵管,伴有盆腔蔓延(在骨盆缘以下)或腹膜癌
T_{2a}	IIA	肿瘤蔓延至和/或种植于子宫和/或输卵管和/或卵巢
T_{2b}	IIB	肿瘤蔓延至其他盆腔内组织
T_3	III	肿瘤累及一侧或双侧卵巢或输卵管,或腹膜癌,伴有细胞学或组织学证实的盆腔外腹膜转移,和/或转移至腹膜后淋巴结
T_{3a}	IIIA	腹膜后淋巴结转移,和/或骨盆外腹膜的微转移
	$IIIA_1$	仅有腹膜后淋巴结阳性(细胞学或组织学证实)
	$IIIA1_{(i)}$	转移灶最大径 $\leqslant$ 10mm
	$IIIA1_{(ii)}$	转移灶最大径 > 10mm
	$IIIA_2$	累及骨盆外(骨盆缘之上)的腹膜微小转移,伴有或不伴有腹膜后淋巴结阳性
T_{3b}	IIIB	骨盆缘外累及腹膜的大块转移,最大直径 $\leqslant$ 2cm,伴有或不伴有腹膜后淋巴结阳性
T_{3c}	IIIC	骨盆缘外累及腹膜的大块转移,最大直径 > 2cm,伴有或不伴有腹膜后淋巴结阳性(包括肿瘤蔓延至肝包膜和脾,但未转移到脏器实质)

	区域淋巴结(N)	
TNM 分期	FIGO 分期	定义
N_x		区域淋巴结无法评估
N_0		没有区域淋巴结转移
N_1	III	区域淋巴结转移

	远处转移(M)	
TNM 分期	FIGO 分期	定义
M_0		没有远处转移
M_1	IV	有远处转移(不包括腹膜转移)
	IVA	胸腔积液的细胞学阳性

续表

TNM 分期	FIGO 分期	定义		
	ⅣB	脏器实质转移和转移到腹腔外器官（包括腹股沟淋巴结和腹腔外淋巴结）		
解剖分期或预后分组				
Ⅰ	T_1	N_0		M_0
ⅠA	T_{1a}	N_0		M_0
ⅠB	T_{1b}	N_0		M_0
ⅠC	T_{1c}	N_0		M_0
Ⅱ	T_2	N_0		M_0
ⅡA	T_{2a}	N_0		M_0
ⅡB	T_{2b}	N_0		M_0
ⅡC	T_{2c}	N_0		M_0
Ⅲ	T_3	N_0 或 N_1		M_0
ⅢA	T_{3a}	N_0		M_0
ⅢB	$\leqslant T_{3a}$	N_1		
ⅢC	T_{3b}	N_0 或 N_1		M_0
	T_{3c}	N_0 或 N_1		M_0
Ⅳ	任何 T	任何 N		M_1

（四）预后因素

患者的初治年龄＜40岁、FIGO分期为肿瘤早期、肿瘤组织高分化、减瘤术后无残留癌、术后规范化疗（化疗疗程＞6次）是卵巢癌预后良好的独立因素。

二、上皮性卵巢癌

（一）治疗原则

手术和术后化疗是大部分上皮性卵巢癌（EOC）、输卵管癌及腹膜癌患者的治疗思路。手术是为了获取肿瘤组织以确诊并进行疾病分期，以及尝试最大程度地减轻肿瘤负荷。EOC的标准分期操作包括筋膜外全子宫切除和双附件切除，以及盆腔、腹主动脉旁淋巴结清扫，同时应对盆腔冲洗液和膈下腹膜面进行细胞学检查，并进行网膜切除术，有明显的转移灶时应进行减瘤术，包括肠切除或肝部分切除。对于希望保留生育功能的年轻患者，如果是ⅠA期或肿瘤局限于单侧卵巢或输卵管的ⅠC期,和/或早期低度浸润性肿瘤,可保留子宫和健侧附件,进行单侧附件切除术。

肿瘤局限于卵巢(Ⅰ期)或超出卵巢但局限于盆腔(Ⅱ期)的患者,初始治疗采用最大限度的减瘤操作。对于肿瘤局限于卵巢(ⅠA或ⅠB期)和/或高分化的EOC患者,单纯手术治疗即可达到良好预后,生存率至少达到90%;对于所有其他Ⅰ期或Ⅱ期的患者,推荐手术后进行化疗。肿瘤已扩散至整个腹膜腔或侵及主动脉旁淋巴结或腹股沟淋巴结(Ⅲ期),或肿瘤已扩散至更远的部位(Ⅳ期)的患者,标准治疗是减瘤术后行全身性化疗。对于尚未排除卵巢外原发性肿瘤,或因严重的共存疾病、严重营养不良和大量腹水而不适合手术的疑似卵巢癌患者,以及由于肿瘤巨大而不能进行初始减瘤术的患者,可通过组织活检或细胞学检查(例如来自腹膜种植灶或腹水)确定卵巢癌诊断,随后给予新辅助化疗。新辅助化疗的一个潜在优点是可以避免对化疗抵抗的患者进行激进性手术,因为这些患者无论采用何种治疗,其预后均差。

(二)化疗方案

1. 初始减瘤术后的辅助化疗　对于已手术切除的ⅠA或ⅠB期,和/或高分化的EOC患者,推荐单纯观察随访而不使用辅助治疗;对于具有高危病变,即ⅠC或Ⅱ期肿瘤、低分化或任何分期的透明细胞癌患者,推荐使用术后辅助化疗;对于中分化肿瘤患者,若未合并其他危险因素,可进行观察随访,若合并有其他高危因素,可使用术后辅助化疗。术后化疗时机通常为初始减瘤手术后21~35日。静脉化疗是首选方式。基于在晚期卵巢癌患者中的有效性数据,紫杉醇联合卡铂被推荐为首选辅助化疗方案,对于不能耐受联合化疗的患者,卡铂单药亦可采用。辅助化疗疗程至少3个周期,后续评估患者对治疗的耐受性,如果化疗毒性极小,则可以继续化疗,总共最多6个周期。

对于进行了最佳减瘤术(手术后残余肿瘤直径小于1cm)的Ⅲ期EOC患者,以顺铂联合紫杉醇方案进行静脉/腹腔灌注化疗(i.v./i.p.),相比单纯静脉化疗更具有生存优势。对于不能耐受腹腔灌注化疗的患者,可将静脉化疗作为替代方案。辅助化疗疗程6~8个周期。

对于肿瘤晚期患者(Ⅳ期疾病,或减瘤术后残余肿瘤直径大于1cm),由于药物对肿瘤组织的渗透有限,不适合进行腹腔灌注化疗,应进行静脉化疗。化疗方案为顺铂(或卡铂)联合紫杉醇(或多西他赛),化疗周期数为6~8周期。对于透明细胞癌或黏液癌的患者,使用标准剂量静脉化疗;对于其他组织学类型的卵巢癌,可使用剂量密集型化疗方案。

2. 初始治疗后的维持治疗　初始治疗后临床完全缓解的晚期患者(Ⅱ～Ⅳ期),其维持治疗可选择观察随访、参加临床试验或追加化疗。维持化疗方案包括单药紫杉醇、贝伐珠单抗和培唑帕尼。贝伐珠单抗在晚期卵巢癌中的应用数据主要来自两项Ⅲ期随机试验(GOG 0218 与 ICON7)。GOG 0218 与 ICON7 试验结果显示,相对于卡铂 + 紫杉醇,在卡铂 + 紫杉醇基础上再联合贝伐珠单抗用于一线治疗及后续维持治疗,患者中位 PFS 分别增加 3.8 个月及 2.4 个月,但 OS 延长和 / 或生活质量改善未获得统计学差异。培唑帕尼作为晚期卵巢癌维持治疗的数据源于 2013 年公布的一项Ⅲ期试验。该试验显示使用培唑帕尼治疗的患者 PFS 延长 5.6 个月,但 OS 没有增加,并且使用培唑帕尼的患者 3 级或 4 级高血压发生率更高。除上述药物以外,美国 FDA 批准可将多腺苷二磷酸核糖多聚酶(poly-ADP-ribose polymerase, PARP)抑制剂尼拉帕尼和奥拉帕利作为维持治疗的替代药物。

3. 肿瘤复发患者的化疗　肿瘤复发患者的治疗,根据以铂类为基础的化疗结束到肿瘤复发的时间间隔(platinum-free interval, PFI)进行分层。PFI 达到 6 个月以上的患者被认为是"铂类敏感"的病例。PFI 小于 6 个月的患者为"铂类耐药"病例。在以铂类为基础的一线治疗期间疾病进展的患者为"铂类难治性"病例。

对于铂类敏感型复发患者,二线方案仍将铂类为基础的联合化疗作为首选,包括卡铂 + 紫杉醇 ± 贝伐珠单抗、卡铂 + 聚乙二醇脂质体多柔比星(PLD)、卡铂 + 紫杉醇周疗、卡铂 + 多西他赛、卡铂 + 吉西他滨 ± 贝伐珠单抗、顺铂 + 吉西他滨。如果患者不能耐受联合化疗,首选的单药为卡铂、顺铂、口服依托泊苷、吉西他滨、托泊替康等。

"铂类耐药"或"铂类难治性"患者的后续治疗选择包括临床试验、化疗和 / 或最佳支持治疗。若行化疗,首选非铂类单药,包括紫杉醇周疗、多西他赛、口服依托泊苷、吉西他滨、PLD、托泊替康。其他可能有效的药物包括六甲蜜胺、卡培他滨、环磷酰胺、多柔比星、异环磷酰胺、伊立替康、美法仑、奥沙利铂、白蛋白结合型紫杉醇、培美曲塞和长春瑞滨。"铂类耐药"的复发患者亦可采用单药化疗联合贝伐珠单抗,如紫杉醇周疗 + 贝伐珠单抗、PLD+ 贝伐珠单抗、托泊替康 + 贝伐珠单抗。对于不能耐受细胞毒化疗的患者,内分泌治疗是一种替代选择。常用内分泌治疗药物包括他莫昔芬、芳香酶抑制药(如依西美坦、阿那曲唑、来曲唑)、醋酸亮丙瑞林或醋酸甲地孕酮。

对于 *BRCA* 基因突变相关的晚期卵巢癌患者,美国 FDA 批准将 PARP 抑制剂鲁卡帕尼用于既往至少接受过两线治疗后疾病仍然进展的患者,奥拉帕利则用于既往至少接受过三线治疗后疾病仍然进展的患者。

4. 新辅助化疗　现有研究数据表明,新辅助化疗可减少围手术期并发症和患者围手术期死亡率,增加完全性肿瘤切除的可能性;但与标准手术加术后辅助化疗相比,新辅助化疗并没有改善患者的生存情况。对于巨块型Ⅲ～Ⅳ期病变,且不适合直接手术的患者,可考虑采用卡铂 + 紫杉醇进行新辅助化疗。在给予新辅助化疗前应由妇科肿瘤医生对患者进行综合评估,同时应通过细针穿刺活检或组织活检或细胞学检查明确病理学诊断;如果有组织学上的疑问,应进一步采用粗针穿刺活检,或使用微创技术取得活检组织。

三、少见病理组织学类型的卵巢肿瘤

来源于其他类型卵巢细胞的恶性肿瘤,包括恶性生殖细胞肿瘤、恶性性索间质瘤、癌肉瘤(恶性混合性苗勒瘤)、低度恶性潜能肿瘤(交界性上皮性卵巢肿瘤)。这些肿瘤的生物学行为不同于上皮性卵巢癌,很多患者症状出现较早,且局限于一侧卵巢,部分患者适合接受保留生育功能的手术。

(一)恶性生殖细胞瘤

恶性生殖细胞瘤包括无性细胞瘤、未成熟畸胎瘤、胚胎瘤、内胚窦(卵黄囊)瘤。恶性生殖细胞瘤好发于年轻女性,诊断时多为Ⅰ期,预后较好,经过规范治疗后,5年生存率超过85%。

对于希望保留生育能力的患者,无论分期如何,都可以进行保留生育能力的手术。对于不需要保留生育功能的患者,应进行全面的分期手术。恶性生殖细胞瘤分期系统与EOC相同。在全面的分期术后,Ⅰ期无性细胞瘤、Ⅰ期G_1未成熟畸胎瘤患者仅需观察随访;Ⅱ~Ⅳ期无性细胞瘤、Ⅰ期G_2~G_3或者Ⅱ~Ⅳ期未成熟畸胎瘤、任何分期的胚胎瘤及内胚窦瘤患者需进行3~4个周期的博来霉素+依托泊苷+顺铂(BEP)化疗。对经选择的ⅠB到Ⅲ期无性细胞瘤患者,减少其化疗毒性反应非常必要,可以使用3个周期的依托泊苷+卡铂化疗。

手术和化疗后影像学检查发现仍有残留肿瘤,但AFP和β-HCG水平正常的患者,可以再次手术切除肿瘤或选择观察随访。一线化疗后确定有残余病灶以及AFP和/或β-HCG水平持续升高的患者,推荐采用TIP(紫杉醇+异环磷酰胺+顺铂)方案或大剂量化疗。对已经应用多种化疗方案后仍有肿瘤残留或复发、没有治愈性手段可用的患者,可采用TIP、VAC(长春新碱+放线菌素D+环磷酰胺)、VIP(依托泊苷+异环磷酰胺+顺铂)、顺铂+依托泊苷、多西他赛+卡铂、紫杉醇+卡铂、紫杉醇+吉西他滨、紫杉醇+异环磷酰胺、多西他赛、紫杉醇、大剂量化疗、放疗或仅给予支持治疗。

(二)卵巢性索间质肿瘤

卵巢性索间质肿瘤是一组具有异质性的良性或恶性肿瘤,起源于可产生特定性腺间质(包围卵母细胞)的分裂细胞群,这些特定性腺间质包括颗粒细胞、卵泡膜细胞、支持细胞、间质细胞和成纤维细胞。

恶性卵巢性索间质肿瘤很罕见,仅占全部原发性卵巢肿瘤的1.2%,通常预后较好。可进一步分为几种组织学亚型,包括颗粒细胞瘤、卵泡膜细胞瘤,以及支持-间质细胞瘤,其中颗粒细胞瘤是最常见的亚型。

恶性卵巢性索间质肿瘤通过手术进行分期,分期系统与卵巢癌、输卵管癌和腹膜癌相同。完全分期手术包括腹式全子宫切除术和双附件切除术。由于性索间质肿瘤罕有淋巴结转移,为避免盆腔和腹主动脉旁淋巴结切除清扫导致淋巴水肿对患者生存质量的影响,手术医师应首先对淋巴结进行触诊,对存在淋巴结肿大的患者,方进行淋巴结切除清扫。希望保留生育功能的ⅠA或ⅠC期的患者,可行保留生育功能的全面分期手术。具有高危因素的Ⅰ期患者(肿瘤破裂、ⅠC期、肿瘤分化差、肿瘤直径大于10cm),术后可选择观察、放疗或铂类为基础的化疗;对Ⅱ到Ⅳ期患者,术后可针对局限性病灶给予放疗,或采用铂类为基础的化疗(首选BEP或紫杉醇+卡铂方案)。

(三)癌肉瘤(恶性混合性苗勒氏瘤,MMMT)

癌肉瘤是少见的卵巢肿瘤,预后很差。目前认为癌肉瘤是危险性很高、分化很差的上皮性卵巢癌的某种变异情况(化生性癌)。不论年龄如何,癌肉瘤患者都不适合采用保留生育能力的手术,而应进行全面的手术分期,分期系统与卵巢癌、输卵管癌和腹膜癌相同。Ⅰ~Ⅳ期的癌肉瘤患者术后均应接受化疗。术后或者复发病例的化疗方案与上皮性卵巢癌相同。

(四)低度恶性潜能肿瘤(交界性上皮性卵巢肿瘤,LMP)

低度恶性潜能肿瘤是一种原发性上皮性卵巢病变,细胞学特征提示为恶性,但无明显浸润性病变,疾病进展缓慢,预后好,5年生存率超过80%。低度恶性潜能肿瘤的典型组织学亚型是浆液性瘤。其临床表现为肉眼可见的腹膜扩散,但镜下检查无肿瘤直接浸润的证据。该病诊断时患者往往较年轻且多为Ⅰ期。

低度恶性潜能肿瘤的治疗准则取决于组织学和临床特征、患者年龄、诊断时疾病分期以及是否存在浸润种植。要求保留生育能力的患者在进行全面分期手术时可保留子宫和健侧卵巢;如果患者不需要保留生育功能,则可观察随访或进行标准的肿瘤细胞减灭术。全面的分期手术后应根据有无浸润性种植决定进一步的处理意见。对有浸润种植的患者,初次治疗方法包括观察或依照上皮性卵巢癌的方式进行治疗;而对没有浸润种植的患者来说,仅给予随访和监测,具体治疗方案见表6-2。

表6-2 卵巢癌化疗方案

化疗方案	给药剂量和方法	化疗周期(疗程间隔的周数)	化疗疗程(周期数)
紫杉醇+卡铂	紫杉醇175mg/m² 静脉输注 3h d1 卡铂 AUC 5~6 静脉输注 1h d1	3	6

续表

化疗方案	给药剂量和方法	化疗周期(疗程间隔的周数)	化疗疗程(周期数)
紫杉醇 + 卡铂（剂量密集型方案）	紫杉醇 80mg/m² 静脉输注 1h d1，d8，d15 卡铂 AUC 5~6 静脉输注 1h d1	3	6
紫杉醇 + 卡铂（调整后剂量密集型方案）	紫杉醇 60mg/m² 静脉输注 1h d1 卡铂 AUC 2 静脉输注 30min d1	1	18
紫杉醇 + 顺铂	紫杉醇 135mg/m² 静脉输注 24h d1 顺铂 75mg/m² 静脉输注 d1	3	6
紫杉醇 + 顺铂（i.v./i.p.）	紫杉醇 135mg/m² 静脉输注 3h 或 24h d1 顺铂 75~100mg/m² 溶于 2L 温热生理盐水中进行腹腔灌注 d2 紫杉醇 60mg/m² 腹腔灌注 d8	3	6
多西他赛 + 卡铂	多西他赛 60~75mg/m² 静脉输注 1h d1 卡铂 AUC 5~6 静脉输注 1h d1	3	6
紫杉醇 + 卡铂 + 贝伐珠单抗	紫杉醇 175mg/m² 静脉输注 3h d1 卡铂 AUC 5~6 静脉输注 1h d1 贝伐珠单抗 7.5mg/kg 静脉输注 30~90min d1 5~6 周期联合化疗结束后继续	3	5~6
	贝伐珠单抗 7.5 mg/kg 静脉输注 d1	3	最多12周期
紫杉醇 + 卡铂 + 贝伐珠单抗	紫杉醇 175mg/m² 静脉输注 3h d1 卡铂 AUC 6 静脉输注 1h d1	3	6
	自第 2 周期第 1 天开始： 贝伐珠单抗 15mg/kg 静脉输注 30~90min d1	3	22
吉西他滨 + 卡铂 + 贝伐珠单抗	吉西他滨 1 000mg/m² 静脉输注 30min d1，d8 卡铂 AUC 4~5 静脉输注 1h d1 贝伐珠单抗 15mg/kg 静脉输注 30~90min d1	3	最多10

续表

化疗方案	给药剂量和方法	化疗周期(疗程间隔的周数)	化疗疗程(周期数)
	最多10周期联合化疗结束后继续:贝伐珠单抗15mg/kg 静脉输注30~90min d1	3	至疾病进展或出现毒副作用
卡铂+PLD	卡铂AUC 5 静脉输注1h d1 PLD 30mg/m² 静脉输注d1	4	
卡铂单药	卡铂AUC 5~6 静脉输注1h d1	3或4	6
紫杉醇单药	135~175mg/m² 静脉输注3h d1 或80mg/m² 静脉输注1h d1	3 1	12
多西他赛单药	75~100mg/m² 静脉输注1h d1	3	
吉西他滨单药	吉西他滨1 000mg/m² 静脉输注30min d1, d8 或d1, d8, d15	3或4	
依托泊苷单药	依托泊苷100mg/m² 口服d1~14	3	至疾病进展
托泊替康单药	托泊替康1~1.5mg/m² 静脉输注10~30min d1~5	3	
PLD 单药	PLD 40~50mg/m² 静脉输注1h d1	4	至疾病进展或达1年
博来霉素+依托泊苷+顺铂(BEP)	博来霉素10~15mg/d 静脉输注d1~3 依托泊苷100mg/m² 静脉输注d1~3 顺铂100mg/m² 静脉输注4h d1	4	3~4
卡铂+依托泊苷	卡铂400mg/m² 或AUC 5~6 静脉输注1h d1 依托泊苷120mg/m² 静脉输注d1~3	4	3

四、药学评估与监护要点

案例一

患者,女性,16岁。身高164cm,体重42kg,体表面积1.38m²。初潮年龄12岁,行经期4~5天,行经周期30天,末次月经2017年6月。患者既往无特殊病史及不良生活习惯史,无家族遗传史,否认药物食物过敏史。

2017年6月患者因右下腹疼痛入院,急诊行腹腔镜下探查术。术中见右侧卵巢区包块,约12cm×7cm大小,呈囊实性,质中,边界不清,囊内见浆液性液体,未见右卵巢以外病灶以及盆腔、腹腔病灶种植或转移。中转开腹行阑尾切除术及右侧卵巢包块剥除术。术后病检报告为右卵巢黏液性囊腺癌。免疫组化：CK7（＋），CK20（＋），Villin（＋），CDX-2（－）。2017年7月患者再次入院，拟进行次全子宫切除术＋双侧附件切除术＋大网膜切除术＋盆腔淋巴结清扫术。术中见盆腔内血性液体约30ml；子宫正常大小，中位，活动欠佳，子宫后壁与盆底、肠管广泛粘连；右侧附件包裹粘连于右侧盆壁，左侧附件外观无明显异常；肠曲、膈下、肝表面光滑；大网膜外观无明显异常；盆腔淋巴结无明显异常。鉴于患者对保留生育功能的意愿强烈，进行右侧附件切除术＋左输卵管、左卵巢、大网膜、右髂外淋巴结活检术。术后病检结果示右卵巢黏液性囊腺癌；右附件、左侧卵巢及输卵管、大网膜均未见癌累及；右髂外淋巴结未见癌转移；腹腔冲洗液查见可疑肿瘤细胞。患者为进一步治疗入院。

患者入院后查体：生命体征平稳，KPS 80%。腹部触诊无压痛及反跳痛，未触及肿块，肝脾肋下未触及，双肾区无叩击痛。腹部无移动性浊音。肠鸣音正常，无气过水声，无血管杂音。直肠肛门正常。妇科检查：外阴发育正常，未婚未产式，毛发分布正常；子宫前位，正常大小，质中，欠活动。双侧附件区未扪及明显包块，无压痛。

诊断：右卵巢黏液性囊腺癌IC期术后。

患者入院后行肿瘤标志物检查示CA125 14.4U/ml，HE4 112pmol/L，AFP 1.4ng/ml。血常规、肝肾功无明显异常。给予第1周期紫杉醇＋顺铂化疗，具体用药方案见表6-3。

表6-3　用药方案

给药剂量	给药剂量	给药方法	给药时间
雷尼替丁注射液 5%葡萄糖注射液	100mg 500ml	iv.drip q.d. 化疗前30~60min	d1
苯海拉明注射液	20mg	i.m. q.d. 化疗前30~60min	d1
地塞米松片	0.75mg×13片	化疗前12h、6h各口服一次	d0~1
顺铂注射液 0.9%氯化钠注射液	100mg 500ml	iv.drip q.d.	d1
紫杉醇注射液 0.9%氯化钠注射液	180mg 500ml	iv.drip 持续3h q.d.	d1
帕洛诺司琼	0.25mg	i.v. q.d. 化疗前30min	d1
10%氯化钾注射剂 5%葡萄糖氯化钠注射液	10ml 500ml	iv.drip b.i.d.	d0~1

（一）治疗方案评估

1. 患者评估

（1）女性，16岁；临床诊断为右卵巢黏液性囊腺癌IC期术后。

（2）急诊行阑尾切除术及右侧卵巢包块剥除术，后补充进行右侧附件切除术＋左输卵管、左卵巢、大网膜、右髂外淋巴结活检术。

2. 治疗方案选择 卵巢黏液癌的基本治疗思路是完全手术分期和减瘤术后化疗。对于希望保留生育功能的年轻患者，如果是ⅠA期或肿瘤局限于单侧卵巢或输卵管的ⅠC期，和／或早期低度浸润性肿瘤，可保留子宫和健侧附件，进行单侧附件切除术。行单侧附件切除术时应进行全面的手术分期操作，包括冲洗、网膜切除术、阑尾切除术和淋巴结活检，彻底进行腹部探查并对所有异常部位进行活检。如果对侧卵巢外观正常，为减少对未来生育功能的影响，可不进行活检。对于已接受全面分期手术，但为保留生育功能而只进行了保守手术的年轻女性，建议其在完成生育后或在35岁前行子宫及剩余卵巢切除术。由于原发于卵巢的黏液癌很少见，仅占卵巢癌的3%~4%，所以需要仔细排除原发于消化道的隐匿肿瘤转移至卵巢的情况，且对所有黏液性肿瘤患者均需进行阑尾切除术。

紫杉醇＋卡铂为ⅠC期黏液癌患者术后辅助化疗的首选方案。紫杉醇＋顺铂亦是可选方案。卡铂方案与顺铂方案相比，PFS、中位OS、疾病进展的相对风险及死亡相对风险为非劣效结果，但均利于卡铂方案。术后辅助化疗疗程最少3个周期，最多6个周期。

该患者先行阑尾切除术及右侧卵巢包块剥除术，后补充进行右侧附件切除术＋左输卵管、左卵巢、大网膜、右髂外淋巴结活检术，术后给予紫杉醇＋顺铂方案辅助化疗，治疗过程较规范。

（二）药学监护要点

1. 紫杉醇化疗前预处理 为减少紫杉醇及其增溶剂（聚氧乙烯蓖麻油）所引起的急性输液反应，化疗前需进行预处理，即需在化疗前12小时及6小时口服地塞米松，并在给药前30~60分钟给予苯海拉明和雷尼替丁。

2. 抗肿瘤治疗 本次辅助化疗选择紫杉醇（$135mg/m^2$ d1）＋顺铂（$75mg/m^2$ d1）方案。该患者体表面积$1.38m^2$，紫杉醇的给药剂量为180mg，顺铂给药剂量为100mg，剂量规范。

3. 预防性止吐 NCCN指南建议按照化疗药物的致吐风险级别制定预防性止吐方案。在多药联合化疗时，如果各个化疗药物的致吐风险级别不同，则应按照较高致吐风险级别给予预防用药；对于多天化疗，止吐药物应覆盖化疗全程；对中、高致吐风险的化疗方案，还应使用止吐药物至化疗结束后2~4天，以预防迟发性呕吐。由于化疗引起恶心呕吐的机制复杂，涉及多种神经递质及其受体，因此需要将不同药理作用机制的止吐药物联合使用。紫杉醇+顺铂为高致吐风险化疗方案，根据《NCCN止吐治疗临床实践指南》，高致吐风险化疗方案的预防性止吐药物包括5-HT$_3$RA、地塞米松、NK-1RA、奥氮平，通常采用三联或四联用药预防急性呕吐，化疗结束后2~4天可选地塞米松、NK-1RA、奥氮平中的一种或三种药物联合预防延迟性呕吐。该患者在使用紫杉醇+顺铂化疗方案前采用地塞米松、苯海拉明及雷尼替丁预处理，同时给予了帕洛诺司琼，该方案与NCCN指南不尽相同，应密切关注患者化疗期间有无恶心、呕吐情况。

4. 治疗过程监护

（1）配置过程：①紫杉醇临用前使用0.9%氯化钠注射液、5%葡萄糖注射液、葡萄糖氯化钠注射液，或5%葡萄糖林格氏液稀释，稀释后的终浓度为0.3~1.2mg/ml。②未经稀释的紫杉醇不得接触聚氯乙烯（PVC）器皿，稀释后的溶液应贮藏于玻璃瓶、聚丙烯或聚烯烃容器中，并通过带有过滤器（过滤器微孔膜的孔径应≤0.22μm）的输液器给药。③不同厂家的紫杉醇制剂稀释后溶液的保存时间不同，泰素®在25℃及室内照明条件下可保存27小时，安泰素®室温下25℃可稳定48小时。

（2）给药过程：①若顺铂先于紫杉醇给予，可使紫杉醇的清除率降低33%，并产生更严重的骨髓抑制。因此应先输紫杉醇，再输顺铂。②紫杉醇的输注时间为3小时。③密切观察紫杉醇相关急性输液反应。④顺铂相关的输液反应的发生率为5%~14%，且接受多疗程顺铂的患者发生率较高，因此在输注顺铂过程中亦需密切观察顺铂所致的输液反应。

5. 肝、肾功能监测

（1）顺铂的剂量限制性毒性为肾小管损害。多次高剂量和短期内重复用药，会出现严重不可逆的肾功能损害，如严重者肾小管坏死导致无尿和尿毒症。经验性指南建议肾功能损害患者可减量给予顺铂：肾小球滤过率（GFR）为10~50ml/min时，使用常规剂量的75%；GFR小于10ml/min时，给予常规剂量的50%。

（2）紫杉醇可致胆红素升高、碱性磷酸酶升高、谷草转氨酶（GOT）升高等，治疗前后应监测患者肝功能，根据转氨酶及胆红素水平调整紫杉醇剂量。

6. 骨髓抑制

（1）紫杉醇可致白细胞、血小板减少。治疗中若出现中性粒细胞计数小于0.5×10^9/L且持续时间大于1周，后续周期中紫杉醇应减量20%。

（2）顺铂可致白细胞、血小板减少及贫血，骨髓抑制通常3周左右达高峰，4~6周后恢复。

7. 神经系统毒性

（1）顺铂总量超过300mg/m^2，神经系统毒性发生率明显增加，表现为周围神经病、耳毒性(听力障碍和耳鸣)、前庭病和脑病。其中对称性周围神经病最为常见,表现为亚急性麻木、感觉异常和偶尔出现的疼痛,通常起于脚趾和手指,向近端扩展,累及腿部和手臂;其次是耳毒性,其特征为剂量依赖性高频感音神经性聋,几乎都为双侧且不可逆,且常伴有耳鸣和眩晕。

(2)紫杉醇可致运动神经及感觉神经系统毒性、神经痛、脑白质病、脑神经元病等。接受紫杉醇治疗的患者中,2~4级神经病的发生率为25%~30%,3~4级神经病的发生率为5%~10%。该神经系统毒性呈剂量依赖性及用药方案依赖性,并有累积效应。尽早发现病变并推迟后续治疗或减少剂量,症状可望缓慢改善(需经历数周到数月)。此外,紫杉醇可在用药后几日内造成急性疼痛综合征,其特征为弥漫性疼痛不适,主要累及腿部、髋部和背部。对于该急性疼痛综合征,有限的研究表明使用非甾体抗炎药、加巴喷丁、谷氨酰胺及抗组胺药具有一定疗效。

8. 其他 紫杉醇可致心电图异常、低血压、高血压、心律失常、静脉血栓、心肌梗死、充血性心力衰竭等心血管系统不良反应。如发生明显传导异常,应给予适当治疗,并于随后的治疗中予以持续的心电监护,某些严重传导异常患者需安装心脏起搏器。

9. 患者教育

(1)用药交代:在输注紫杉醇及顺铂的过程中可能会出现过敏症状,如皮肤潮红、面部肿胀、荨麻疹、胸闷、呼吸困难、低血压或高血压以及严重的背部、骨盆、胸部疼痛、腹部绞痛等。一旦发生及时联系医护人员,以便及时处理。

(2)注意事项:在使用紫杉醇及顺铂后可能会导致血液系统毒性,肝、肾功能损害等,患者需在治疗期间按要求定期复查血常规、血生化,以保证后续治疗按计划进行。

案例二

患者,女性,57岁。身高160cm,体重70kg,体表面积1.76m^2。初潮年龄13岁,于55岁绝经。既往高血压病7年,自服药物,血压控制可;糖尿病史2年,未规律服药及监测血糖。无家族遗传病史,否认药物食物过敏史。

患者于2014年4月因"下腹隐痛1个月,伴尿频、尿痛"入院。妇科检查扪及左侧附件区一大小约12cm×9cm×8cm大小包块,质硬,实性,活动欠佳,无压痛。妇科B超提示盆腔内实性为主混合性包块,大小13cm×9cm×7cm;正常子宫轮廓及回声消失,与包块分界不清;盆腔积液。CA125 403.6U/ml。患者于2014年4月25日行剖腹探查术。术中见腹膜增厚,腹腔内淡黄色腹水约500ml;左侧卵巢囊实性增大约12cm×10cm×8cm,表面菜花状结节突起,与左侧阔韧带后叶、左侧盆侧壁、直肠、乙状结肠紧密粘连；左侧输卵管、右侧卵巢及输卵管外观无明显异常；壁腹膜与右侧大网膜粘连，大网膜表面未见明显癌结节；降结肠、乙状结肠、直肠肠管表面散在较多菜花样结节，结节直径 0.5~2cm；肝、脾、胃及膈肌表面光滑。行全子宫、双附件切除术 + 部分大网膜切除术 + 肿瘤减灭术。术后病检报告为左卵巢浆液性乳头状囊腺癌ⅢC 期。术后给予紫杉醇 + 卡铂化疗 8 周期，化疗结束后定期随访。2017 年 5 月，患者出现食欲减退、腹胀、偶感下腹隐痛，为进一步治疗入院。

患者入院后查体：生命体征平稳，KPS 70%。盆腔扪及约 3cm 包块，位于阴道残端上方，无压痛，可活动。行全腹增强 CT 提示：肝右叶下方、胰头前方软组织肿块影，增强扫描中度不均匀强化，考虑肿瘤性病变；膀胱后方直肠前方软组织肿块影，大小约 3.7cm×2.1cm，考虑肿瘤复发。复查 CA125 2466.6U/ml。患者血常规，肝、肾功能，凝血功能检查无特殊异常，肌酐清除率 60ml/min。心电图示窦性心动过缓，一度房室传导阻滞。

诊断：左卵巢浆液性乳头状囊腺癌ⅢC 期术后化疗后复发。

患者于 2017 年 5 月 27 日行多西他赛 75mg/m^2 + 卡铂 AUC 5 化疗。具体用药为多西他赛 130mg，静脉滴注，d1；卡铂 420mg，静脉滴注，d1，q21d。化疗 d0、d1、d2 给予地塞米松 7.5mg b.i.d. 口服，化疗前给予托烷司琼 5mg q.d. 预防性止吐。

（一）治疗方案评估

1. 患者评估

（1）女性，57 岁；临床诊断为左卵巢浆液性乳头状囊腺癌ⅢC 期术后化疗后复发。

（2）既往高血压病史 7 年，自服药物，血压控制可；糖尿病病史 2 年，未规律服药及监测血糖。

（3）KPS 70%；血肌酐清除率 60ml/min；心电图示窦性心动过缓、一度房室传导阻滞。

2. 治疗方案选择　卵巢癌复发患者的治疗，应根据 PFI 进行分层。对于"铂类敏感型复发"患者，可选择以铂类为基础的联合化疗。如果患者不能耐受联合化疗，首选的单药为卡铂、顺铂、口服依托泊苷、吉西他滨、托泊替康等。"铂类耐药"或"铂类难治性"患者的后续治疗选择包括临床试验、化疗和 / 或最佳支持治疗。若行化疗，首选非铂类单药，包括紫杉醇周疗、多西他赛、口服依托泊苷、吉西他滨、PLD、托泊替康等。

另有研究表明，对于卵巢癌腹腔内复发的患者，如果满足以下条件：无进展间期 > 12 个月、肉眼可见残留病灶可切除、对一线治疗有反应、体能状态良好，可以考虑二次减瘤术。对于肝脏转移的患者，可行肝部分切除术以实现最佳减瘤。但目前针对二次减瘤术的大型随机试验仍然缺乏，因此鼓励患者参加临床试验评估二次减瘤术是否真正获益。

该患者初次化疗结束至复发时间大于6个月,属于"铂类敏感型复发",采用多西他赛+卡铂方案联合化疗可行。

(二)药学监护要点

1. 多西他赛化疗前预处理　为降低体液潴留的发生率、减轻体液潴留和超敏反应的严重程度,使用多西他赛前应口服皮质类固醇,即在化疗的d0、d1、d2口服地塞米松7.5mg b.i.d.。

2. 抗肿瘤治疗　本次化疗选择多西他赛($75mg/m^2$ d1)+卡铂(AUC=5 d1)方案。该患者体表面积$1.76m^2$,肌酐清除率60ml/min,多西他赛的给药剂量为130mg,卡铂给药剂量为420mg,剂量规范。

3. 预防性止吐　多西他赛+卡铂为高致吐风险化疗方案。该患者在使用多西他赛+卡铂化疗方案前采用地塞米松预处理,同时给予了托烷司琼,预防性止吐方案较NCCN指南推荐用药稍弱,但患者既往化疗期间未出现明显恶心呕吐,故当前预防性止吐方案可行。

4. 治疗过程监护

(1)配置过程:①多西他赛以生理盐水或5%葡萄糖注射液稀释,终浓度为0.3~0.74mg/ml(多帕菲)或≤0.9mg/ml(艾素),并于稀释后6小时内使用(含1小时多西他赛输注时间)。②卡铂粉针剂用5%葡萄糖注射液溶解及稀释至总容量250~500ml;溶解后应在8小时内用完。

(2)给药过程:①多西他赛的静脉输注时间为1小时。②多西他赛所致的急性输液反应通常发生于药物输注的10~15分钟内,表现为面部潮红、胸部不适、胸痛、背痛、心动过速、红斑疹、低血压、瘙痒、荨麻疹及面部肿胀等。未进行预处理的患者发生率约为30%,即使经过标准预处理,仍有约2%的患者有发生致命性输液反应。③卡铂相关的输液反应可表现为Ⅰ、Ⅱ、Ⅲ型变态反应,总发生率约为12%。其中Ⅰ型变态反应表现为皮肤潮红、荨麻疹、瘙痒(尤其是手掌和足)、面部肿胀、喘鸣、胸闷、呼吸困难、腹部绞痛和低血压,且输液反应的发生率随着反复用药而增加。

5. 肝、肾功能监测

(1)卡铂的肾毒性小于顺铂,但卡铂同样可以导致急性肾小管坏死,以及肾性失镁,目前已有卡铂导致急性肾衰竭的报道。

(2)多西他赛可致胆红素升高,GOT、GPT及ALP升高,治疗前后监测患者肝功能,胆红素大于ULN和/或GOT及GPT大于ULN的3.5倍并伴有ALP大于ULN的6倍者,不应使用多西他赛。

6. 骨髓抑制

(1)多西他赛所致的骨髓抑制主要表现为中性粒细胞减少,如果发生Ⅳ度骨髓抑制且持续时间大于一周,多西他赛应减少剂量至 $60mg/m^2$,减量后仍然出现严重中性粒细胞减少,应暂停治疗。

(2)卡铂可致白细胞、血小板减少及贫血,且卡铂的骨髓抑制较顺铂更强。

7. 神经系统毒性

(1)接受多西他赛治疗的患者,2~4 级神经病的发生率为 15%~20%,3~4 级神经病的发生率约为 5%。临床上尽早发现病变并推迟后续治疗或减少剂量,可能会缓解或防止症状恶化。多西他赛上市后还有晕厥、癫痫发作、一过性意识丧失的报道。

(2)给予常规剂量的卡铂时,周围神经病和中枢神经系统毒性不常见;但给予高剂量卡铂,仍可导致包括耳毒性在内的严重的神经病变。除了与顺铂类似的神经系统毒性表现,卡铂神经系统毒性的其他表现还包括可逆性后部脑白质病综合征等。

8. 其他 多西他赛可致低血压、高血压、心力衰竭、窦性心动过速、节律障碍、不稳定型心绞痛等心血管不良反应。还可导致一过性的肌肉、关节疼痛,必要时可给予非甾体抗炎药缓解疼痛。

9. 患者教育

(1)用药交代:在输注多西他赛及卡铂的过程中可能会出现过敏症状,如皮肤潮红、面部肿胀、荨麻疹、胸闷、呼吸困难、低血压或高血压以及严重的背部、骨盆、胸部疼痛、腹部绞痛等。一旦发生及时联系医护人员,以便及时处理。

(2)注意事项:在使用多西他赛及卡铂后可能会导致血液系统毒性,肝、肾功能损伤等,患者需在治疗期间按要求进行血常规、血生化的定期复查,以保证后续治疗按计划进行。

第二节 肾 癌

一、概 述

(一)流行病学

肾细胞癌(renal cell carcinoma, RCC)起源于肾皮质内,简称肾癌,占肾脏原发性肿瘤的 80%~85%。肾癌包括起源于泌尿小管不同部位的各种肾细胞癌亚型,但不包括来源于肾间质以及肾盂上皮系统的肿瘤。肾癌占成人恶性肿瘤的 2%~3%,各国或各地区的发病率不同,发达国家的发病率高于发展中国家。

(二)病因和易患因素

肾癌的病因未明,其发病与遗传、吸烟、肥胖、高血压及抗高血压治疗等有关,遗传性肾癌或家族性肾癌占肾癌总数的 2%~4%。不吸烟以及避免肥胖是预防发生肾癌的重要方法。

(三)分类和分期

1. 分类　过去的 20 多年中,WHO 分别于 1981 年、1997 年、2004 年及 2016 年推出了 4 版肾脏肿瘤分类标准。根据 2016 年分类标准,肾癌分为遗传性平滑肌瘤病肾癌综合征相关性肾癌、MIT 家族易位性肾细胞癌、琥珀酸脱氢酶缺陷相关性肾细胞癌、管状囊性肾细胞癌、获得性囊性肾疾病相关性肾细胞癌、透明细胞乳头状肾细胞癌、神经母细胞瘤相关性嗜酸细胞性肾细胞癌、甲状腺滤泡样肾细胞癌、ALK 易位相关性肾细胞癌、伴平滑肌瘤样间质的肾细胞癌。

2. 分级　以往最常用的是 1982 年 Fuhrman 四级分类,2016 年该系统被新的分级标准取代,称为 WHO/ISUP 分级系统。新的分级系统中,根据瘤细胞核仁的明显程度,将肾细胞癌分为 1~3 级,4 级则显示为明显多形性的核、瘤巨细胞、肉瘤样或横纹肌样分化。分级可预判肿瘤预后,级别越高则预后越差,总生存率越低。

3. 分期　第 8 版(2017 版)TNM 分期方案适用于肾细胞癌的所有组织学类型,见表 6-4。该方案得到了美国肿瘤联合会(American Joint Committee on Cancer, AJCC)和国际抗癌联盟(Union for International Cancer Control, UICC)的支持。该分期标准根据解剖学病变范围来界定预后分组,见表 6-5。

表 6-4　AJCC 及 UICC 的肾癌分期(2017 版)

TNM 分期		标准
原发肿瘤(T)		
T_X		原发肿瘤无法评估
T_0		无原发肿瘤的证据
T_1		肿瘤局限于肾脏,最大径 ≤ 7cm
	T_{1a}	肿瘤最大径 ≤ 4cm
	T_{1b}	4cm < 肿瘤最大径 ≤ 7cm
T_2		肿瘤局限于肾脏,最大径 > 7cm
	T_{2a}	7cm < 肿瘤最大径 ≤ 10cm
	T_{2b}	肿瘤局限于肾脏,最大径 > 10cm
T_3		肿瘤侵及肾静脉或肾周围组织,但未侵及同侧肾上腺,且未超过 Gerota's 筋膜
	T_{3a}	肿瘤侵及肾静脉或其节段性分支,或侵袭肾盏系统,或侵袭肾周和 / 或肾窦脂肪但未超过 Gerota's 筋膜
	T_{3b}	肿瘤侵及横膈膜下的下腔静脉

续表

TNM 分期		标准
	T_{3c}	肿瘤侵及横膈膜上的下腔静脉或侵及下腔静脉壁
T_4		肿瘤侵透 Gerota's 筋膜,包括侵及邻近肿瘤的同侧肾上腺
区域淋巴结(N)		
N_X		区域淋巴结无法评估
N_0		没有区域淋巴结转移
N_1		单个区域淋巴结转移
远处转移(M)		
M_0		无远处转移
M_1		有远处转移

表 6-5 肾癌的预后分组

T 分期	N 分期	M 分期	预后分组
T_1	N_0	M_0	Ⅰ
T_1	N_1	M_0	Ⅲ
T_2	N_0	M_0	Ⅱ
T_2	N_1	M_0	Ⅲ
T_3	N_X、N_0	M_0	Ⅲ
T_3	N_1	M_0	Ⅲ
T_4	任何 N	M_0	Ⅳ
任何 T	任何 N	M1	Ⅳ

二、药物治疗原则及方案

(一)治疗原则

对于局限期 RCC(Ⅰ、Ⅱ、Ⅲ期),手术是首选治疗方式。手术方式取决于病变范围和患者的个体因素。部分患者需要行根治性肾切除术;对于经适当选择的患者,可首选保留肾实质的肾部分切除术;对于肾脏肿瘤相对较小、不适合进行外科手术的患者,冷冻疗法和射频消融术是可行的替代方法。手术完全切除后,全身性辅助治疗的作用尚不明确。

对于转移性或局部进展性 RCC,药物治疗(免疫治疗、分子靶向治疗)、手术治疗及放疗都有一定作用,这取决于病变范围、受累部位和患者的个体因素。仅有同侧肾上腺受累的进展性 RCC 者,行根治性肾切除术 + 肾上腺切除术,患者可望获得治愈。如果患者体能状态良好,属于无症状性转移性疾病,且有减瘤 75% 的可能性,实施减瘤性肾切除术能改善患者的生存情况。此外,对于经全身性免疫治疗后已获得明显缓解但尚未完全缓解的患者,也可通过手术切除残留病灶。尽管 RCC 属于对放疗不敏感的肿瘤,但是对于单个或有限数量的转移灶,传统和立体定向放疗亦有一定价值。

国际转移性肾细胞癌数据库联盟(International Metastatic Renal-Cell Carcinoma Database Consortium)建立的 RCC 预后模型,包括 6 个不良因素:①卡氏体能状态(Karnofsky performance status, KPS)评分 < 80%;②从确诊到治疗的时间间隔 < 1 年;③血红蛋白浓度 < 正常下限;④血清钙 > 正常上限;⑤中性粒细胞计数 > 正常上限;⑥血小板计数 > 正常上限。不存在上述任何一项危险因素者,视为低危(good risk);存在 1~2 项危险因素者,视为中危(intermediate risk);存在 3 项及以上危险因素者,视为高危(poor risk)。对于进展性 RCC 患者,选择治疗方案时应考虑预后危险因素。

(二)药物治疗方案

1. 肾透明细胞癌的全身性治疗　对于根治性局部区域治疗未能控制病情的肾透明细胞癌患者,免疫检查点抑制剂治疗和分子靶向治疗是主要的全身性治疗方法。

(1)中危或高危患者的一线治疗首选免疫检查点抑制剂,如纳武利尤单抗 + 易普利单抗;如果免疫检查点抑制剂治疗不可行,则首选抗血管生成靶向治疗,如血管内皮生长因子受体(VEGFR)酪氨酸激酶抑制剂培唑帕尼或舒尼替尼。对于低危患者,首选抗血管生成靶向药物,也可采用免疫检查点抑制剂,如纳武利尤单抗 + 易普利单抗或者纳武利尤单抗单药治疗。对于疾病进展缓慢的低危患者,可仅观察随访。

(2)对于经初始免疫检查点抑制剂治疗后疾病进展的患者,二线治疗可换用抗血管生成靶向药物,如阿西替尼、卡博替尼、舒尼替尼、培唑帕尼、索拉非尼。对于经初始抗血管生成靶向药物治疗后疾病进展的患者,可采用纳武利尤单抗或纳武利尤单抗 + 易普利单抗联合治疗。

(3)对于经免疫检查点抑制剂治疗和 1~2 个疗程的抗血管生成靶向药物治疗后疾病进展的患者,后续治疗可换用另一种 VEGF 受体酪氨酸激酶抑制剂或 mTOR 靶向药物(如依维莫司)或许有效。只要条件允许,应鼓励患者参加临床试验。

2. 非透明细胞型 RCC 的全身性治疗　系统评价和 meta 分析发现,分子靶向药物舒尼替尼、索拉非尼、替西罗莫司用于非透明细胞型 RCC 患者的作用有限,相比肾透明细胞癌,缓解率显著下降。此外,MET 癌基因抑制剂治疗可能会有效,特别是对于乳头状 RCC 患者。以细胞因子为基础的免疫治疗似乎对非透明细胞型 RCC 患者无效。化疗对晚期或转移性 RCC 患者的疗效不确切，一部分非透明细胞型 RCC 患者偶尔对化疗有应答，采用含铂类、紫杉烷类、吉西他滨或异环磷酰胺的各种联合治疗可能获得疾病缓解。

三、药学评估与监护要点

案例

患者，男，70 岁。身高 165cm，体重 65kg，体表面积 $1.73m^2$。患者有高血压病史 20 多年，自服替米沙坦，血压控制在 130~140/80~90mmHg；2 型糖尿病史 5 年以上，服用二甲双胍、阿卡波糖，血糖控制可。患者无家族遗传史，否认药物食物过敏史。

2008 年患者体检时发现左肾实性占位，进一步行 CT 检查提示左肾上极类圆形稍低密度影，增强扫描明显强化，呈快速廓清型，考虑肿瘤性病变。患者于 2008 年 11 月行腹腔镜下左肾癌根治性切除术。术后病理结果显示：左肾透明细胞癌，侵及肾周纤维囊，输尿管切缘未见癌累及；Furman 分级为 Ⅲ 级。免疫组化：P504（＋），CK7（－），Vim（＋），CD10（＋），CAIX（＋），Ki-67（＋）（3%），CK（－），TFE-3（－），CD117（－）。术后定期随访。2017 年 9 月患者无明显诱因出现咳嗽，间断咯血，自感活动后呼吸困难，为进一步治疗入院。

患者入院后查体：生命体征平稳，KPS 70%。胸廓正常、对称，双肺呼吸音清，左下肺可闻及哮鸣音。腹部触诊无压痛及反跳痛，未触及肿块，肝脾肋下未触及，双肾区无叩击痛。腹部无移动性浊音。肠鸣音正常，无气过水声，无血管杂音。直肠肛门正常。胸部 CT 提示左肺门增大，左肺上叶不规则软组织肿块影；气道三维重建提示左主支气管，左肺上、下叶支气管及其分支近段管壁受侵，软组织影突向腔内，气道严重狭窄。行纤维支气管镜组织活检，病理报告示肾透明细胞癌肺转移。腹部增强 CT 未见肿瘤复发及转移病灶。复查患者血常规提示轻度贫血，肝、肾功能，凝血功能，血清钙无特殊异常，开始给予甲苯磺酸索拉非尼口服治疗。

（一）治疗方案评估

1. 患者评估

（1）男性，70 岁；临床诊断为左肾透明细胞癌术后肺转移。

（2）患者有高血压病史 20 多年，自服替米沙坦，血压控制在 130~140/80~90mmHg；2 型糖尿病史 5 年以上，服用二甲双胍、阿卡波糖，血糖控制可。

2. 治疗方案选择　对于转移性的肾透明细胞癌患者，可采取的治疗手段包括药物治疗、手术治疗及局部放疗。药物治疗应结合 RCC 预后模型，一线首选免疫检查点抑制剂或抗血管生成靶向药物。该患者 KPS ＜ 80%、轻度贫血，总体预后属于中危，选择甲苯磺酸索拉非尼治疗可行。

(二)药学监护要点

1. 甲苯磺酸索拉非尼推荐剂量及给药方法　一次 400mg，一日 2 次。最高剂量为一次 800mg，一日 2 次。进食高脂食物可使本药生物利用度降低 29%，因而应空腹或伴低脂、中脂饮食服用。

2. 甲苯磺酸索拉非尼的毒副作用

(1)皮肤毒性常见，表现为皮疹、手 - 足综合征、脱发、面部潮红、皮肤瘙痒、皮肤干燥等，还可出现 Stevens-Johnson 综合征、毛发过度生长、乳头角化过度、毛囊炎、中毒性表皮坏死松解症。

(2)可致心血管系统不良反应，包括高血压、心肌缺血、心肌梗死、充血性心力衰竭、猝死，还可出现高血压危象、急性缺血性心脏病、心律失常、血栓栓塞性疾病、Q-T 间期延长。

(3)可致胃肠道不良反应，包括食欲缺乏、恶心、呕吐、胃肠道出血、口腔炎、口痛、口干、舌痛、吞咽困难、消化不良、胰腺炎、胃肠道穿孔、胃炎、胃食管反流、腹泻、腹痛、腹胀、便秘、血清脂肪酶升高、血清淀粉酶升高以及黏膜炎症。

3. 毒副作用的处理方法

(1)如出现心肌缺血、心肌梗死，应考虑暂时或永久停药。

(2)如出现出血、胃肠道穿孔，应考虑永久停药。

(3)如出现轻至中度高血压，给予降压药物控制血压，并定期监控血压；如使用降压药物后仍严重或持续高血压或出现高血压危象，应考虑永久停药。

(4)如出现皮肤毒性反应，处理包括局部用药以减轻症状，暂时性停药和 / 或对本药进行剂量调整；如皮肤毒性严重或反应持久者应永久停药。

4. 治疗过程监护

(1)用药前应评估患者血压控制情况，以及有无心血管疾病或近期心肌梗死；用药过程中应观察患者有无胃肠穿孔(腹痛、便秘、呕吐)、腹泻、疲劳、皮疹或手 - 足综合征等症状，必要时可调整剂量。

(2)定期检测全血细胞计数、电解质(包括血磷)、脂肪酶、淀粉酶以及甲状腺功能。

5. 患者教育

(1)用药交代：按照医嘱剂量服用甲苯磺酸索拉非尼。

(2)用药期间监测血压，注意观察有无胃肠穿孔(腹痛、便秘、呕吐)、腹泻、疲劳、皮疹或手 - 足综合征等症状，一旦出现上述较严重的毒副作用，应联系医护人员，以便及时处理。

(3)在治疗期间按要求进行血常规、电解质、血生化的定期复查，以保证后续治疗按计划进行。

第三节　前列腺癌

一、概　　述

（一）流行病学

前列腺癌（prostatic cancer）是男性泌尿生殖器官常见的恶性肿瘤，发病率逐年上升。前列腺癌发病率有明显的地理和种族差异，在亚洲远比欧美发病率低。美国的发病率以黑人最高，白人次之，黄种人最低。发病年龄多为50岁以后，高峰为75~79岁。前列腺癌发病与雄激素关系密切。临床表现、病情进展和治疗效果个体差异很大，早期诊断治愈率高，晚期患者使用内分泌治疗有时也可能长期生存。

（二）高危因素

前列腺癌的病因尚不清楚，可能与性激素、种族、遗传、环境等因素有关。饮食习惯，包括高脂肪饮食、低摄入维生素 E 和硒、高摄入胡萝卜素可能增加发病机会。

1. 遗传因素　家族史是前列腺癌发生的高危因素。如果直系亲属中有一人患前列腺癌，其本人患前列腺癌的危险性会增加一倍；如果两个或两个以上直系亲属患前列腺癌，其相对危险性会增至5~11倍。

2. 环境因素　前列腺癌与环境因素密切相关，机制仍不明确。研究称前列腺癌和西方生活方式相关，特别是与富含脂肪、肉类和奶类的饮食相关。研究表明阳光暴露与前列腺癌发病率呈负相关，阳光照射可增加维生素 D 的水平，可能是前列腺癌的保护因子。

3. 其他因素　雄激素在前列腺的发生和前列腺癌的进展过程中起关键作用。在动物实验中，雄激素和双氢睾酮能够诱发前列腺癌。胰岛素样生长因子也是前列腺癌发病的相关因素。大量研究称炎症是前列腺癌可能的致病原因。

（三）类型和分期

1. 类型　根据最新的世界卫生组织（WHO）的组织学分类，前列腺原发性恶性肿瘤可分为：上皮性肿瘤、前列腺间质肿瘤、间叶性肿瘤、血管淋巴系肿瘤和其他类型。

前列腺癌多数起源于外周带，98% 为腺癌，起源于腺细胞，其他少见的有移行细胞癌、鳞癌、未分化癌等。前列腺癌大多数为雄激素依赖型，其发生和发展与雄激素关系密切，雄激素非依赖型前列腺癌只占少数。雄激素依赖型前列腺癌后期可发展为雄激素非依赖型前列腺癌。

对于前列腺腺癌而言，分化程度具有重要的预后价值，Gleason 评分即通过评估肿瘤腺体的组织结构来量化肿瘤的分化程度，细胞核改变等高倍镜表现不列入 Gleason 评分系统。Gleason 评分系统采用五级 10 分制的分法，又将肿瘤不同区域的组织结构差异分成主要类型和次要类型，每个类型分别按每级 1 分计分，最后分级的评分为两者之和，见表6-6。

表 6-6　Gleason 评分表

分级	具体内容
1级	肿瘤由密集、单个、分离、圆形、均匀一致的腺体组成，边界规则
2级	肿瘤由单个、分离、圆形、但欠均匀的腺体组成，腺体被相当于腺体直径厚度的间质分离，肿瘤边界欠规则
3级	肿瘤由单个、分离、大小不一的腺体组成，包括筛状癌、乳头状癌，肿瘤边界不规则
4级	肿瘤由小细胞、深染或透明细胞组成的相互融合并浸润的腺体组成，有乳头状、筛状、实性结构
5级	只有少量或无腺体形成，呈实性或团块状，癌浸润极明显，如粉刺癌

注：Gleason2~4 分为分化良好癌；5~7 分为中低分化癌；8~10 分为低分化癌。

2. 分期

（1）Jewett-Whitmore 分期（见表6-7），可以简单概括如下。

A 期：偶然发现的前列腺癌

B 期：可以触及但局限于前列腺内的肿瘤

C 期：包膜或邻近结构侵犯的前列腺癌

D 期：淋巴结转移或远处播散的前列腺癌

（2）TNM 分期，采用 AJCC2002 版前列腺癌 TNM 分期系统。

T——原发肿瘤

T_x　原发肿瘤不能评估

T_0　无原发肿瘤

T_1　临床隐性肿瘤（临床未触及或影像学未发现）

T_{1a}　≤ 5% 的前列腺切除组织内偶然发现肿瘤

T_{1b}　> 5% 的前列腺切除组织内偶然发现肿瘤

T_{1c}　通过针吸或针穿活检发现肿瘤（如：因发现 PSA 升高进行穿刺活检）

T_2　肿瘤局限于前列腺内

T_{2a}　累及 ≤ 1/2 叶

T_{2b}　累及 > 1/2 叶，但局限于该单叶

T_{2c}　累及双叶

T_3　肿瘤侵出前列腺包膜

T_{3a}　包膜外浸润（双侧或单侧）

T_{3b}　侵犯精囊（双侧或单侧）

T_4　肿瘤固定或侵犯精囊以外的邻近组织：如膀胱颈、尿道外括约肌、直肠、肛提肌和／或盆壁

N——区域淋巴结

N_x　区域淋巴结不能评估

N_0　无区域淋巴结转移

N_1　有区域淋巴结转移（一个或多个）

M——远处转移

M_x　远处转移不能评估

M_0　无远处转移

M_1　远处转移

M_{1a}　区域淋巴结以外的淋巴结转移

M_{1b}　骨转移（单发或多发）

M_{1c}　其他部位转移（伴或不伴骨转移）

G——组织病理学分级

G_x　组织病理学分级不能评估

G_1　高分化（Gleason 2~4）

G_2　中分化（Gleason 5~6）

G_{3-4}　低分化或未分化（Gleason7~10）

表 6-7　前列腺癌的临床分期

分期	T	N	M	G
Ⅰ 期	T_{1a}	N_0	M_0	G_1
Ⅱ 期	T_{1a}	N_0	M_0	$G_{2,3,4}$
	$T_{1b,1c}$	N_0	M_0	任何 G
	T_2	N_0	M_0	任何 G
Ⅲ 期	T_3	N_0	M_0	任何 G
Ⅳ 期	T_4	N_0	M_0	任何 G
	任何 T	N_1	M_0	任何 G
	任何 T	任何 N	M_1	任何 G

多数前列腺癌无明显症状,常在直肠指检时偶然被发现,也可在前列腺增生手术标本中发现。下尿路的症状如梗阻、刺激往往是由于前列腺癌侵犯尿道、膀胱颈所引起的。前列腺癌阻塞射精管会导致血精并减少射精量。前列腺癌外侵还会损伤盆丛神经而出现急性勃起功能障碍(ED)。

晚期患者的下肢水肿可能由于肿瘤侵犯盆腔淋巴结并压迫髂血管引起。前列腺癌转移至中轴骨和四肢骨骼会导致骨痛,如果侵犯骨髓会导致全血细胞减少,转移瘤所致的脊髓压迫可能引起截瘫。

二、药物治疗原则

前列腺癌的初步诊断包括三个方面:直肠指检、经直肠超声检查和血清前列腺特异性抗原(PSA)测定。大多数前列腺癌均起源于前列腺的外周带,直肠指检可发现前列腺结节,质地坚硬,对前列腺癌的早期诊断和临床分期均有重要价值。经直肠超声可显示前列腺内低回声病灶及其大小与范围。血清PSA测定可以提高前列腺癌确诊率,并作为治疗方案的依据。血清总PSA(tPSA)增高,f/tPSA降低,则高度怀疑为前列腺癌。CT和MRI可以发现前列腺内占位性病变,其主要用于检查前列腺的淋巴结有无转移,有助于分期。有骨转移时,X线平片可显示成骨性骨质破坏,全身核素骨显像和MRI可早期发现。前列腺癌的确诊依靠经直肠针吸细胞学或经直肠或会阴前列腺穿刺活检,根据所获细胞或组织有无癌变作出诊断。

前列腺癌的治疗应根据患者的年龄、全身状况、临床分期及病理分级等因素综合考虑。治疗方法有根治性前列腺切除术、内分泌治疗、放疗和化疗。前列腺增生手术标本中偶然发现的局限性癌(Ⅰ期),一般病灶小且分化良好,可以不作进一步处理,严密观察随诊。局限在前列腺包膜以内癌(Ⅱ期)可以行根治性前列腺切除术,也是治疗前列腺癌的最佳方法,但仅适用于年龄较轻,能耐受手术的患者。年龄 > 75 岁的男性的预期生存时间 < 10 年,这一年龄段人群能否接受前列腺癌根治术需要考虑其一般健康状况。有众多并发症的患者也不适合接受列腺癌根治术,既往盆腔手术史或放疗病史也是根治术的相对禁忌。

常规的外放疗采用标准放射野,以骨盆为标记确定的照射范围。前列腺、精囊和淋巴引流区域接受 45~50Gy/1.8~2.0 Gy 的放疗,随后缩野照射前列腺及精囊,总剂量可达 65~70Gy。另外,三维适形放疗及调强适形放疗均有很好的治疗效果。前列腺粒子植入治疗是指在肛门超声引导下往前列腺内植入放射活性物质。粒子植入治疗有着一定的优势,即能够提高放射剂量且满足适形照射的要求,故可在适应证内应用。

（一）内分泌治疗

第Ⅲ、Ⅳ期前列腺癌以内分泌治疗为主。正如正常前列腺上皮细胞依赖雄激素一样，前列腺癌的细胞大多数依赖雄激素生长繁殖，这就是内分泌治疗的生理性基础。有少数前列腺肿瘤细胞为非雄激素依赖性，会导致内分泌治疗失败。

内分泌治疗主要包括切除产生雄激素的组织、抑制雄激素的合成、降低雄激素对肿瘤的刺激增殖作用、干扰靶组织中雄激素的作用及抑制垂体促性腺激素的释放等途径。

1. 手术去势治疗　人体内 95% 的雄激素由睾丸产生，少量来源于肾上腺及其他组织，通过手术切除双侧睾丸可直接去除睾丸来源的雄激素，患者术后 3~12 小时血浆睾酮可降至最低水平，并可长期维持。该方法简单有效且费用低。

2. 药物去势治疗

（1）雌激素（estrogens）：是最早应用于前列腺癌内分泌治疗的药物。作用机制是通过反馈抑制垂体促性腺激素分泌，从而抑制睾丸产生睾酮。另外雌激素对前列腺肿瘤细胞也有直接的抑制作用。常用量为每天 1~3mg。

（2）促性腺激素释放激素类似物促进剂（gonadotropin releasing hormone agonists, GnRH-A）　天然促性腺激素释放激素（GnRH）作用于腺垂体，使之分泌黄体生成素（LH）和促卵泡素（FSH），LH 促使睾丸间质分泌睾酮，FSH 刺激睾丸支持细胞产生雄激素结合蛋白。GnRH-A 的作用机制为它与垂体的高亲和力，可使 LH 的释放量比正常高 15~20 倍，大剂量长期给予 GnRH-A 可致使垂体促性腺激素耗竭，GnRH 受体调节功能降低，使血浆睾酮降至去势水平。目前临床常用药物有醋酸亮丙瑞林、醋酸戈舍瑞林等。

（3）抗雄激素类药物：这类药物可与内源性雄激素竞争性结合靶器官受体，抑制双氢睾酮进入靶细胞，从而阻断雄激素对前列腺肿瘤细胞的作用。睾丸切除后尚有 5% 的雄激素由肾上腺合成，故手术去势对雄激素的阻断不完全，应联合使用抗雄激素类药物以提高疗效。该类药物从结构上分为类固醇和非类固醇两大类，前者包括甲地黄体酮和甲黄体酮，后者包括氟他胺、比卡鲁胺等。

（二）化疗

由于前列腺癌化疗效果不佳，内分泌治疗是晚期前列腺癌的主要治疗方法，仅在内分泌治疗失败后可以应用化学治疗。可选用的化疗药物有：环磷酰胺、氟尿嘧啶、雌二醇氮芥、多柔比星、顺铂等。常选用的化疗方案：MP 方案（米托蒽醌 + 泼尼松）、CFP 方案（环磷酰胺 + 氟尿嘧啶 + 顺铂）、EEM 方案（依托泊苷 + 雌二醇氮芥）、PEM 方案（紫杉醇 + 雌二醇氮芥）等。

三、药学评估与监护要点

案例

患者，男性，67岁。身高175cm，体重80kg，体表面积1.94m^2，右腰部及右下肢疼痛7个月，PET发现前列腺占位及全身多发骨破坏4天。患者年轻时曾查体查出心肌缺血，未予治疗，亦无症状。患者否认糖尿病、冠心病及高血压病史，否认肝炎、结核病史及密切接触病史；无家族遗传史，否认药物食物过敏史及不良生活习惯史。

患者于7个月前无明显诱因出现右腰部及右下肢放射性疼痛，为钝痛，呈间歇性，伴麻木感，尚不影响行走，当时未予留意，无寒战发热，无咳嗽咳痰，无胸闷胸痛，无腹胀腹痛，无腹泻便秘，无恶心呕吐，无行走困难、活动不变等不适，之后疼痛麻木症状逐渐加重，遂于1个月前至当地医院就诊，行全身骨扫描示：全身骨多发异常核素浓聚灶（考虑骨转移瘤）。行胸部CT示：①双侧胸腔积液；②结合临床，多个胸椎改变考虑转移；③纵隔内显示淋巴结；④左侧胸壁软组织灶，考虑转移。行前列腺B超示：前列腺增大。腹部B超未见明显异常。查肿瘤标志物：PSA 36.13ng/ml，CA724 30.45U/ml，余AFP、CEA、CA153、CA199未见明显异常。为行进一步诊治，患者于4天前转院行全身PET-CT检查，结果示：①全身骨质广泛性骨质破坏（以成骨反应为主），高FDG代谢，符合恶性肿瘤表现，双侧胸水。②前列腺体积增大，右侧外周带高FDG代谢，建议病理学检查。行盆腔MR检查示：前列腺大小约4.2cm×4.8cm×5cm，其内信号不均，符合前列腺癌并多发骨盆转移MR表现。为行进一步治疗收入院，患者自发病以来，睡眠饮食可，体重未见明显减轻。

诊断：前列腺癌（Ⅳ期）；全身多发骨转移；左侧胸壁转移。

患者一般情况可，仍诉右腰部及右下肢疼痛，不影响睡眠，NRS疼痛评分为2分，无其他明显不适。入院后查三大常规、肝功生化、病毒系列及心电图，均未见明显异常。复查肿瘤标志物：CEA 1.46ng/ml，TPSA＞100ng/ml，FPSA＞50ng/ml。行直肠指诊示前列腺表面不光滑，结节感，质地硬，前列腺Ⅱ度增大，中央沟变浅，指套无带血。遂于泌尿外科行前列腺穿刺活检，活检结果显示：前列腺癌，Gleason评分4+3=7。免疫组化：PSA（+），P504s（+），AR（+），CK34βE12（-），P63（-），Ki-67＜1%。排除治疗禁忌后，给予戈舍瑞林3.6mg i.h. q4w. + 比卡鲁胺片50mg p.o. q.d.方案内分泌治疗，同时给予伊班膦酸钠6mg q4w.抑制骨破坏。

患者初始医嘱如下：

苦参碱 150mg+ 转化糖250ml iv. gtt q.d.

比卡鲁胺片 50mg p.o. q.d.

甲羟孕酮片 500mg p.o. q.d.

戈舍瑞林缓释植入剂 3.6mg i.h. st

吲哚美辛栓 50mg 肛塞 st(伊班膦酸钠给药前 30 分钟)

NS 500ml+ 伊班膦酸钠 4mg iv.gtt st

患者治疗过程顺利,好转出院,院外继续使用内分泌治疗药物。出院带药:比卡鲁胺片 50mg p.o. q.d.;曲马多缓释片 0.1g p.o. q12h.,如止痛效果不佳,加用吲哚美辛栓 50mg 肛塞配合曲马多止痛,8~12 小时 1 次。

(一)治疗方案评估

1. 前列腺癌内分泌治疗评价 目前,内分泌治疗是晚期前列腺癌的一线治疗方法。它应用于局部进展和转移性前列腺癌,能明显延长无进展生存期及总生存期,有效缓解肿瘤所致的症状。

GnRH-A 类药物在临床上用于治疗前列腺癌已经多年,其疗效得到广泛的认可。NOVARA 等进行的一项荟萃分析显示,GnRH-A 类药物可以使87.5%~100% 的患者实现药物去势,治疗效果已与睾丸切除术相当,这为许多患者免除了去势手术的痛苦。

戈舍瑞林(goserelin)为 GnRH-A 的一个代表药物,作用机制为抑制垂体 LH 的合成,从而降低男性血清睾酮(testosterone,T)及血清 PSA 值,通过影响下丘脑 - 垂体性腺轴的活动来降低 T 的浓度。LH 刺激睾丸产生睾酮,睾酮与前列腺癌有相当密切的关系,戈舍瑞林能够明显降低血清 PSA 值、T 值,同时使前列腺癌患者前列腺体积缩小,排尿困难症状缓解。

比卡鲁胺(bicalutamide)为非类固醇类抗雄激素药物,通过与雄激素受体竞争性结合从而产生抑制雄激素的作用。其半衰期长,适合每天 1 次给药,耐受性及依从性均较好。用法:单独应用时 150mg,口服,每日 1 次;与其他治疗联合应用时 50mg,口服,每日 1 次。

该患者接受 GnRH-A 联合雄激素治疗模式,可彻底阻断体内睾酮对前列腺肿瘤细胞的生长促进作用,从而提高晚期前列腺癌的疗效。

2. 骨转移治疗对策 该患者最初主因右腰部及右下肢放射性疼痛就诊,临床上疼痛的原因复杂,且需要鉴别的疾病较多,特别是老年人疼痛症状的普遍性和非特异性给诊断带来一定的难度。若首诊医师对老年男性前列腺癌警惕性不高,思维局限于常见疾病,易误诊为老年骨骼退行性病变或血液系统疾病并给予错误治疗。

近年来我国前列腺癌发病率呈上升趋势,部分患者无泌尿系统症状,而以骨转移引起的疼痛就诊。对以骨痛为主要表现的老年男性,应考虑前列腺癌骨转移的可能,及时行相关检查,以免误诊。

该患者明确前列腺癌并骨转移诊断后,针对患者已全身骨质广泛性骨质破坏,给予双膦酸盐类药物(伊班膦酸钠)治疗。

3. 甲羟孕酮的临床应用评价　晚期恶性肿瘤患者综合治疗的目的不仅是延长生命,更重要的是改善患者的生活质量。甲羟孕酮是一种半合成孕激素衍生物,具有促进蛋白同化作用。研究认为其不仅能改善食欲和增加体重,促进蛋白同化,还能减轻癌痛,降低化疗药物的毒副作用,改善骨髓抑制,全面提高化疗期间癌症患者的生活质量及对化疗的耐受性。

(1)减轻化疗所致消化道反应:有研究表明,化疗联合甲羟孕酮,可使晚期肿瘤患者的食欲、体重及一般状况评分较单纯化疗患者有明显改善,且胃肠道反应的发生率及严重程度较轻。可能的作用机制为甲羟孕酮可诱导下丘脑产生神经肽而刺激食欲,调节下丘脑腹内侧核的饱食中枢,减少神经元发放冲动并抑制促炎症细胞因子如白介素 -1、白介素 -6 和肿瘤坏死因子 -α 的活性,使恶心、呕吐减轻,食欲增加。

(2)对肿瘤化疗时的骨髓保护作用:甲羟孕酮能抑制骨髓干细胞的有丝分裂活性和分化,使细胞处于静止期,从而使化疗期间的白细胞无明显降低,化疗的耐受性提高,保证化疗的顺利完成。

(3)直接抗肿瘤作用:甲羟孕酮可直接作用于激素依赖性肿瘤细胞,抑制其生长代谢。常用于不能手术、复发性或转移性激素依赖性肿瘤的姑息治疗或辅助治疗,如乳腺癌、子宫内膜癌、肾癌和前列腺癌等。

(二)药学监护要点

1. 肿瘤标志物　血清 PSA 不仅被广泛用于前列腺癌的早期诊断、临床分期,而且也用于疗效监测和预后判断。建议每月 1 次动态监测血清 PSA 及 fPSA。

2. 流感样症状　体温升高、畏寒、流涕、乏力等流感样症状为双膦酸盐类药物的常见不良反应,给予非甾体类解热镇痛药物对症治疗可缓解,同时嘱患者卧床休息、多饮水。

3. 疼痛评分　患者入院时 NRS 评分为 2 分,不影响睡眠,应积极给予抗肿瘤及抗骨破坏治疗。治疗期间,临床药师应每天对患者进行疼痛评估,并嘱患者在接受药物止痛治疗时,应按时规律服药,不可只在疼痛发作时服药。

4. 用药宣教　①GnRH-A 类药物用药初期血清睾酮水平暂时上升,可能使患者病情在短期内恶化,随后睾酮水平逐渐降至去势水平,戈舍瑞林用药前告知患者及家属,做好必要的心理准备;②双膦酸盐类药物存在引起下颌骨坏死的风险,告知患者在接受骨转移治疗期间避免拔牙等相关口腔操作。

第四节 膀 胱 肿 瘤

一、概 述

（一）流行病学

膀胱肿瘤是泌尿系统最常见的肿瘤，组成膀胱的各组织都可以发生肿瘤，上皮细胞发生的尿路上皮癌、鳞状细胞癌、腺癌，占全部肿瘤的 95% 以上，其中尿路上皮癌约占 90%。临床上膀胱癌主要分为两种类型，一种是乳头状的表浅肿瘤，约占膀胱癌的 80%，大多数具有良性病程，预后佳，但其中 10%~15% 日后会发展成浸润性肿瘤；另一种是在诊断之初就表现为浸润性生长的恶性肿瘤，约占 20%，预后不佳。

（二）高危因素

膀胱癌的发病有地区性和种族性差异，美国和西欧高，日本低，美国的白人高于黑人，男女比例为 3：1。膀胱癌的发病率随着年龄急剧增加，40 岁以下发病的少见，中位发病年龄 65 岁。

吸烟及某些职业接触芳香胺很可能是重要的致病因素。吸烟者患膀胱癌的危险性是不吸烟者的 2~4 倍，发病危险与吸烟数量、持续时间和吸入程度有关。某些职业，如从事芳香胺、装染料、橡胶、铝、皮革生产的工人，油漆工和经常使用染料者可以增加膀胱癌患病的危险性，主要原因之一是接触了 2-萘胺和联苯胺等芳香胺物质。我国人群膀胱癌发病的主要相关因素为吸烟、职业接触化学物质、膀胱癌家族史、饮用乙醇与咖啡以及性别。

（三）类型和分期

按照 1973 年世界卫生组织（WHO）的膀胱癌组织病理学分类系统，将其分为高分化、中分化和低分化 3 级，分别用 G_1、G_2、G_3 表示。膀胱癌的分级与浸润性成正比，发生浸润的可能性 G_1 为 10%，G_2 为 50%，G_3 为 80%。

AJCC 分期（2002，第 6 版）（见表 6-8）

原发肿瘤（T）

T_x　原发肿瘤无法评价

T_0　无原发肿瘤

T_a　非浸润性乳头状癌

T_{is}　原位癌

T_1　肿瘤侵犯上皮下结缔组织

T_2　肿瘤侵犯肌层

pT_{2a}　肿瘤浸润浅肌层（内 1/2）

pT_{2b} 肿瘤浸润深肌层（外 1/2）

T_3 肿瘤侵犯膀胱周围组织

T_{3a} 显微镜下

T_{3b} 肉眼（膀胱外肿块）

T_4 肿瘤侵犯下列任一器官：前列腺、子宫、阴道、盆壁、腹壁

T_{4a} 肿瘤浸润前列腺、子宫、阴道

T_{4b} 肿瘤侵犯盆壁、腹壁

区域淋巴结（N）为真性盆腔的淋巴结，即髂总动脉分叉以下的盆腔淋巴结，包括：髂内动脉淋巴结、闭孔淋巴结、髂血管淋巴结（髂内、髂外，未特指）、膀胱周围淋巴结、盆腔淋巴结（未特指）、骶骨淋巴结（侧方、骶岬）、骶前淋巴结，髂总淋巴结是远处转移。

N_x 区域淋巴结无法评价

N_0 无区域淋巴结转移

N_1 单个淋巴结转移，最大直径 $\leq$ 2cm

N_2 单个淋巴结转移，最大直径 > 2cm，但 < 5cm 或多个淋巴结转移，但无一最大直径 > 5cm

N_3 淋巴结转移，最大直径 > 5cm

远处转移（M）

M_x 远处转移无法评价

M_0 无远处转移

M_1 有远处转移，常见转移部位为肺、肝、骨

表 6-8　膀胱癌的临床分期

分期	T	N	M
Ⅰ期	T_1	N_0	M_0
Ⅱ期	T_{2a}	N_0	M_0
	T_{2b}	N_0	M_0
Ⅲ期	T_{3a}	N_0	M_0
	T_{3b}	N_0	M_0
	T_{4a}	N_0	M_0
Ⅳ期	T_{4b}	N_0	M_0
	任何 T	N_1、N_2、N_3	M_0
	任何 T	任何 N	M_1

无痛性肉眼血尿是膀胱癌最常见的症状,血尿多为全程、间歇性发作,也可表现为初始血尿或终末血尿,部分患者可排出血块或腐肉样组织。尿频、尿急、尿痛,多与浸润性膀胱癌有关,尤其病变位于膀胱三角区时。肿瘤较大、膀胱颈部位的肿瘤及血块堵塞均可引起排尿不畅甚至尿潴留。肿瘤浸润输尿管口可引起梗阻,出现腰痛、肾积水和肾功能损害。晚期肿瘤侵犯膀胱周围组织、器官或有盆腔淋巴结转移时可导致膀胱区疼痛、尿道阴道瘘、下肢水肿等相应症状。

B超能较好地提示膀胱肿瘤大小、数目、部位和浸润情况,帮助判断膀胱癌的分期,了解局部淋巴结有无转移,是否侵犯相邻器官,并可同时检查双肾、腹部、腹膜后以及盆腔。

临床怀疑膀胱肿瘤的患者,一般均应考虑行尿路平片和静脉肾盂造影检查。疑有膀胱憩室或输尿管反流者应行膀胱造影检查。CT和MRI检查能准确地判断膀胱肿瘤的大小和浸润深度。尿液常规检查中,如离心后的尿沉渣中每高倍镜视野下红细胞数目＞5个,应引起重视。尿脱落细胞学检查对泌尿系统上皮肿瘤的诊断有重要意义,可作为职业性膀胱癌患者的筛查方法,是接触化学致癌物人群普查的首选。一些膀胱肿瘤标记物的检查也具有辅助诊断意义。所有怀疑为膀胱肿瘤的患者均应接受膀胱镜检查,以确定有无肿瘤存在。膀胱镜检查可以了解膀胱内肿瘤数目、大小、位置、形态和基底情况,并对肿瘤、邻近黏膜和其他怀疑部位进行活检。

二、药物治疗原则

根据膀胱癌病变浸润程度、治疗预后,可将膀胱癌分为三类:非浸润性病变、浸润性病变和转移性病变,其治疗措施明显不同。

1. 非浸润性病变(O、I期)　此类患者可行保留膀胱的治疗。对于T_a、G_1或G_2患者,经尿道膀胱肿瘤切除术(TURBT)后定期随访或术后24小时内局部灌注化疗药物治疗一次;T_a、G_3患者除了观察之外,可采用膀胱内灌注卡介苗(BCG)或丝裂霉素治疗6周,休息6周后再次评价病情变化;T_{is}患者先行膀胱镜完全切除肿瘤,随后膀胱内灌注BCG治疗,每周1次连用6周,休息6周后重新评价病变情况;T_1患者在TUR术后行局部灌注BCG或丝裂霉素治疗6周,休息6周后再次评价病变情况;在12周评价时如果发现有残存病变,T_a、T_{is}患者可以再给予膀胱内灌注6周,T_1或病变进展者应行根治性膀胱切除术。

2. 浸润性病变(Ⅱ、Ⅲ期)　此类患者的标准治疗为根治性膀胱切除术。有高危复发危险的患者如T_3病变或T_2病变伴分化差、病变浸透膀胱壁、有脉管瘤栓的应考虑术后辅助化疗。近年有学者提出采用经尿道膀胱肿瘤切除术联合化疗、放疗的综合治疗来达到保留膀胱的目的,初步研究显示其疗效与根治性膀胱切除术相似。

3. 转移性病变（Ⅳ期）　放射治疗和化疗为主。尿路上皮肿瘤细胞已被证明对于铂类、吉西他滨、多柔比星及紫杉醇等化疗药物敏感，转移性膀胱尿路上皮肿瘤患者对于含铂类药物的联合化疗方案总体反应率可达 50% 左右。

三、药学评估与监护要点

案例

患者，男性，51 岁。身高 183cm，体重 88kg，体表面积 2.10m²。膀胱癌术后 1 年余，膀胱癌复发术后 9 个月余，发现左腹股沟肿块 2 个月。否认糖尿病、冠心病及高血压病史，否认肝炎、结核病史及密切接触病史。无家族遗传史，否认药物食物过敏史及不良生活习惯史。

患者首次因"无痛肉眼血尿 1 年余，发现膀胱占位半个月余"入院，泌尿系统 CT 增强：膀胱右侧壁见一截面约 3.5cm×6.8cm 的不规则软组织肿块凸向腔内，浆膜面略毛糙，增强扫描病灶明显强化，符合膀胱癌 CTU 表现；右侧囊肿；右侧髂骨高密度灶，建议随访观察。术后活检病理（膀胱）肿瘤浸润性尿路上皮癌，高级别。于 2016 年 5 月 21 日在全麻下行"膀胱部分切除术"，手术顺利。术后病理：（膀胱）浸润性高级别尿路上皮癌，切面积约 6cm×3.5cm，侵犯肌层，脉管内查见癌栓，距切缘较近，"右髂内"淋巴结（为脂肪、纤维、血管组织）、"右髂外"淋巴结（1 枚）及"右闭孔"淋巴结（5 枚）均未查见癌。术后规律行膀胱灌注治疗，2016 年 9 月复查膀胱镜时见膀胱右侧及颈口多发菜花样肿物。于 2016 年 11 月 2 日在腰硬联合麻醉下行尿道膀胱肿瘤绿激光汽化术，手术顺利。术后规律行卡介苗膀胱灌注治疗，后规律复查，2017 年 5 月 3 日行膀胱镜检查术见膀胱右侧顶壁可见陈旧性手术瘢痕，此处膀胱黏膜被挤压凸起向膀胱内，大小约 3cm×4cm，双侧输尿管口清晰，蠕动可，膀胱内未见肿瘤、结石等，尿道黏膜光滑，尿道通畅，检查顺利。腹部 CT 增强：左下肺局灶性肺气肿，肝内多发血管瘤；胆囊结石；右肾囊肿，膀胱肿瘤术后；膀胱前方肿块，侵及膀胱及前腹壁，符合恶性肿瘤表现，建议病理学检查。考虑患者肿瘤复发，予以 GC 化疗一周期后行膀胱肿瘤切除术。术后病理示：（膀胱）浸润性高级别尿路上皮癌，切面积 5.5cm×3.8cm；"腹壁肿瘤"送检皮肤组织；其下见纤维组织增生，未查见癌；"耻骨后组织"查见癌；"左闭孔（髂外）"淋巴结（2/13 枚）查见转移癌；"左髂总 1"淋巴结（2 枚）、"左髂总 2"淋巴结（1 枚）、"左髂总 3"淋巴结（1 枚）、"左髂外 1"淋巴结（1 枚）、"左髂外 2"淋巴结纤维结缔组织均未查见癌。免疫组化：CK7(＋)，CK20(＋)，Ki-67(＋)(40%)，P53(＋)，P504S(－)。术后给予吉西他滨 1 400mg，顺铂 120mg 3 周期化疗，后定期复查。近 2 个月来自觉腹股沟区出现包块，逐渐增大，现大小约 4cm×3cm，为行进一步治疗收入院，患者自发病以来，睡眠饮食可，体重未见明显减轻。

诊断：①膀胱肿瘤复发术后；②膀胱肿瘤部分切除术后；③膀胱肿瘤绿激光汽化术后腹股沟转移？

患者一般情况可，无发热，自述右侧腹股沟区疼痛，NRS 评分 5 分，余无其他明显不适。入院后查三大常规、肝功生化、病毒系列及心电图，肿瘤标记物均未见明显异常。查体全身浅表淋巴结未触及肿大。腹平软，下腹部可见一纵行陈旧性手术瘢痕，腹部无压痛。右侧腹股沟区可触及一 7cm×5cm 肿块，压痛。患者 2 次膀胱肿瘤复发，3 次手术治疗，前两次手术后均行膀胱灌注治疗，未行全身化疗、放疗，第 3 次术后患者行吉西他滨＋顺铂全身化疗，目前患者肿瘤腹股沟区转移，排除治疗禁忌后，给予紫杉醇脂质体 300mg d1＋奥沙利铂 250mg d2 方案化疗，同时给予保肝、止吐等对症处理。

患者初始医嘱如下：

胸腺五肽　10mg i.h. q.d.

羟考酮缓释片　10mg p.o. q12h.

5% 葡萄糖注射液　250ml＋多烯磷脂酰胆碱注射液 20ml iv.drip q.d.

NS　100ml＋泮托拉唑注射液 40mg iv.drip q.d.

昂丹司琼注射液　8mg i.v. b.i.d.

甲氧氯普胺注射液　10mg i.m. b.i.d.

地塞米松磷酸钠注射液　10mg i.v. q.d.

异丙嗪注射液　25mg i.m. q.d.

NS　100ml＋西咪替丁注射液 300mg iv. drip q.d.

5% 葡萄糖注射液　250ml＋紫杉醇脂质体 300mg iv. drip q.d.

5% 葡萄糖注射液　250ml＋奥沙利铂注射液 250mg iv. drip q.d.

过程顺利，出院。

出院带药：

甘草酸二铵肠溶胶囊　50mg p.o. t.i.d.

昂丹司琼片　4mg p.o. t.i.d.

白细胞低时，予粒细胞集落刺激因子 200μg i.h. q.d.

羟考酮缓释片　20mg p.o. q12h.

（一）治疗方案评估

该患者在第 2 次复发后已行四个周期的 GC 辅助化疗，目前再次出现了复发转移，全身化疗是转移性膀胱癌的标准治疗，目前针对膀胱癌一线化疗进展后并没有标准的二线化疗方案，紫杉类联合铂类可以作为二线化疗方案。

紫杉醇（paclitaxel）是一种作用于有丝分裂纺锤体的药物，阻滞真核细胞于 G_2/M 期。低浓度时通过改变微管动力学变化，限制细胞有丝分裂，引起细胞体积和 DNA 含量异常，造成细胞死亡；高浓度时造成稳定的微管束形成，增加了微管聚合体团块体积,导致 G_2/M 期阻滞和细胞凋亡。紫杉醇对膀胱肿瘤具有显著的疗效,为目前所知膀胱肿瘤单药化疗之最。

奥沙利铂(oxaliplatin)为第三代铂类抗肿瘤药物,主要作用于肿瘤细胞的 DNA,与 DNA 形成药物-DNA 复合物,从而干扰 DNA 的复制、转录,抑制肿瘤细胞的有丝分裂,最终使肿瘤细胞死亡。有研究表明奥沙利铂对膀胱癌的治疗是有效的,效果优于顺铂和卡铂。

该患者一线治疗后出现了复发转移,将化疗方案更换为紫杉醇脂质体联合奥沙利铂,对于晚期转移性的膀胱癌的治疗,使用化疗的目的主要是延长生存期和改善症状,有文献支持紫杉类联合铂类治疗转移性膀胱癌有较高的疗效,奥沙利铂作为第 3 代铂类,耐受性较顺铂更好,获益性更高。

(二)药学监护要点

1. 骨髓抑制　紫杉醇脂质体和奥沙利铂均具有骨髓抑制作用,以白细胞减少为主,贫血和血小板减少一般不常见。建议治疗过程中患者应每 3~4 天复查血常规,如果出现骨髓抑制,及时给予粒细胞刺激因子等对症治疗,必要时停止或减缓化疗。

2. 神经系统毒性　神经系统毒性是奥沙利铂的主要剂量限制性毒性,表现为急性神经系统毒性:为一过性的感觉异常、感觉迟钝、感觉减退,或发生急性咽喉异常综合征;慢性神经系统毒性:与奥沙利铂的累积给药剂量密切相关,当累积剂量为 $750mg/m^2$ 时,15% 的患者会出现,当累积剂量达 $1\,170mg/m^2$ 时,50% 的患者会出现,主要表现为初始时肢体感觉麻木和感觉异常持续不退,随后发生震荡感受降低、本体感受迟钝、精细分辨力减退。

3. 消化道反应　恶心、呕吐、腹泻和黏膜炎发生一般为轻和中度。

4. 肝脏毒性　药物引起的肝脏毒性主要表现为肝酶(GPT/GOT/ALP)或胆红素(TB)的升高,治疗期间应检测肝功能变化,并适时给予保肝治疗等辅助治疗;一旦出现明显肝功能异常,须停止或暂缓化疗。

5. 疼痛评分　患者入院时 NRS 评分为 5 分,不影响睡眠,应积极给予镇痛治疗。治疗期间,临床药师应每天对患者进行疼痛评估,并嘱患者在接受药物止痛治疗时,应按时规律服药,不可只在疼痛发作时服药。

6. 用药宣教　①紫杉醇脂质体常引起过敏反应,为预防紫杉醇可能发生的过敏反应,在使用本品前 30 分钟,会进行预处理,包括静脉注射地塞米松 5~10mg;肌内注射苯海拉明 50mg;静脉注射西咪替丁 300mg。紫杉醇脂质体会引起 80% 的脱发。紫杉醇脂质体只能用 5% 葡萄糖溶液稀释,且须保证静脉滴注 3 小时。②奥沙利铂遇冷刺激会诱发神经系统毒性,在输注过程中应避免触碰冷的物品,如避免接触冷水,避免直吹空调冷风等,以免加重毒性。

(刘　宇　张　文　黄琰菁)

第七章 皮肤、骨及软组织肿瘤

第一节 骨 肿 瘤

一、概 述

（一）流行病学

骨肿瘤为发生于骨骼或其附属组织的肿瘤，包括良性及恶性肿瘤。多数骨肿瘤呈良性，其发病率可能是原发性恶性骨肿瘤的100倍以上。恶性骨肿瘤是引起癌症相关并发症和死亡的一个重要原因，据估计，美国每年确诊约3 000例原发性恶性骨肿瘤（起源于骨髓的恶性肿瘤除外），死亡率接近50%。较为常见类型为骨肉瘤（35%）、软骨肉瘤（30%）、尤因肉瘤（16%），骨恶性纤维组织细胞瘤及纤维肉瘤较为罕见，占全部原发骨肿瘤的2%~5%。骨肉瘤及尤因肉瘤主要发生于儿童和年轻人，而软骨肉瘤常发生于中年和老年人。

（二）高危因素

大部分骨肿瘤的病因和发病机制目前尚不清楚，可能与基因的突变及重排相关。特异性基因突变在骨肉瘤的发病机制中发挥重要作用。有研究表明，*EWS*及*ETS*基因家族的基因重排，与尤因肉瘤发病机制密切相关。Li-Fraumeni综合征是以抑癌基因*p53*基因突变为特征的一种家族性癌症综合征，其患者继发骨肉瘤的风险较高。对有视网膜母细胞瘤病史的患者，骨肉瘤是常见继发恶性肿瘤，这类患者的特征是视网膜母细胞瘤基因*RB1*突变。骨肉瘤患病风险的增高还与其他一系列遗传倾向综合征相关。此外，骨肉瘤是最常见的放射诱导的骨起源恶性肿瘤，放疗后发生骨肉瘤为一个可量化的风险，骨肉瘤是成视网膜细胞瘤放疗后最常见的第二原发恶性肿瘤。

（三）类型和分期

按组织起源命名，有多种不同类型的原发骨肿瘤。软骨肉瘤起源于软骨，骨肉瘤起源于骨，骨的纤维肉瘤起源于纤维组织。部分肉瘤，包括尤因肉瘤，其肿瘤家族的细胞类型不能确定。其他肿瘤包括纤维肉瘤，纤维肉瘤往往类似于骨肉瘤但没有骨化。此外还包括非骨肿瘤转移瘤、孤立性骨浆细胞瘤/多发性骨髓瘤，以及骨原发性淋巴瘤等。

美国关节肿瘤协会对骨肿瘤的分期采用了 TNM 分期，分期标准专门定义了原发肿瘤的范围（T）、任何淋巴结转移（N）或远处转移（即转移情况，M）。需注意原发性骨肉瘤所致的区域性淋巴结受累很少见，通常不进行区域淋巴结取样/淋巴结清扫，且关于区域淋巴结的分期也不适用于骨肉瘤。美国肿瘤联合会（AJCC）则结合组织学分级对骨肉瘤进行分期。

（四）预后因素

骨肉瘤患者血清乳酸脱氢酶（LDH）增高，则预后差，有症状的转移灶患者血清碱性磷酸酶（ALP）明显高于病变局限的患者，5 年无复发生存率有明显的差别。尤因肉瘤预后有利的指标包括原发病生长在骨的远端部位，发病时血清 LDH 正常，无远处转移。约 1/4 出现转移的患者预后极差，这一点与其他骨肉瘤并不相同。肺、骨及骨髓为最常见的转移部位。

二、骨　肉　瘤

（一）概况

骨肉瘤是目前最常见的起源于骨的原发性恶性肿瘤（骨髓瘤除外），其特征是恶性肿瘤细胞产生类骨质或不成熟骨。骨肉瘤最常见于 10~29 岁，中位发病年龄为 20 岁，主要有髓内、表面、骨外三种亚型。髓内高级别骨肉瘤是经典病理类型，占全部骨肉瘤的 80%，髓内高级别骨肉瘤是一种梭形细胞肿瘤，肿瘤细胞可产生骨样基质或不成熟骨，常见于骨生长发育活跃的股骨远端或近端胫骨。骨膜外病变是皮质旁骨肉瘤，常发生在股骨远端后方，该变异型往往比经典骨肉瘤转移晚，组织学恶性度低。另外一种皮质旁变异型为骨膜骨肉瘤，常累及股骨远端后方，病变的严重性表现介于皮质旁骨肉瘤及经典骨肉瘤之间。其他变异型还包括继发于 Paget 病或既往放疗的骨肉瘤。骨肉瘤早期症状为疼痛及继发肿胀，疼痛最初常表现为间断性，易与生长痛混淆，以致延误全面检查。肺为血行播散最常见转移部位。肿瘤大小和部位、转移症状及部位、化疗后病理的缓解及切缘阴性的完全切除术，是肢体及躯干骨肉瘤的重要预后因素。一个或多个可切除肺转移灶的患者，生存率接近无肺转移的患者。

（二）AJCC 骨肉瘤分期分组

见表 7-1。

表7-1　TNM分期表

分期	T	N	M	级别
I A	T_1	N_0	M_0	$G_{1,2}$
I B	T_2	N_0	M_0	$G_{1,2}$
II A	T_1	N_0	M_0	$G_{3,4}$
II B	T_2	N_0	M_0	$G_{3,4}$
III	T_3	N_0	M_0	$G_{3,4}$
IVA	任何T	N_0	M_{1a}	任何G
IVB	任何T	N_1	任何M	任何G
	任何T	任何N	M1b	任何G

注：G_1. 高分化；G_2. 中度分化；G_3. 低分化；G_4. 未分化；M_{1a}. 肺转移；M_{1b}. 其他部位转移。

(三)治疗方案及药物

手术是骨肉瘤治疗的主要方式。在手术基础上联合辅助化疗和新辅助化疗可明显改善非转移性骨肉瘤患者的预后。随着综合治疗的开展，约3/4骨肉瘤患者诊断后被治愈，约95%的成年患者成功地保留肢体。骨肉瘤的多药联合方案包括以下药物中至少三种：多柔比星（EPI）、顺铂（DDP）、博来霉素（BLM）、环磷酰胺（CTX）、异环磷酰胺（IFO）、放线菌素D（AMD）和大剂量甲氨蝶呤（MTX）。临床试验证实，包括顺铂、多柔比星的短期、密集化疗方案（含或不含大剂量甲氨蝶呤和异环磷酰胺）可获得非常好的远期结果。有研究评估了化疗中加用米伐木肽（MTP-PE）的效果。米伐木肽是一种免疫刺激剂，是20余年来首个改善骨肉瘤患者长期存活的药品。当患者接受术后化疗的同时也静脉注射米伐木肽免疫治疗（一周2次，给药3个月，随后一周1次，6个月），加用米伐木肽显著改善了总生存率（6年时78% vs 70%），但米伐木肽对无事件生存期（EFS）的改善没有达到统计学意义（67% vs 61%），这在干预措施对总生存率改善有统计学意义的肿瘤研究中非常少见。因此，在将米伐木肽纳入骨肉瘤的标准化疗之前还需要进一步研究其对骨肉瘤的效果。美国FDA根据所提交的初始数据拒绝批准米伐木肽用于辅助化疗。

新辅助化疗：术前化疗与单纯手术切除的10年OS率分别为86%及83%。《NCCN骨肿瘤临床实践指南》推荐骨膜骨肉瘤广泛切除术前化疗，高级别骨肉瘤广泛切除术前首选化疗。特定年老者可能受益于立即手术。尽管新辅助化疗可以改善早期高级别骨肉瘤的预后，但出现转移则结果显著变差。无论术后应用何种化疗方案，新辅助化疗后分化良好的病理学（大于90%坏死）缓解可预测生存。

术后辅助：一项新的随机研究结果显示，术后辅助化疗的 EFS 显著高于术后观察组，短期密集化疗可获得非常好的长期生存结果，与多药联合化疗的疗效类似。《NCCN 骨肿瘤临床实践指南》推荐，低级别（包括髓内型和表面型）和骨膜肉瘤接受广泛切除术后，病理检测发现高级别骨肉瘤成分，推荐进行术后化疗。高级别骨肉瘤广泛切除术切除后，获得良好的病理学缓解，继续用同样的化疗方案化疗几个周期，而病理学缓解差的，考虑用不同的化疗方案。

对于新辅助、术后辅助以及晚期转移性骨肉瘤，NCCN 指南推荐一线方案见表 7-2。对于术后无转移患者，ADM+DDP 与多药联合方案相比，耐受性更好，生存时间无差别。DDP+IFO+EPI 治疗四肢骨肉瘤，疗效显著，耐受性好。

约有 30% 局部骨肉瘤或 80% 出现症状已转移的患者将会复发，IFO+ 依托泊苷（VP-16）治疗复发或难治的骨肉瘤，缓解率可达 48%。CTX+VP-16 则取得 19% 的缓解率，35% 的患者肿瘤稳定，4 个月时的 PFS 为 42%。单药吉西他滨（GEM）及 GEM+ 多西他赛（DOC），CTX+ 紫杉醇（TPT），IFO，卡铂（CBP）+VP-16 治疗复发或难治性骨肉瘤患者也有效。NCCN 指南推荐二线治疗方案见表 7-2。

表 7-2 《NCCN 骨肿瘤临床实践指南》推荐骨肉瘤化疗方案

一线方案	二线方案
PDD+ADMDDP+ADM	IFO（大剂量）± VP-16
MAP（HD-MTX+DDP+ADM）ADM+DDP+IFO+HD-MTX	瑞格非尼
	索拉非尼 + 依维莫司
	CTX+TPO
	DOC+GEM
	GEM
	CTX+VP-16
	IFO+CBP+VP-16
	HD-MTX
	HD-MTX+VP-16+IFO

乙二胺四甲基膦酸（153Sm-EDTMP）是一种亲骨性放射性药物，被用于评估治疗局部复发或转移的骨肉瘤或骨转移，其可缓解疼痛，治疗高危的骨肉瘤有效。治疗方案见表 7-3。

表7-3　骨肉瘤患者常用化疗方案

1. 欧洲骨肉瘤协作组方案

药物	剂量	给药途径	给药时间
EPI	$25mg/m^2$	静脉推注	d1~3
DDP	$100mg/m^2$	持续静脉输注	d1

注：每3周进行重复（术前2个疗程，术后4个疗程）。

2. 转移性肿瘤常用方案

药物	剂量	给药途径	给药时间
VP-16	$100mg/m^2$	静脉输注1小时	d1~5
IFO	$3\,500mg/m^2$	静脉输注4小时	
		美司钠保护泌尿系统	d1~5

注：在重组人粒细胞集落刺激因子G-CSF（第6天开始）支持下每3周重复。

3. 解救性治疗方案

药物	剂量	给药途径	给药时间
IFO	$3\,000mg/m^2$	静脉输注3小时	d1~4
		美司钠保护泌尿系统	
VP-16	$75mg/m^2$	静脉输注1小时	d1~4

注：每3~4周进行重复（2个疗程）。

4. 解救性治疗方案

药物	剂量	给药途径	给药时间
IFO	$4\,000mg/m^2$	静脉输注3小时	d1
		美司钠保护泌尿系统	
VP-16	$100mg/m^2$	b.i.d.（静脉输注1小时）	d2~4

注：每3~4周进行重复（2个疗程）。

5. 解救性治疗方案

药物	剂量	给药途径	给药时间
GEM	$675mg/m^2$	静脉输注90分钟	d1, d8
DOC	$75\sim100mg/m^2$	静脉输注1小时	d8

注：每3周进行重复。

（四）药学评估与监护要点
案例

患者，女性，40岁。身高167cm，体重65kg，体表面积$1.72m^2$，以确诊"骨肉瘤"化疗 1 个月余为主诉入院。既往无特殊病史，无家族遗传史，否认药物食物过敏史及不良生活习惯史。

患者 2013 年 9 月无明显诱因出现胸背部疼痛，程度尚可忍受，行走及用力时疼痛加重，卧床休息后可缓解，无腰部及下肢发红、发热、肿胀，未重视，未诊治。2014 年 9 月无明显诱因胸背部疼痛加剧，程度难以忍受，休息后不可缓解，查肺部 CT 示：部分胸椎骨质吸收、破坏。胸椎 MRI 示：T5 椎体破坏，考虑恶性病变；查全身骨显像：T5 椎体异常放射性分布，考虑恶性病变。CT 成像 + 三维重建：T4、T5 病变，考虑恶性。于 2014 年 9 月 9 日行"后路腰椎管减压 + 植骨融合 + 内固定术"，术后恢复良好，胸背部疼痛减轻。术后病理诊断：(T4-5 椎体病变) 在纤维背景上查见骨样组织呈浸润性生长，骨肉瘤不能排除。免疫组化：CK7(−)，CK20(−)，TTF-1(−)，Ki-67(+)(10%)，Villin(−)，VIM(+)，CD34 纤维黏液样间质(+)，S-100(f+)，Desmin(−)，syn(−)，CD99(+)，LCA(−)，CK(−)，EMA(−)。出院后未再规律复查。2018 年 1 月无明显诱因再次出现胸背部疼痛，疼痛呈持续性、针刺样疼痛，伴双下肢无力无法正常行走，平躺时感呼吸不畅。入院查肿瘤标志物：CA125 124.52 ↑ U/ml。胸部 CT 平扫 + 增强及磁共振均提示 T3、4 右侧附件骨质破坏伴软组织肿块，考虑恶性肿瘤复发，其余无异常。行 T4 穿刺活检，术后病理 (T4 椎体活检组织) 示：(T4~5) 骨肉瘤，肿瘤髓内浸润，并侵及骨旁软组织。今为求进一步诊治，门诊拟"T4、T5 椎骨骨肉瘤"收住入院。

患者入院后查体：ECOG 1 分，NRS 2~3 分，神志清醒，脊柱无侧弯，无后突畸形，皮肤无破溃，颈、胸椎、腰椎生理弯曲度存在，腰椎活动稍受限。相当于 T4~5 棘突间及右侧脊旁压痛、叩击痛，无下肢放射痛。左下肢肌力 0 级，右下肢肌力 1 级，马鞍区感觉未见明显异常，其余未见明显异常。

诊断：T4~5 骨恶性肿瘤 (骨肉瘤术后复发伴肿瘤髓内浸润，并侵及骨旁软组织 $T_xN_xM_0G_x$)。

入院后治疗上予甲泼尼龙抗炎、甘露醇脱水缓解脊髓压迫等对症处理，给予"表柔比星 100mg d1+ 顺铂 40mg d1~3, q3w."化疗，具体方案见表 7-4。

表 7-4 治疗方案

给药剂量	给药剂量	给药方法	给药时间
20% 甘露醇注射液	125ml	iv.drip q8h.	d1~14
注射用甲泼尼龙	40mg	iv.drip q.d.	d1~14
0.9% 氯化钠注射液	100ml		
右雷佐生注射液	2 000mg	iv.drip q.d.	d7
5% 葡萄糖注射液	500ml	（表柔比星前 30min）	

续表

给药剂量	给药剂量	给药方法	给药时间
表柔比星注射液	100mg	iv.drip q.d.	d7
0.9% 氯化钠注射液	100ml		
顺铂注射液	40mg	iv.drip q.d.	d7~9
0.9% 氯化钠注射液	100ml		
帕洛诺司琼注射液	0.25mg	i.v.	d7
奥氮平	5mg	p.o. q.d.	d7~10
塞来昔布	200mg	p.o. b.i.d.	d1~14

1. 治疗方案评估

患者评估

（1）女性，40岁，为胸椎（T4~5）骨肉瘤，术后复发伴肿瘤髓内浸润，并侵及骨旁软组织，肿瘤分期 $T_xN_xM_0G_x$，无远处转移，组织病理学分级不明。

（2）主要症状为胸背部疼痛，NRS 2~3分，双下肢肌力下降。

（3）目前给予甲泼尼龙抗炎、甘露醇脱水缓解脊髓压迫，之前未曾接受过化疗。

（4）ECOG评分1分，肝、肾功能无异常。

2. 治疗方案分析与选择　患者为中年女性，本次入院为骨肉瘤术后复发，未发现远处转移。此类患者的治疗应先评估手术的可能性，尽量争取手术切除病灶。

术前新辅助化疗对骨肉瘤的OS没有很明显的改善，《NCCN骨肿瘤临床实践指南》指出对于高级别骨肉瘤可推荐术前化疗。本患者组织病理学分级不明，考虑到患者由于肿瘤伴髓内浸润，并侵及骨旁软组织，R0切除有一定难度，因此可给予新辅助化疗，以提高R0切除率，并且新辅助化疗可延长EFS。

多柔比星联合顺铂为NCCN指南推荐的骨肉瘤一线化疗方案，患者之前未进行化疗，目前各项指标均无异常，选择此方案符合指南推荐。多柔比星和表柔比星同属蒽环类，二者作用相似，表柔比星的心脏毒性相对多柔比星小，引起相同程度心功能减退的蓄积剂量之比为2∶1，本方案选择表柔比星合理。

3. 药学监护要点

（1）药物治疗方案分析评价

1）对症治疗：患者目前出现胸骨疼痛，下肢无力，脊髓压迫症状明显，应先缓解脊髓压力改善症状。给予20%高渗甘露醇注射液125ml q8h.脱水降压处理，甘露醇为高渗透降压药，可提高血浆渗透压，使脊髓的水分进入血液，达到脱水的作用，改善脊髓水肿。同时给予甲泼尼龙注射液40mg抗炎，类固醇激素在脊髓病变的急性期起重要作用，可以减轻脊髓水肿，控制炎症。此外，由于患者有疼痛症状，疼痛评分NRS 3分以下，为轻度疼痛，给予塞来昔布镇痛。上述药物均可改善患者脊髓压迫症及其所致疼痛，但需注意及时评估患者症状，症状改善需停药。

2）抗肿瘤治疗：本患者所选化疗方案为表柔比星联合顺铂，符合NCCN指南推荐，但指南未给出具体剂量。根据欧洲骨肉瘤协作组方案，表柔比星给药量为25mg/m² d1~3，顺铂100mg/m² d1。患者体表面积1.72m²，顺铂给药总量为120mg，表柔比星给药总量100mg，总体剂量偏小，建议足量化疗，以免影响疗效。

3）化疗不良反应预处理用药：根据NCCN指南，顺铂为高度致吐药物，需联用3种以上止吐药物预防呕吐，本方案给予帕洛诺司琼、奥氮平止吐。由于患者使用激素甲泼尼龙缓解脊髓压力，因此未再给予地塞米松预防呕吐，但需考虑到剂量差别。根据指南，地塞米松用量为20mg，按说明书，甲泼尼龙用于止吐应在化疗前后各给药250mg，而本案例中甲泼尼龙给药量为40mg，激素剂量偏小，需适当补充剂量。

表柔比星仍存在心脏毒性，使用右雷佐生注射液减轻其心脏毒性，说明书未提及二者用药比例，根据《蒽环类药物心脏毒性防治指南（2013年版）》，右雷佐生与表柔比星的比例为20∶1，宜在表柔比星前30分钟给药，本方案右雷佐生用药符合循证推荐。

（2）化疗药物治疗过程监护

1）配置过程：表柔比星需用注射用生理盐水或者注射用水稀释，终浓度不超过2mg/ml；顺铂宜用注射用生理盐水配置，二者配置完均需尽快使用，减少放置时间。

2）给药过程：表柔比星为发泡剂，药物外溢对皮肤及软组织损害大，为了减少外溢的危险，应先注入生理盐水检测输液管通畅性及注射针头确实在静脉之后，再经此输液管给药；顺铂需避光滴注，滴注过程应使用避光袋及避光输液管。

（3）不良反应监护

1）心脏毒性：表柔比星可出现一过性心电图改变，出现室上性心动过速，用药期间应持续监测心功能，以减少心力衰竭的危险。

2）消化道反应：表柔比星及顺铂均有可能导致恶心、呕吐、食欲下降等不适，顺铂为高度致吐药物，在给予充分预防性止吐的情况下，仍需监护患者恶心呕吐次数；应注意5-HT$_3$受体拮抗剂可能导致便秘。

3）骨髓抑制：表柔比星和顺铂均有不同程度的骨髓抑制作用，化疗第七天予复查血常规。

4）肾毒性：顺铂具有肾毒性，大剂量给药需水化，本例患者每日给药40mg，且考虑到患者脊髓水肿，未给予大量水化，需密切监测肾功能，且每日给予患者甘露醇，甘露醇可致急性肾功能衰竭，可每3天复查患者胱抑素C、肌酐、尿素氮等指标。

5）耳毒性：顺铂具有耳毒性，应监护患者是否出现听力下降情况。

（4）患者教育

1）告知患者化疗可能出现的不良反应，并指导患者进行自我监测，如表柔比星具有心脏毒性，化疗期间应注意是否有胸闷、心跳加速等症状；顺铂可致听力下降，可自行监测听力变化；告知患者本方案可致恶心、呕吐，已给予预防用药，如仍出现多次恶心、呕吐，需及时报告医生。

2）告知患者化疗相关注意事项，尿液颜色可能发生变化，可为橙红色，为表柔比星所致，可不需过分担忧；嘱患者多饮水，促进化疗药物排泄。

3）对患者进行生活习惯等健康指导，告知患者化疗期间应多注意休息，饮食以清淡营养为主，可少量多餐；可适当听轻音乐，缓解紧张焦虑情绪，适当活动，不宜久躺；注意保暖，避免着凉。

三、尤因肉瘤

尤因肉瘤（Ewing sarcoma）是一种高度恶性小圆细胞性肿瘤，主要来源于骨，也有少数发生在软组织中，通常是由于第11位和第12位染色体易位，*EWS*基因与ETS家族转录因子基因（如 EWS-FLI-1）之间形成嵌合融合。尤因肉瘤约占所有原始恶性骨肿瘤的10%，占所有儿童恶性肿瘤的3%，是骨肿瘤中发病率较高的一类。

尤因肉瘤多发生于四肢长骨，如股骨、胫骨、腓骨、尺骨和足部各骨，其次是髂骨和肋骨。影像学多表现为溶骨性破坏。骨膜反应呈典型"洋葱皮"样改变。患者常因持续数周或数月的局部疼痛或肿胀而就医，有时患肢肿胀伴肿块表面红斑。病变邻近关节的患者可能表现为关节活动性丧失，而累及肋骨的病变可直接扩散至胸膜并形成大的骨外肿块。若病变累及脊柱或骶骨，神经根刺激或受压可导致背痛、神经根病或脊髓压迫的症状，如无力排便或排尿控制丧失。

尤因肉瘤与其他骨肉瘤不同的是全身症状较为多见，10%~20% 的患者就诊时存在发热、乏力、体重减轻或贫血等。异常的实验室检查包括 LDH 增高，白细胞增多。常见转移部位为肺、骨及骨髓。

对于看似局部病变的患者，若仅接受手术或放疗，治愈可能性仅为

10%~20%；当加入化疗后治愈可能性将大大提高。手术切除是否完全和对诱导治疗的反应都是重要的预后因素。

　　尤因肉瘤在仅做局部治疗的患者中复发率相当高，据此推测可能所有患者都存在亚临床转移性病变。因此，全身性化疗已成为治疗的重要组成部分。化疗可以成功根除这些病灶，并且现代治疗方案中都包含化疗，化疗通常在局部治疗前后进行。对于局限性疾病患者，在局部治疗基础上加用数月的多药强化化疗对生存有显著的影响，目前报道的 5 年和 10 年生存率分别约为70% 和 50%。

　　基于目前多项研究的结果，美国治疗尤因肉瘤的标准化疗方案包括长春新碱、多柔比星和环磷酰胺，联合交替使用异环磷酰胺和依托泊苷（VDC/IE）。通常，在局部治疗前先给予 4~6 个周期的化疗。只要患者对术前化疗有任何有效迹象，术后就给予额外周期的相同治疗，总的治疗持续时间约为 48 周。疼痛缓解、肿瘤体积缩小、乳酸脱氢酶水平下降、放射影像学检查改善，或切除标本有坏死证据，所有这些因素均支持患者继续接受可以耐受不良反应的化疗。

　　对于晚期患者，标准方案选择包括常规剂量的多柔比星加环磷酰胺、VDCA 或 VDC 方案、VDC 与 IE 交替应用方案、含有高剂量烷化剂的方案以及通常需要造血支持的更强化的多药联合方案。复发或难治性患者可以考虑参与临床试验，可能存在机会。

第二节　软组织肿瘤

一、概　　述

（一）流行病学

　　发生于软组织的恶性肿瘤，均称为软组织肉瘤（soft tissue sarcoma，STS）。软组织肉瘤约占成人恶性肿瘤的 1%，占儿童恶性肿瘤的 15%。不同国家和地区所报道的发病率不尽相同，美国年发病率约 3.4/10 万，欧洲年发病率为4~5/10 万，我国年发病率约为 2.38/10 万。根据 SEER 数据库统计，STS 不同人种可能存在发病率的差异。尽管美国男女发病人数比例约为 1.4∶1，但我国男女发病人数比例接近 1∶1。随着年龄的增长，发病率明显增高，根据年龄校准后的发病率，80 岁时发病率约为 30 岁时的 8 倍。

　　软组织肉瘤可发生在所有解剖部位，多数见于四肢，但所有上皮肉瘤的 40%~50% 出现在前臂和手指。软组织肉瘤最常见的主诉是逐渐增大的无痛性肿块，特别是在大腿和腹膜后腔，肿块可能较为巨大。患者主要症状为疼痛或与肿块压迫相关的症状，包括感觉异常或肢体水肿。罕见情况下，患者可能出现全身症状,如发热和/或体重减轻。软组织肉瘤最常见的扩散方式是血行扩散,主要扩散到肺,很少会扩散到区域淋巴结。很大一部分软组织肉瘤患者明确诊断时已经是晚期,晚期软组织肉瘤化疗的有效率为25%~30%,5年生存率低于10%。

(二)高危因素

一般认为肉瘤是原发肿瘤,大多数病例没有明确的病因,已确定的因素包括遗传易感性(如 Li Fraumeni 综合征、神经纤维瘤病 I 型)、放疗或化疗暴露、化学致癌物质、慢性刺激和淋巴水肿等。放疗后靶区数年后可发生肉瘤。此外,已发现人类免疫缺陷病毒(HIV)和人类疱疹病毒(HHV)-8 与 Kaposi 肉瘤的发病机制有关。

(三)类型和分期

软组织肉瘤是起源于间叶组织的异质性实体瘤。世界卫生组织(WHO)将软组织肉瘤分为 50 多种亚型,常见的亚型有恶性纤维组织细胞瘤、胃肠间质瘤、脂肪肉瘤、平滑肌肉瘤、滑膜肉瘤和恶性外周神经鞘瘤等,其中横纹肌肉瘤是儿童最常见的软组织肉瘤。

AJCC 分期系统用于 STS 尚有争议,因其未对肿瘤部位或组织学进行阐释,这是两个重要的预后指标。由于组织学分级高低、有无转移灶以及是否获得肉眼下的全切除,是腹膜后肉瘤患者存活的主要决定因素,因此,分期需结合考虑以上因素。目前 AJCC 未广泛用于非四肢肉瘤。

二、药物治疗原则

STS 治疗方案的选择与肿瘤的部位及分期相关。无论对于四肢及躯干 STS、腹膜后腹腔 STS,早期患者均以手术治疗为主,可获得令人满意的局部控制和长期生存率,术后的切缘情况是影响长期无病生存期最重要的因素。对于中期患者,肿瘤体积大、病理为高级别的、有局部复发及转移危险的四肢 STS 考虑术前化疗。

对于无法切除的转移性 STS 患者,全身性治疗可缓解疾病进展,延长生存期。不同的 STS 组织学亚型表现出不同的化疗敏感性,滑膜肉瘤和 MRCL 属于较具化疗敏感性的亚型。MRCL 对多柔比星为基础的化疗敏感,滑膜肉瘤对烷化剂敏感。相比之下,其他亚型(如透明细胞肉瘤和纤维黏液样肉瘤)对常规的蒽环类药物和异环磷酰胺为基础的化疗似乎缓解率较低,而 GIST 则对标准细胞毒性药物无反应。

转移性 STS 患者可采用的药物包括多柔比星、异环磷酰胺、达卡巴嗪、多西他赛、紫杉醇等(见表 7-5)。单药方案治疗缓解率始终超过 20% 的是多柔比星、表柔比星和异环磷酰胺。脂质体多柔比星一线治疗晚期肉瘤的毒性小，但尚不明确此类药物是否与非包封多柔比星效果相同。联合方案大多数包括多柔比星和一种烷化剂，总体缓解率范围为16%~46%，完全缓解率为5%~10%。

常用的联合方案包括：多柔比星联合异环磷酰胺和美司钠（AIM方案）；美司钠、多柔比星、异环磷酰胺联合达卡巴嗪（MAID方案）；吉西他滨联合多西他赛、长春瑞滨或达卡巴嗪；多柔比星联合达卡巴嗪（AD方案）；异环磷酰胺加依托泊苷联合使用，或再联合交替使用长春新碱、多柔比星和环磷酰胺（VAC/IE方案）。

以上方案中，VAC/IE用于尤因肉瘤、横纹肌肉瘤或促结缔组织增生性小圆细胞肿瘤。

表7-5　STS常用化疗药物

根据肉瘤组织分型进行化疗

组织学分型	一线治疗	抢救治疗
平滑肌肉瘤	多柔比星	异环磷酰胺
	达卡巴嗪	曲贝替定
	吉西他滨 ± 紫杉醇	
	替莫唑胺	
脂肪肉瘤	多柔比星	达卡巴嗪
	异环磷酰胺	曲贝替定
恶性纤维性组织细胞瘤	多柔比星	
	异环磷酰胺	
	达卡巴嗪	
滑膜肉瘤	异环磷酰胺	达卡巴嗪
	多柔比星	曲贝替定
恶性外周神经鞘膜瘤	异环磷酰胺	多柔比星
血管肉瘤	紫杉醇	异环磷酰胺
	脂质体多柔比星	吉西他滨
	多柔比星	长春瑞滨
纤维肉瘤	异环磷酰胺	达卡巴嗪
	多柔比星	吉西他滨
恶性黏液纤维肉	多柔比星	达卡巴嗪
	异环磷酰胺	
隆凸性皮肤纤维肉瘤	伊马替尼	

　　对于使用一线治疗方案病情进展的大多数患者,初始接受以吉西他滨为基础联合治疗的平滑肌肉瘤(LMS)和恶性纤维组织细胞瘤/未分化多形性肉瘤(UPS/MFH)患者,后续可选择含蒽环类药物治疗,反之亦可。对于晚期或转移性 STS(除脂肪肉瘤以外)患者,若在含蒽环类药物方案治疗后及在其他化疗(如异环磷酰胺、吉西他滨或吉西他滨联合方案)后病情进展,可建议给予培唑帕尼。对于标准蒽环类或异环磷酰胺为基础治疗后病情进展的 LMS 和脂肪肉瘤,可推荐给予曲贝替定治疗,而对于脂肪肉瘤患者,艾利布林是另一种选择。

　　越来越多的靶向药物在 STS 的治疗中凸显作用。对于化疗耐药的胃肠道间质瘤(GIST),酪氨酸激酶抑制剂伴随着外科治疗,已成为 GIST 的初始治疗的模式,可在 GIST 患者中产生持久的临床收益及客观缓解率。另外,有研究表明,舒尼替尼用于治疗孤立性纤维性肿瘤/血管外皮细胞瘤、腺泡状 STS、透明细胞肉瘤和骨外黏液样软骨肉瘤(至少是携带特征性 EWSR1-NR4A3 融合基因者)的患者,临床获益显著。mTOR 抑制剂西罗莫司治疗以 mTOR 信号传导失调为特征的具有血管周上皮样细胞分化的肿瘤有一定疗效。伊马替尼和尼洛替尼治疗色素沉着绒毛结节性滑膜炎、腱鞘巨细胞瘤患者可临床获益。也有数据支持伊马替尼治疗转移性隆突性皮肤纤维瘤患者有效,索拉非尼或伊马替尼治疗硬纤维瘤患者有效。培唑帕尼获准用于晚期 STS,为血管内皮生长因子(VEGF)受体及相关通路在其他肉瘤亚型生长中的可能作用提供证据。

　　STS 有多种组织学亚型,虽然过去这些肿瘤都被“集中”在一起并予以类似治疗,但目前多数共识推荐应根据组织学类型来选择治疗,特别是在晚期疾病情况下。

第三节　恶性黑色素瘤

一、概　　述

(一)流行病学

　　黑色素瘤(malignant melanoma,MM)是一种由异常黑色素细胞过度增生引发的恶性肿瘤,是最严重的皮肤癌类型。黑素瘤的发病率在这些年来增长迅速。在美国,黑素瘤是第 5 大男性癌症、第 7 大女性癌症,我国黑色素瘤发病率相对较低,但增长较快。MM 大多见于 30 岁以上成年人,发生于皮肤、黏膜和内脏器官,预后多数较差,晚期可有淋巴道及血道转移。

(二)类型和分期

　　病因学尚未完全阐明,可能与下列因素有关:痣细胞痣恶变、阳光特别是紫外线的照射、种族、遗传、外伤与刺激、病毒感染、免疫反应等。有间接研究的证据明确指出紫外线暴露是黑素瘤的主要危险因素。患者特异性因素会影响黑素瘤的风险，如大量典型痣，存在非典型痣、黑素瘤个人史及遗传因素均可增加风险。家族性非典型多痣黑素瘤（FAMMM）综合征的患者发生黑素瘤的风险远远超过一般人群。

黑色素瘤的常见病理类型有浅表扩散型、结节型、恶性雀斑样、肢端雀斑样等；少见类型有上皮样、促纤维增生性、恶性无色素痣等。目前，国际上倾向于将黑色素瘤分为四种基本类型：肢端型、黏膜型、慢性日光损伤型（CSD）和非慢性日光损伤型（Non-CSD，包括原发病灶不明型），中国黑色素瘤的主要类型为肢端和黏膜黑色素瘤。

皮肤黑色素瘤的分期按照AJCC（2012）TNM分期。除了来源于眼的黑色素瘤（结膜眼睑和脉络膜），黏膜黑色素瘤没有统一的明确分期。纳入TNM分期系统中的原发肿瘤组织病理学因素有肿瘤的厚度、是否存在溃疡，以及有丝分裂率，以此区分T的级别，根据淋巴结转移的数目或转移的形式确定N的级别，根据有无远处转移确定M的级别，具体见表7-6。

表 7-6　皮肤黑色素瘤的分期（AJCC）

分期	T	N	M	临床病理特征
0	T_{is}	N_0	M_0	原位癌
I A	T_{1a}	N_0	M_0	厚度 ≤ 1mm，无溃疡，且有丝分裂率 < $1/mm^2$
I B	T_{1b}	N_0	M_0	厚度 ≤ 1mm，有溃疡，或有丝分裂率 ≥ $1/mm^2$
	T_{2a}	N_0	M_0	1.01~2.0mm，无溃疡
II A	T_{2b}	N_0	M_0	1.01~2.0mm，有溃疡
	T_{3a}	N_0	M_0	2.01~4.0mm，无溃疡
II B	T_{3b}	N_0	M_0	2.01~4.0mm，有溃疡
	T_{4a}	N_0	M_0	> 4.0mm，无溃疡
II C	T_{4b}	N_0	M_0	> 4.0mm，有溃疡
III	任何T	N_{1-3}	M_0	1枚淋巴结/2~3枚淋巴结/ ≥ 4枚淋巴结，或簇样转移结节或移行转移（in-transit metastases）/卫星灶，无远处转移
IV	任何T	任何N	任何M	远处转移，合并LDH增高或正常

（三）临床表现

MM好发于下肢足部，其次是躯干、头颈部和上肢。皮肤黑色素瘤的早期临床症状包括皮肤表面出现非对称色素斑,边缘不规则或有切迹锯齿色素痣,污浊黑色的色素痣等,随着病变损害不断扩大,硬度增加,伴有痛痒感觉。有的黑色素瘤呈隆起、斑块及结节状,有的呈蕈状或菜花状。向皮下组织生长时则呈皮下结节或肿块型,向四周扩散者则出现星状黑斑或小结节。晚期黑色素瘤根据不同的转移部位症状不一,容易转移的部位为肺、肝、骨、脑。眼和直肠来源的黑色素瘤容易发生肝转移。

二、药物治疗原则

(一)治疗原则

手术切除转移灶是重要的治疗手段,对于只有 1 处转移或转移灶很少的患者,手术切除所有转移灶可能带来持久改善,根治性切除所有转移灶之后,应考虑辅助性药物治疗。对于经全身性治疗获得充分缓解的患者,切除转移灶对根除残余病灶也有重要意义。对于晚期转移性患者,全身性治疗是主要方式。

(二)治疗药物

1. 免疫治疗　免疫治疗是转移性黑素瘤的重要全身性治疗方式。大剂量白介素 -2 是首个改变转移性黑素瘤自然病程的免疫治疗,可以治愈小部分患者。但由于其不良反应严重,多用于状态较好的患者。新的研究表明,检测点抑制剂 PD-1/PD-L1 抗体(帕博利珠单抗、纳武利尤单抗)和抗细胞毒性 T 淋巴细胞相关蛋白 4(CTLA-4)抗体(易普利单抗)免疫治疗,较之化疗能延长无进展生存和总生存期。抗 PD-1 抗体单药治疗可让 20%~30% 的患者获得持久的无治疗缓解。抗 PD-1 抗体联合易普利单抗相比抗 PD-1 单药治疗,在缓解率、无进展生存方面更有优势,尤其使 *BRAF*-V600 野生型患者更多获益。有研究表明,抗 PD-1+ 抗 CTLA-4 联合免疫治疗带来的缓解也可在停药后维持很长的时间。单用纳武利尤单抗或帕博利珠单抗的患者中有 40%~50% 在 3 年时仍存活,联用二药患者中有 50%~60% 在 3 年时仍存活。免疫治疗带来的缓解可能较慢,患者在疾病稳定或肿瘤消退前,病情可能短暂恶化。对于经免疫治疗获得缓解的患者,应重新评估其是否可能满足手术切除残余转移灶的条件。

2. 靶向治疗　近来的研究支持靶向治疗药物用于 MM 的治疗能延长无进展生存和总生存期。大约一半的皮肤黑素瘤患者携带 *BRAF* 基因 V600 突变,该突变激活了 MAPK 通路;15%~20% 的患者携带 *NRAS* 突变。*BRAF* 抑制剂可以使绝大多数 V600 突变型黑素瘤快速消退,即使肿瘤负担重、有疾病相关症状的患者也不例外。*BRAF* 抑制剂维莫非尼和达拉非尼可显著增加携带该突变的转移性黑素瘤患者的总生存率。与单用 *BRAF* 抑制剂相比,*BRAF* 抑制剂联用下游 MEK 抑制剂（曲美替尼、克唑替尼）能进一步改善无进展生存和总体生存期，中位无进展生存期约为 11~14 个月，中位总生存期约为 2 年，而体能状态良好、M$_{1a}$ 或 M$_{1b}$ 期，或血清乳酸脱氢酶（lactate dehydrogenase, LDH）正常的患者明显更长。联合治疗的耐受性一般较好，已基本取代了 BRAF 抑制剂单药治疗。在缓解期停药的患者约一半会在 12 个月内复发，因此，需要持续用药才能维持疗效。

3. 细胞毒性药物　主要化疗药物为达卡巴嗪、替莫唑胺等，单药的有效率可以达到 15%~20%，中位缓解期 4 个月。其他化疗药物有亚硝脲类药物、顺铂、长春碱、紫杉醇等，有效率 RR 均在 20% 以下。两药联合方案的有效率为 20%~30%，三药联合方案可达 30%~40%，缓解期 6 个月左右。与免疫治疗和靶向治疗不同，细胞毒性药物化疗既不能延长生存期，也不能诱导持久缓解，一般只用于不宜继续进行免疫治疗或靶向治疗，且目前没有适宜临床试验的患者。

总而言之，在恶性黑色素瘤的全身性治疗中，免疫治疗和靶向治疗均可带来显著的持久缓解率或显著延长总生存期。免疫治疗中的抗 PD-1 抗体联合易普利单抗比抗 PD-1 单药治疗疗效更佳，靶向治疗也是 BRAF 抑制剂联用下游 MEK 抑制剂较之 BRAF 抑制剂单药更有优势。尽可能检测肿瘤有无驱动突变，有无这种突变决定了患者是否可能对特定靶向抑制剂敏感，这一点可能是为晚期黑素瘤患者选择治疗方案和对方案排序时考虑的重要因素。而细胞毒化疗则一般不作为恶性黑色素瘤的首选治疗。

三、药学评估与监护要点

案例

患者，男性，69 岁。身高 178cm，体重 75kg，体表面积 1.83m^2，以"恶性黑色素瘤治疗后 34 天，发热 1 天"为主诉于 2018 年 10 月 11 日入院。

患者于 2018 年 3 月出现左侧脚掌破溃，流出脓性分泌物，可闻及异味，无其他处破溃，无痛，无发热、畏冷、寒战等，未予诊治。2018 年 5 月 21 日行肿物活检，病理诊断倾向恶性黑色素瘤。查 PET-CT 示：①左足底前内侧缘高代谢结节，考虑恶性黑色素瘤；②左小腿上段肌间隙、左侧腘窝、左大腿中上段内段及左侧腹股沟区多发高代谢结节，考虑肿瘤多发淋巴结转移。外院病理会诊示：镜检为恶性肿瘤。2018 年 5 月 29 日行"左足底肿物扩大切除 + 腹部取皮植皮术 + 左大腿、左腘窝肿物姑息切除 + 左腹股沟淋巴结清扫术"。术后病理示：（左足肿物）恶性黑色素瘤，肿瘤厚度约 10mm，可见皮肤溃疡形成，可疑脉管浸润，未见明确神经束侵犯；基底切缘可见肿瘤，两侧切缘未见肿瘤；（左腹股沟淋巴结）9 枚，4/9 见肿瘤转移。（左腘窝肿物）镜下：送检为淋巴结 1 枚，见肿瘤转移。（左大腿肿物）镜下：送检为淋巴结 1 枚，见肿瘤转移。免疫组化：S100(+)，HMB45(+)，MelanA(+)，Ki-67(+)(50%)，CK(-)，Vim(弱+)，Des(-)，Myogenin(-)。特染：黑色素染色(+)。分子诊断结果：*C-KIT*(-)，*B-RAF*(-)，MDM2 扩增(+)。2018 年 7 月 14 日查胸+全腹 CT 平扫：腹腔内及腹膜后多发小淋巴结。1.5T 磁共振颅脑平扫+增强：双侧额叶及左侧枕叶异常强化灶，结合病史，考虑转移瘤。2018 年 7 月 16 日行脑转移瘤伽马刀术，术后无头晕、头痛等不适。基因检测结果示 *C-KIT*、*B-RAF* 未检测到突变，医生建议行 PD-1、PD-L1 等免疫治疗，但患者因经济原因拒绝。2018 年 7 月 24 日开始行"达卡巴嗪+顺铂"方案化疗，2 周期后复查 CT 示肿瘤进展。2018 年 9 月 14 日，检测结果示 TMB 21.2 mutations/Mb，MSI score 0.26，给予 PD-1 抑制剂纳武利尤单抗(nivolumab)240mg q2w.。今为进一步诊治，转诊医院，门诊拟"恶性黑色素瘤"收住入院。发病以来，精神、睡眠可，食欲正常，大小便正常，体重无明显变化。

患者入院后查体，ECOG 1 分，NRS 0 分。全身可见散在大小不一的色素减退斑，以四肢为甚，左侧腹股沟可触及数枚肿大淋巴结，部分融合成团，大者 24cm×19cm，质地硬。左下肢大腿根部可见一长约 12cm 手术瘢痕，无红肿、渗血、渗液，左膝关节、左腘窝分别可见一长约 6cm 手术瘢痕，无红肿、渗血、渗液。左脚掌处可见一手术瘢痕，长约 3cm。四肢肌力、肌张力正常。左下肢中度凹陷性水肿，右下肢无水肿。

诊断：足部恶性黑色素瘤(伴脑转移、多发淋巴结转移 $T_xN_3M_{1a}$ Ⅳ期综合治疗后)。

入院完善各项检查后，于 2018 年 10 月 12 日给予"纳武利尤单抗"抗肿瘤治疗，具体用药见表 7-7。

表 7-7　用药方案

药名	给药剂量	给药方法	给药时间
纳武利尤单抗注射液	240mg	iv.drip(>30min)	d1
0.9%氯化钠注射液	100ml		
苯海拉明注射液	20mg	i.m.	d1
心电监护		纳武利尤单抗单抗滴注期间	

(一)治疗方案评估

1. 患者评估

(1)患者老年男性，身高 178cm，体重 75kg，体表面积 1.83m²，ECOG 评分 1 分。

(2)患者诊断为"恶性黑色素瘤Ⅳ期"明确，既往行"左足底肿物扩大切除+腹部取皮植皮术+左大腿、左腘窝肿物姑息切除+左腹股沟淋巴结清扫术"，术后行"达卡巴嗪+顺铂"化疗2周期后疾病进展。

（3）患者 C-KIT、B-RAF 未检测到突变，TMB 高表达，MSI 高度不稳定。

（4）目前已应用纳武利尤单抗240mg q2w. 进行2次治疗，患者耐受好。

（5）患者肝、肾功能等均无异常。

2. 治疗方案选择与分析　根据患者症状、体征、辅助检查和术后组织病理及免疫组化结果，患者诊断为"足底恶性黑色素瘤伴多发转移 $T_xN_3M_{1a}$ Ⅳ期"明确。根据《NCCN 黑色素瘤临床实践指南》（2018.V3），对于转移或不可切除的黑色素瘤全身治疗一线方案推荐帕博利珠单抗、纳武利尤单抗或纳武利尤单抗联合易普利单抗的免疫治疗方案；对于 BRAF-V600 突变患者，首选靶向治疗方案，包括：达拉非尼联合曲美替尼、维莫非尼联合考比替尼等。疾病进展可进行二线治疗方案，包括：免疫治疗、靶向治疗、高剂量 IL-2、细胞毒性药物化疗、伊马替尼（用于 KIT 基因突变肿瘤）等方案。其中细胞毒性药物治疗方案包括：达卡巴嗪、替莫唑胺、紫杉醇、白蛋白结合型紫杉醇、卡铂联合紫杉醇。该患者恶性黑色素瘤术后脑转移并腹腔及腹膜后多发淋巴结转移，C-KIT、B-RAF 未检测到突变，失去靶向药物治疗机会，因经济困难拒绝行 PD-1/PD-L1 抑制剂，选择二线治疗方案中的细胞毒性药物"达卡巴嗪+顺铂"化疗，方案符合指南推荐。

化疗2周期后疗效评价进展，基因检测结果提示 TMB 高表达，MSI 高度不稳定，这两种基因检测结果提示使用 PD-1 抑制剂疗效可能较佳，因此选用 PD-1 抑制剂纳武利尤单抗进行治疗，选药合理。根据纳武利尤单抗的说明书，对于无法切除或转移的黑色素瘤的剂量推荐为：240mg，q2w. 或480mg，q4w.。该患者纳武利尤单抗的用法用量为240mg，q2w.，符合说明书推荐，治疗方案合理。

（二）药学监护要点

1. 纳武利尤单抗治疗过程监护

（1）配置过程：用 0.9% 氯化钠注射液、5% 葡萄糖注射液稀释纳武利尤单抗，终浓度范围为 1~10mg/ml，稀释液的总体积不得超过160ml。稀释后要缓慢摇匀，不要剧烈摇晃。

（2）配置好的溶液储存：在室温条件下，从配置完成到输注完成的时间不宜超过8小时；在2~8℃条件下，储存时间不宜超过24小时。不可冷冻放置。

（3）输注时注意事项：使用无菌、无热原、低蛋白质结合、有过滤器（孔径为 0.2~1.2μg）的静脉输液线路在30分钟内避光输注，不要与其他药物共用同一条输液线路，在输液结束时冲洗静脉注射管。

（4）为预防纳武利尤单抗所导致的输液反应，可在输注过程中行心电监护、预防性给予抗组胺药如苯海拉明等。

2. 药物不良反应监护

（1）皮肤反应：纳武利尤单抗用药后可能出现皮疹、瘙痒、脱屑等反应，嘱患者用药期间注意保护皮肤，避免阳光暴晒，如有必要，给予止痒、抗炎等处理。

（2）消化道反应：根据《NCCN 止吐治疗临床实践指南》，纳武利尤单抗为低度致吐药物，恶心呕吐发生率低于 10%，但仍需监护患者用药期间是否出现食欲下降、腹泻、便秘、腹痛等反应，嘱患者进食清淡易消化食品，避免辛辣刺激，必要时给予止泻或通便等对症处理。

（3）呼吸系统反应：监护患者可能出现咳嗽、呼吸困难、上呼吸道感染等症状，必要时根据症状分别给予相应处理。

（4）肌肉、骨骼反应：用药后可能出现肌肉骨骼疼痛、关节痛、背痛等，疼痛严重者，可适当给予镇痛治疗。

（5）免疫相关的不良反应：发生率较低，可发生免疫介导性肺炎、结肠炎、肝炎、内分泌紊乱、肾炎和肾功能障碍、皮肤反应、脑炎、输液反应等。密切观察患者临床表现，如在治疗过程中出现的 3~4 级免疫相关不良反应可给予 $2mg/(kg \cdot d)$ 泼尼松当量的皮质类固醇药物进行治疗，而对于出现的严重的或危及生命的免疫相关不良反应，需永久停药。

3. 患者教育

（1）告知患者使用纳武利尤单抗可能出现的不良反应，并指导患者进行自我监测，如用药期间应注意是否有皮疹、腹泻、呼吸困难、肌肉酸痛等症状，如有发生应及时告知医师或药师，如果程度较轻，对症处理即可，必要时需用到糖皮质激素类药物，如发生严重不良反应，不应继续使用纳武利尤单抗。

（2）告知患者输注过程不可自行调整滴速，应注意避光输注，输注过程如有畏冷、寒战、头晕、发热、呼吸困难等输液相关反应，应立即停止输注，并同时报告医护人员或药师。

（3）告知患者 PD-1 抑制剂治疗期间，不宜自行服用中药，如需到外院接受药物治疗，需告知医生目前正在使用纳武利尤单抗，避免药物相互作用。

（4）对患者进行生活作息等健康宣教，告知患者使用 PD-1 抑制剂间歇期应多休息，保证营养，适当运动，注意保暖，避免着凉。

（翁秀华　付　强）

第八章 对症支持治疗

第一节 癌 性 疼 痛

一、概 述

疼痛是癌症患者的常见症状之一,初诊癌症患者的疼痛发生率为25%,晚期癌症患者的疼痛发生率约为60%~80%,其中1/3的患者为重度疼痛。疼痛控制不良会增加患者心理困扰、减少社会活动和社会支持。相反,良好的疼痛控制可以提高健康相关生命质量(health-related quality of life, HRQOL),减少意外的医疗保健服务,提高抗肿瘤治疗的依从性。因此,充分的疼痛评估和管理对于改善患者的生活质量和健康结局至关重要。

癌痛是一种复杂的疼痛综合征,与多种病理生理和心理因素有关,需要详细评估疼痛病因及类型、疼痛发作情况、止痛治疗、重要器官功能、心理精神情况、家庭和社会支持,以及既往史(如精神病史,药物滥用史)等,以采取合适的治疗方法控制疼痛。

二、药物治疗原则

癌痛常需要多学科综合性管理,治疗方法主要包括药物治疗如镇痛药物及其辅助镇痛药物、麻醉学方法如神经阻滞及神经破坏、放射治疗和化学治疗,以及心理学支持。

(一)三阶梯镇痛原则

癌痛药物治疗的经典方案是WHO提出的三阶梯用药原则,该方案的普及应用为阿片类药物用于癌痛起到了重要的推动作用。随着新的药物和新的治疗方法出现,三阶梯原则也增加了新的内涵(图8-1)。目前第二阶梯用药不再强调采用弱阿片类药物,而以中效镇痛药代替,曲马多以及小剂量的羟考酮、氢吗啡酮、芬太尼或吗啡等强效阿片类药物均可用于二阶梯。同时有专家建议增加第四阶梯,将介入和微创治疗以及蛛网膜下腔植入镇痛泵、硬膜外或皮下或静脉持续给药等侵入性治疗纳入第四阶梯。

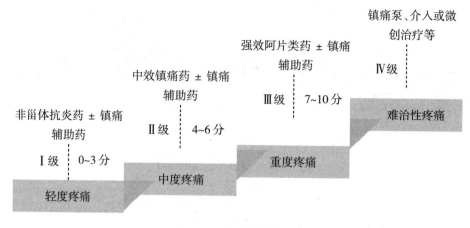

图 8-1　癌痛用药原则

三阶梯镇痛强调按阶梯给药,首选口服或无创给药,按时给药,个体化给药以及注重细节。口服或无创给药既方便患者自行服药,也便于普及;按时给药,即按照药动学特点,不管当时是否疼痛,都应定时给予药物,以便维持稳定有效的血药浓度,达到理想的镇痛效果;个体化给药强调应根据不同的疼痛性质选择不同的药物,不同的个人采用不同的剂量。

（二）阿片类药物

阿片类药物是癌痛治疗的主要药物,因每个人对疼痛的耐受程度不同,对麻醉药品的敏感度个体间差异也很大,同一患者在癌症不同病程阶段,疼痛的程度也在变化,所以阿片类药物使用需要进行滴定,以达到癌痛治疗的最佳剂量。

1. 滴定原则

（1）滴定目标:尽可能在 24 小时内控制疼痛,即疼痛评分 < 3 分;24 小时暴发性疼痛频率 < 3 次,即需要药物解救 < 3 次;快速获知满意镇痛所需日阿片剂量;动态评估疼痛,及时调整治疗;疼痛缓解与药物不良反应之间取得平衡。

（2）常用药物及给药途径:癌痛治疗提倡选择纯阿片受体激动剂,如吗啡、羟考酮、氢吗啡酮、芬太尼等,不推荐使用混合激动剂,如布托啡诺、喷他佐辛及地佐辛等;尽量选择半衰期较短的阿片类药物,而避免使用半衰期较长的阿片类药物,如美沙酮、羟甲左吗喃;芬太尼贴剂推荐在癌痛控制稳定之后使用,并不适于短效阿片滴定阶段;肾功能衰竭的患者宜选用芬太尼、丁丙诺啡镇痛。口服为最常见的给药途径,对不宜口服患者可用其他给药途径。

（3）初始滴定方案:对于未使用过阿片类药物的中、重度癌痛患者,推荐初始用药选择短效制剂进行滴定,具体步骤见图 8-2。如果出现不可控制的不良反应，且疼痛评分＜4，应该考虑将滴定剂量下调25%，并重新评估病情。对于已使用阿片类药物治疗疼痛的患者，按以前24小时总量的10%~20%口服给药，根据患者疼痛强度，按照图8-3步骤进行滴定。

欧洲姑息治疗学会（EAPC）《阿片类药物癌痛治疗指南》指出，即释或缓释剂型的口服吗啡、羟考酮和氢吗啡酮均可用于阿片滴定，使用时要考虑患者的疼痛程度、药物治疗的安全性和简便性。羟考酮控释片作为口服制剂，兼有速释和缓释特点，起效时间和达峰时间与速释吗啡相似，在此基础上用即释吗啡滴定更简捷实用。具体步骤见图8-4。

2. 维持用药方案　需要长期服用镇痛药物的患者，可在阿片滴定完成后将每日短效阿片药物的剂量转换成控缓释阿片药物剂量，以延长给药间隔，方便患者使用。常用的长效阿片类药物包括：吗啡缓释片、羟考酮控释片、芬太尼透皮贴剂等。在应用长效阿片类药物期间，应当备用短效阿片类止痛药。当长效止痛药物剂量不足，或发生暴发性疼痛时，立即给予短效阿片类药物，用于解救治疗及剂量滴定。解救剂量为前24小时用药总量的10%~20%。每日短效阿片解救用药次数大于3次时，可考虑增加长效阿片类镇痛药的剂量。

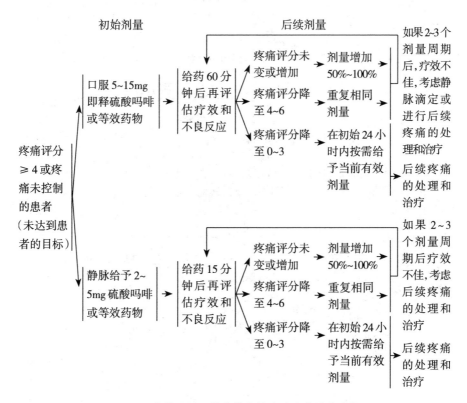

图8-2　未使用过阿片类药物的癌痛患者滴定步骤

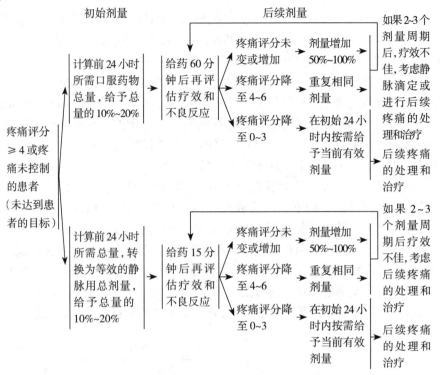

图8-3　阿片类药物耐受的癌痛患者滴定步骤

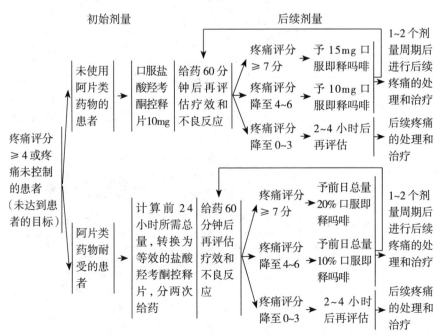

图8-4　以羟考酮控释片为背景的滴定步骤

剂量增加后,大约在 5 个半衰期内达到平衡。如果出现不可控制的不良反应,则可将剂量下调 25% 或重新滴定。

3. 转换原则　阿片类药物转换是用一种阿片类药物替代另一种阿片类药物,或者是同一阿片类药物不同剂型之间的转换,以求在疼痛控制和不良反应之间达到良好的平衡。药物转换参照以下推荐的剂量转换比(表 8-1、表 8-2 和表 8-3),转换后的实际起始剂量宜低于按照转换比计算后得到的转换剂量,转换后需根据疗效进一步调整剂量。具体步骤如下:①计算有效控制疼痛所需服用的目前阿片类药物的 24 小时总量;②计算出新阿片类药物的等效剂量;③考虑到不同阿片类药物之间的不完全性交叉耐药,如果疼痛得到有效控制,应减量 25%~50%,如果之前的剂量无效,可给予 100% 的等效镇痛剂量或加量 25%。另外,芬太尼透皮贴剂镇痛效果的维持时间为 72 小时,但是某些患者可能需要每 48 小时即更换;一般原则下,丁丙诺啡透皮贴剂应连续使用7 天,且在去除丁丙诺啡透皮贴剂后 24 小时内不应使用其他的阿片类药物。

表 8-1　与吗啡相比,不同阿片类药物等效剂量以及相对效能换算表

阿片受体激动剂	肠外剂量	口服剂量	转换系数(口服/静脉)	镇痛持续时间
吗啡	10mg	30mg	3	3~4h
可待因	130mg	200mg	1.5	3~4h
芬太尼	100μg	—	—	1~3h
羟考酮	—	15~20mg	—	3~5h
氢可酮	—	30~45mg	—	3~5h
氢吗啡酮	1.5mg	7.5mg	5	2~3h
羟吗啡酮	1mg	10mg	10	3~6h
左吗喃	2mg	4mg	2	3~6h
曲马多	—	50~100mg	—	3~7h

表 8-2　由其他阿片类药物转换为芬太尼透皮贴剂的推荐剂量换算

芬太尼透皮贴剂	口服吗啡	口服羟考酮	口服可待因	口服氢吗啡酮
25μg/h	60mg/d	30mg/d	200mg/d	7.5mg/d
50μg/h	120mg/d	60mg/d	400mg/d	15.0mg/d
75μg/h	180mg/d	90mg/d	600mg/d	22.5mg/d
100μg/h	240mg/d	120mg/d	800mg/d	30.0mg/d

注:如果是使用上述药物其他剂型,需转换为口服剂量;如果不是使用上述阿片类药物,需转换为等效剂量的吗啡。

表8-3　由其他阿片类药物转换为丁丙诺啡透皮贴剂的推荐剂量换算

丁丙诺啡透皮贴剂	芬太尼透皮贴剂	口服吗啡	口服羟考酮	口服氢吗啡酮	舌下含服丁丙诺啡
35μg/h	25μg/h	60mg/d	30mg/d	8mg/d	0.8mg/d
70μg/h	50μg/h	120mg/d	60mg/d	16mg/d	1.6mg/d
105μg/h	75μg/h	180mg/d	90mg/d	24mg/d	2.4mg/d
140μg/h	100μg/h	240mg/d	120mg/d	32mg/d	3.2mg/d

4. 减量或停用　阿片类药物的减量或停用，需采用逐渐减量法，日剂量每天减少10%~25%，同时评估患者的疼痛情况及严密观察阿片类药物减少所致的戒断症状，如无特殊症状可以继续按阿片类药物日剂量的10%~25%减少。随着阿片类药物日剂量的减少，递减的百分比梯度建议减小，递减的频率减慢。直到日剂量相当于30mg口服吗啡的药量，继续服用2天后即可停药。

（三）对乙酰氨基酚及非甾体抗炎药（NSAID）

NSAID是通过抑制环氧合酶（COX）的活性，使致痛物质前列腺素合成减少，而发挥抗炎、镇痛的作用。NSAID是癌痛一阶梯的首选药物，并可作为二、三阶梯的辅助用药，尤其对骨转移癌症患者有较好的镇痛效果。它的优点是与阿片类药物合用可增强镇痛效果，且供应普遍、价格便宜；但要注意长期使用此类药物的不良反应以及该类药物均具有封顶效应，不宜盲目增加剂量。

临床上根据药物对COX-1和COX-2的选择性的不同可将NSAID分为以下几类。① COX非特异性药物：布洛芬、萘普生、双氯芬酸钠、高剂量阿司匹林、吲哚美辛、吡罗昔康等；② COX-1特异性药物：小剂量阿司匹林；③ COX-2选择性药物：美洛昔康、尼美舒利等；④ COX-2特异性药物：塞来昔布、帕瑞昔布。目前临床上常用的NSAID及其特点见表8-4。

表8-4　对乙酰氨基酚及常用NSAID药物的特点

药物名称	药动学	用法用量	说明
对乙酰氨基酚	t_{max} 0.5~1h，蛋白结合率25%~50%，$t_{1/2}$ 2h	10~15mg/kg，每4~6h给药1次，日剂量不超过2g	过量或长期使用易产生肝毒性，抗炎作用、胃肠和血小板风险相对较低，可用于对阿司匹林过敏的患者
双氯芬酸	t_{max} 2~3h，蛋白结合率99.7%，$t_{1/2}$ 1~2h	50mg，每天3次；或75mg，每天2次	有首关效应，生物利用度50%，常规剂量在关节液中有蓄积，35%经胆汁排出

药物名称	药动学	用法用量	说明
布洛芬	t_{max} 15~30min，蛋白结合率 99%，$t_{1/2}$ 2~4h	200~400mg，每 4~6h 给药 1 次	常规剂量关节液浓度较高，对血象和肾功能无明显影响，与甲氨蝶呤、地高辛、降糖药同时服用后者的毒性增加
氟比洛芬酯	静脉给药 t_{max} 6~7min，蛋白结合率 99%，$t_{1/2}$ 6h	每次 50mg，必要时重复给药	禁止与洛美沙星、诺氟沙星和依诺沙星联用
塞来昔布	t_{max} 2~4h，蛋白结合率 97%，$t_{1/2}$ 10~12h	100mg，1~2 次/d	为 CYP2C9 的底物，CYP2D6 的抑制剂，与前者抑制剂和后者底物联用时应注意调整剂量，对磺胺过敏者禁用

NSAID 不良反应主要有胃肠道损伤、血液系统损害、肝肾毒性、心血管风险、过敏反应和神经系统毒性。为了防治不良反应，应用时应注意以下几点：①小剂量，短期使用；②老年人慎用；③既往有溃疡病、高血压、心功能不全、脱水、严重感染及败血症、高血钾、高血钠等患者慎用或避免使用；④用药期间定期检查血常规及大便潜血，肝、肾功能，并注意戒烟戒酒；⑤必要时加用胃黏膜保护剂如奥美拉唑、雷尼替丁等以减少 NSAID 对胃肠道的损害。

（四）抗惊厥药

晚期肿瘤侵犯神经干或末梢神经造成撕裂样、刺穿样和电击样的剧烈疼痛，例如乳腺癌腋窝转移或盆腔癌症术后疼痛。这种神经病理性疼痛应给予抗惊厥药或阿片类药物与抗惊厥药合用，镇痛机制是该类药物可抑制异位病灶的电活动及受损神经的自发放电。

抗惊厥药有多种，常用于辅助镇痛的主要有加巴喷丁和普瑞巴林。加巴喷丁对神经源性疼痛特别对撕裂样疼痛效果较好，而且不良反应少见，现已成为神经病理性疼痛的首选药物。普瑞巴林是一种新型钙离子通道调节剂，近年来在神经病理性疼痛方面的应用逐渐广泛，如带状疱疹后神经痛、三叉神经痛、糖尿病性神经痛等。这两种药物主要以原型从肾脏排泄，很少与其他药物发生相互作用，但肾功能不全的患者使用时必须减量。普瑞巴林比加巴喷丁具有更好的生物利用度和线性药动学，因此能迅速起效，缩短了调整药物剂量的时间。

（五）抗抑郁药

抗抑郁药介导的镇痛效应与其减少去甲肾上腺素及 5- 羟色胺的结合后

再摄取，引起循环内此类神经递质增多有关。抗抑郁药主要用于持续性不间断的神经源性疼痛，另外，临床研究证实几乎任何一种癌痛综合征应用各类镇痛药不能达到满意效果者，应用三环类抗抑郁药（TCA）均可能有效。

三环类抗抑郁药的代表药物是阿米替林，其次是丙米嗪，但这类药物不良反应较多。新的选择性 5- 羟色胺再摄取抑制药（SSRI）如氟西汀、帕罗西汀、舍曲林，不良反应少，但治疗疼痛不如三环类抗抑郁药有效。当患者疼痛伴有抑郁症状时，可给予治疗剂量的 SSRI 控制抑郁症状。

（六）皮质激素类

皮质激素类药物可减轻肿瘤周围软组织肿胀和水肿等炎性反应，有效缓解脑转移瘤造成的颅内压增高及脊髓受压迫引起的急性疼痛，疼痛缓解常迅速而显著。某些情况如骨盆、直肠、食管或肝脏肿瘤压迫或侵犯臂丛及腰骶丛的患者，试用口服皮质激素类药物可能有效。

地塞米松是目前常用的皮质激素，治疗非急性疼痛常用地塞米松 0.75~3mg，一天 3~4 次口服。如服用时间过长、剂量过大，可能出现液体潴留、水肿和类库欣现象，以及精神烦躁和入睡困难等不良反应，所以皮质激素类药物宜短时间、小剂量使用，高血压、糖尿病、溃疡病与肺结核患者应慎用或禁用。

（七）双膦酸盐类药物

双膦酸盐类药物能抑制癌症骨转移时破骨细胞引发的骨吸收，从而对溶骨性骨转移癌痛有一定的止痛作用。因口服生物利用度低，通常采取静脉注射的途径给药。此类药物多经肾脏排泄，因此用药前应检测血肌酐浓度，并定期监测血钙、血磷、血镁浓度，长期用药者应监测尿蛋白和血、尿肌酐。

（八）N- 甲基 -D- 天门冬酰胺（NMDA）受体拮抗剂

NMDA 受体参与体内许多复杂的生理和病理过程，尤其是疼痛和中枢敏化相关的过程，该受体的激活在痛敏的产生和维持中发挥重要作用。氯胺酮是一种部分 NMDA 受体拮抗剂，曾长期用作静脉麻醉剂，在一小部分顽固性神经源性疼痛患者中持续给予亚麻醉量维持镇痛效果获得了成功。由于不良反应及并发症的影响，氯胺酮输注常被当作是最后的治疗选择。

三、药学评估与监护要点

案例

患者，女，48 岁。身高 153cm，体重 43.5kg，体表面积 1.4m^2。因"肺腺癌综合治疗后"入院。患者既往有肾病综合征 16 年，停用激素两年；有腰椎间盘突出；2011 年行子宫肌瘤子宫切除术；无家族遗传史，否认药物食物过敏史及不良生活习惯史。

患者 2017 年 4 月因"左髋部疼痛伴活动受限"入院。肺部 CT 提示：左肺上叶前段肿瘤性病变，纵隔多发淋巴结肿大，考虑转移。双侧髋关节 CT 提示：考虑股骨头缺血坏死（ONFH）可能；双侧髋关节退行性病变，双侧骶关节致密性骨炎。头颅 MRI 提示右侧额叶占位性病变，考虑为脑转移灶。MRI 增强示肝左内叶异常强化灶，考虑肿瘤性病变，转移可能；L1 椎体异常信号灶，转移可能。EGFR 突变（-）。分别于 2017 年 5 月 17 日、6 月 7 日、6 月 28 日起行 PP 方案化疗（PEM 500mg/m^2，i.v.drip，d1；DDP 75mg/m^2，i.v.drip，分 3 天，d1~3，q21d.）三周期。患者第一次入院时，疼痛评分 NRS 7 分，并诉有髋部至大腿持续酸胀痛，无法正常行走，给予盐酸羟考酮缓释片 10mg q12h. 进行滴定，后逐渐调整为盐酸羟考酮缓释片 40mg q12h.，并联合氨酚羟考酮（325+5）mg q8h.、普瑞巴林 75mg q12h. 以及唑来膦酸，在患者化疗 2 周期后，自诉疼痛明显缓解，未诉有暴发痛。目前使用盐酸羟考酮缓释片 20mg q12h.+氨酚羟考酮片 330mg q12h.+普瑞巴林 75mg q12h. 镇痛，疼痛控制良好，现为进一步治疗收入院。

入院后查体：体温 36.7℃，脉搏 84 次/min，呼吸 20 次/min，血压 115/70mmHg，KPS 80%，NRS 1 分，双下肢不肿。血常规提示轻度贫血。肾功能：肌酐 166μmol/L，尿酸 435μmol/L，eGFR 28.6ml/（min·1.73m^2）；肝功能、电解质未见明显异常。

入院诊断：左肺腺癌Ⅳ期（脑、肝、多发骨转移）；股骨头坏死。

入院当天继续使用盐酸羟考酮缓释片 20mg q12h.+氨酚羟考酮片 330mg q12h.+普瑞巴林 75mg q12h. 镇痛，入院第 2 天肾功能检查示 eGFR 28.6ml/（min·1.73m^2），遂停用盐酸羟考酮缓释片，仅给予氨酚羟考酮片 330mg q12h.+普瑞巴林 75mg q12h. 镇痛，患者疼痛控制良好。同时给予药用炭片和复方 α-酮酸片护肾，治疗 1 周后肾功能无好转，转入中医科护肾治疗。本次入院由于肾功能严重受损，未进行下一周期化疗，见表 8-5。

表 8-5 患者肾功能检查情况

检查指标	时间			
	5.2	6.6	6.26	7.20
肌酐/（μmol/L）	34	50	68	166
尿酸/（μmol/L）	429	346	317	435
eGFR/[ml/（min·1.73m^2）]	178.2	114.2	80.1	28.6
Ccr/（ml/min）	122.8	83.5	61.4	25.2

（一）治疗方案评估

1. 患者评估

（1）女性，48岁，KPS 80%。

（2）既往有肾病综合征16年，停用激素两年。

（3）诊断为左肺腺癌Ⅳ期（脑、肝、多发骨转移）。

（4）已行PP方案化疗3周期，PP方案化疗期间出现轻度肾功能不全。

（5）入院后辅助检查示肾功能严重受损。

（6）目前使用盐酸羟考酮缓释片 20mg q12h.+ 氨酚羟考酮片 330mg q12h.+ 普瑞巴林 75mg q12h. 镇痛，疼痛控制可。

2. 治疗方案分析与选择　患者为晚期肺癌，脑、肝、骨转移，预后差，治疗目标为减轻疼痛，改善生活质量；在此基础上，力争延长患者的生存时间。患者初次入院时属于重度慢性疼痛，主要表现为髋部至大腿持续酸胀痛。根据WHO癌痛治疗基本原则以及《NCCN成人癌痛实践治疗指南》，应采用强阿片类镇痛药联合对乙酰氨基酚或非甾体抗炎药镇痛。此外，应用双膦酸盐类药物治疗可抑制骨吸收并减轻骨疼痛，降低发生骨相关事件的风险。对于确诊为肺癌骨转移的患者，应尽早开始行双膦酸盐类药物治疗。该患者确诊骨转移后，即采用唑来膦酸治疗符合指南推荐。

该患者在化疗两周期后疼痛控制良好，未诉有暴发痛，本次入院疼痛控制较稳定。同时考虑患者既往有肾病综合征病史，并在化疗期间 eGFR 逐渐下降，符合上述 NCCN 指南中阿片类药物减量原则，本次入院初始治疗可尝试阿片类药物减量10%~20%，同时密切关注患者疼痛情况及戒断症状。

患者入院第2天，肾功能检查提示患者处于重度肾功能不全，不适合进行化疗和唑来膦酸的治疗，镇痛药物也需要减量或转换为其他对肾功能影响更小的药物如芬太尼或丁丙诺啡。该患者将盐酸羟考酮缓释片 20mg q12h. 直接停用，减量过快，容易产生戒断症状。

（二）药学监护要点

1. 可选镇痛方案分析

（1）阿片类药物：羟考酮主要在肝内代谢为羟考吗啡酮和去甲羟考酮，前者有一定的药理活性，但含量极微，后者活性较低，主要经肾脏排泄；肾功能不全的患者，容易导致原药及代谢产物的蓄积，诱发呼吸抑制及中枢神经系统症状；芬太尼主要在肝内代谢为无活性产物，经肾脏排泄，肾功能不全的患者可以减量使用，但仍要注意监测；丁丙诺啡65%的原型随胆汁从粪便排出，其余的35%在肝脏生成无活性产物也主要经肝肠循环随胆汁排出，其排泄途径与肾脏无关，透析不会影响其代谢。但丁丙诺啡是部分激动剂，当患者使用大剂量阿片类药物时，转换成丁丙诺啡容易引发戒断症状，所以不作为癌痛一线用药。目前患者使用氨酚羟考酮片（325+5）mg q12h.，剂量不大，约等于 6.25~8.33μg/h 芬太尼贴剂，或 8.75~11.67μg/h 丁丙诺啡贴，考虑到肾脏安全性及药物可及性，选用 10μg/h 丁丙诺啡贴剂最为合适。

（2）对乙酰氨基酚及 NSAID：对乙酰氨基酚以 90% 的代谢产物和不足 5% 的原型通过肾脏排泄，肾功能不全的患者需要慎用。Micromedex 以及有关慢性肾功能不全的疼痛管理指南均建议，对于 Ccr < 30ml/min 的患者，应该减少给药剂量并延长给药间隔（> 6h），总的日剂量应减少 50%。NSAID 通过作用于环氧化酶（COX）抑制前列腺素的合成，导致肾脏血流减少。肾毒性是其常见不良反应，主要表现为急性肾功能不全、间质性肾炎、肾乳头坏死及水钠潴留、高血钾等。当患者伴有肾脏危险因素时，应避免使用此类药物。

（3）普瑞巴林：主要以原型从肾脏排泄，其血浆清除率与肾脏清除率有直接比例关系，对于伴有肾功能减退的患者，有必要调整剂量。对于 Ccr 为 15~30ml/min 的患者，应减量 75%。该患者之前使用 75mg q12h.，可调整为 37.5mg q.d.。

2. 不良反应监护

（1）氨酚羟考酮

1）患者严重肾功能不全，羟考酮在体内清除缓慢，半衰期长，易出现毒副作用，应密切监护便秘、恶心、呕吐、头晕、嗜睡、口干等不良反应。

2）呼吸抑制：患者肾功能情况较差，羟考酮及代谢产物半衰期均延长，发生呼吸抑制风险高，用药期间应予以密切监护，一旦出现呼吸抑制相关症状，应及时停药。

3）肝毒性：对乙酰氨基酚最常见的不良反应是肝毒性，且与其剂量呈相关性。该患者服用对乙酰氨基酚已近 3 个月，需要密切关注肝功能情况。

（2）普瑞巴林

1）肾毒性：患者肾功能情况较差，普瑞巴林主要以原型经肾脏排泄，对肾脏影响较大，需要密切关注肾功能情况，及时调整剂量。

2）神经系统：羟考酮与普瑞巴林联用，两者均有镇静的作用，容易导致头晕、嗜睡等，在肾功能严重受损的情况下，更易发生，需要密切关注患者神经系统方面的表现。

第二节　静脉血栓栓塞症

一、概　　述

静脉血栓栓塞症（venous thromboembolism，VTE），包括深静脉血栓形成（deep venous thrombosis，DVT）和肺血栓栓塞症（pulmonary thromboembolism，

PTE）等，是肿瘤的重要并发症之一，发生率为 4%~20%，也是导致肿瘤患者死亡的原因之一。

（一）病因

肿瘤患者合并 VTE 的常见病因包括：合并高凝状态（肿瘤细胞可释放促凝物，如组织因子），血管壁损伤或血管受压所致的静脉淤血，长期卧床，合并外科操作以及化疗。

（二）临床表现与诊断

1. 深静脉血栓形成 典型症状包括疼痛、水肿，但并非所有病例均存在上述症状。如果出现任何急性 DVT 症状和 / 或体征，临床上应高度怀疑 DVT。

推荐患者尽可能接受血管超声检查。多普勒静脉超声检查可以进行静脉加压分析和静脉血流多普勒成像，是初步诊断 DVT 的首选静脉影像学方法，目前认为血管加压检查评估更权威。

如果超声检查结果阴性或不确定，并且临床上持续高度怀疑 DVT，建议采取其他成像方法：

（1）造影剂增强计算机断层扫描（CT），即间接 CT 静脉造影。

（2）磁共振成像（MRI，MR 血管造影），可以敏感而特异性地评价盆腔静脉和腔静脉，且无须使用造影剂。

（3）静脉造影是 DVT 诊断的金标准。

D-Dimer 检验用于肿瘤患者 DVT 的诊断可靠性有限，肿瘤患者 D-Dimer 均升高。这时应考虑应用蛋白 C（PC），如 PC 下降应该考虑高凝的可能。

2. 肺血栓栓塞症 肺血栓栓塞症（pulmonary thromboembolism，PTE）典型的临床症状包括不明原因的呼吸急促、胸痛、心动过速、情绪不安、呼吸急促、晕厥、血氧饱和度下降，但并非所有 PTE 都存在这些临床典型症状。

CT 血管造影（CTA）检查是初步诊断 PTE 的首选成像方法，能够间接评价肺血管。该方法的优势包括：可以提供纵隔和肺实质结构的准确影像；可以直接看到肺血管各个部位的栓子；可以在检查之后立即行 CT 间接静脉成像了解有无 DVT（因为 PTE 最常见的原因是下肢或者盆腔 DVT）；可以了解有无右心室扩大的征象，这将有助于对患者进行 PTE 危险因素的分层。诊断 PTE 的其他成像方法包括肺通气灌注扫描和传统的肺血管造影。不推荐 D-Dimer 检验用于肿瘤患者 PTE 的辅助诊断，应进行 PC 的监测。

二、药物预防与治疗原则

（一）VTE 的预防

1. 机械性预防 推荐对所有诊断为肿瘤的住院患者使用连续气压装置，机械性预防 VTE。

2. 药物预防性抗凝治疗　鼓励对所有住院肿瘤患者进行 VTE 风险评估。较常用评分标准有 Khorana 评分和 Caprini 评分系统(见表 8-6)及 VTE 风险分析,其优势在于个体化评估患者 VTE 风险,并根据不同的评分结果提出抗凝建议。

对于无抗凝治疗禁忌(见表 8-7)的肿瘤住院患者(或临床疑似肿瘤患者),若患者的活动量不足以减少 VTE 的危险(例如卧床)或属于 VTE 高危患者,则应进行预防性抗凝治疗。抗凝治疗应序贯整个住院期间。推荐药物列于表8-8。比较不同抗凝治疗方案对肿瘤患者 VTE 预防作用的研究并没有明确哪个方案的疗效更加卓越。

表 8-6　深静脉血栓形成高危评分(Caprini)

评分	病史	实验室检查	手术
1	41~60 岁;体重指数 > 25;不明原因死产,习惯性流产(≥ 3 次),早产伴有新生儿毒血症或发育受限;妊娠期或产后(1 个月内);口服避孕药或激素替代治疗;卧床的内科患者;炎症性肠病史;下肢水肿;静脉曲张;严重的肺部疾病,含肺炎(1 月个内);肺功能异常,慢性阻塞性肺疾病;急性心肌梗死;充血性心力衰竭(1 个月内);败血症(1 个月内);大手术史(1 个月内);其他高危因素		计划小手术
2	60~75 岁;石膏固定(1 个月内);需要卧床 > 3 天;既往或现患恶性肿瘤		
3	≥ 75 岁;深静脉血栓或肺血栓栓塞症史;血栓家族病史;肝素诱导的血小板减少症(HIT);未列出的先天或后天血栓形成	抗心磷脂抗体阳性;凝血酶原 20210A 阳性;Vleiden 因子阳性;狼疮抗凝物阳性;血清同型半胱氨酸升高	中心静脉置管;腹腔镜手术(> 45 分钟);大手术(> 45 分钟);关节镜手术
4	脑卒中或急性脊髓损伤(瘫痪)(1 个月内)		择期下肢关节置换术;髋关节、骨盆或下肢骨折;多发性创伤(1 个月内)

表8-7　预防性或治疗性抗凝治疗的禁忌证

近期中枢神经系统（CNS）出血、颅内或脊髓高危出血病灶

活动性出血（大出血）：24小时内输血超过2U

慢性、有临床意义的可测量出血＞48小时

血小板减少症（血小板＜50×10^9/L）

血小板严重功能障碍（尿毒症、用药、再生障碍性贫血）

近期进行出血风险很高的大型手术

凝血障碍基础疾病

凝血因子异常（如Ⅷ因子缺乏症，严重肝病）

PT或APTT升高（狼疮抑制剂除外）

腰麻或腰椎穿刺

高危跌倒（头部创伤）

表8-8　高危评分及相应的预防建议

2~3分	间歇性气囊加压装置；普通肝素，低分子肝素，FXaI
3~4分	间歇性气囊加压装置；普通肝素，低分子肝素，FXaI
5~8分	间歇性气囊加压装置；普通肝素，低分子肝素，FXaI 7~10天
＞8分	间歇性气囊加压装置；普通肝素，低分子肝素，FXaI 30天

注：临床实践药物预防还应遵循药品说明书和各国药物审批情况；FXaI为活化X因子抑制剂。

（二）VTE的治疗

VTE的治疗目标是降低血栓脱落导致肺血栓栓塞症的风险，并缓解疼痛、肿胀以及呼吸困难等症状。抗凝治疗可阻止新的血栓形成，同时体内纤溶机制的启动可使闭塞的血管重新开放。对于不合并抗凝禁忌证的肿瘤患者，一旦确诊VTE，应立即开始治疗（疗程5~7天），可以使用低分子肝素、普通肝素（静脉给药）或磺达肝癸钠，急性期治疗采用低分子肝素更加可取。如果采用华法林作为长期用药，那么应该有1个短期的、至少5~7天的过渡期，在此期间，联合使用注射用抗凝药物（如普通肝素、低分子肝素或磺达肝癸钠）与华法林，直至INR ≥ 2。肿瘤DVT患者应接受3~6个月以上的低分子肝素或华法林治疗，而合并PTE的患者应接受6~12个月以上的治疗。推荐低分子肝素单药治疗（不联合华法林）用于近端DVT或PTE的长期治疗及无抗凝禁忌证的晚期或转移性肿瘤患者的复发性VTE的预防性治疗。对于活动性肿瘤或持续高危的患者，应考虑持续抗凝治疗。具体用法见表8-9。

表 8-9 肿瘤患者 VTE 预防及治疗方案

药物	VTE 预防	VTE 治疗
普通肝素	5 000IU 皮下注射,每 8 小时 1 次	静脉给药,负荷剂量 80IU/kg,继以每小时 18IU/kg 输注,治疗目标为使 APTT 达到 2.0~2.5 倍正常值
低分子肝素（LMWH）	皮下注射,2 000~5 000IU,每日 1 次或 2 000~200IU,每日 2 次	80~100IU/kg,皮下注射,每 12 小时 1 次
磺达肝癸钠	2.5mg,皮下注射,每日 1 次	50~100kg 7.5mg,每日 1 次；< 50kg 时 5mg,每日 1 次；> 100kg 时 10mg,每日 1 次
华法林		5~10mg 口服每日 1 次；调整剂量使 INR 在 2~3,用于长期治疗预防复发

三、药学评估与监护要点

案例

患者,男,67 岁。身高 168cm,体重 59kg,体表面积 1.67m²。因"食管癌综合治疗 4 个月余"入院。患者 4 个月前出现进食性梗阻,行胃镜检查示:食管上段 21~25cm 处黏膜增生、溃疡、质硬,性质待定。活检病理示:食管鳞状细胞癌。行 PET-CT 示:食管胸上段管壁增厚,累及长度约 4.2cm,放射性摄取增高,考虑食管癌。胸部 CT 增强示:食管上段管壁明显增厚,管腔狭窄,其周围脂肪间隙略模糊,与气管后缘分界欠清。患者家属拒绝手术治疗,行 1 周期 TP（紫杉醇 75mg/m² d1,卡铂 AUC=5 d1）方案化疗。化疗后患者仍有明显进食性梗阻,复查胃镜:进镜 20cm 见食管新生物,几乎占满管腔,内镜不能通过,胃镜病理提示食管鳞状细胞癌。颈部 MRI 提示 C6、C7 椎体及附件异常信号,多为转移。患者后改为 GP（吉西他滨 1 250mg/m² iv. drip d1、8,奈达铂 75mg/m² iv. drip d1~3,q21d.）方案化疗 2 周期,并在化疗后行食管放射治疗,DT 6 000cGy/30F。放疗结束后,行胸部增强 CT 复查示:食管中上段肿瘤性病变,较前稍有好转。遂继续行 GP 方案 1 周期。放化疗期间予以对症支持治疗,患者未出现严重不良反应。发病以来,患者神清,睡眠可,食欲较差,二便正常,体力体重下降明显。既往疾病史、用药史、家族史无特殊。

入院后查体:KPS 70%,体温 36.4℃,呼吸 19 次/min,脉搏 82 次/min,血压 108/70mmHg,其余无特殊。临床诊断:食管鳞状细胞癌Ⅳ期。

本次入院实验室检查示患者出现 2 度骨髓抑制。遂给予患者升白细胞、升血小板、升红细胞等对症支持治疗后好转。继续行第 2 周期 GP 方案化疗。

入院第 9 日患者诉左下肢水肿。彩超外周血管(彩超 - 双侧下肢动脉 + 静脉)检查示:左侧肌间静脉内异常回声(血栓形成可能)。彩超腹部大血管检查示:未见明显异常。肺动脉 CTA 示:肺动脉未见明显栓塞征象。

考虑患者可能存在下肢深静脉血栓栓塞,给予低分子肝素钠抗凝治疗。化疗完成后患者再次出现 2~3 度骨髓抑制、贫血,左下肢水肿未加重。嘱患者出院后继续行升白细胞、升血小板、抗凝治疗,并定期检查血常规。

住院期间辅助检查和具体用药方案见表 8-10、表 8-11 和表 8-12。

表 8-10 血象结果

日期	WBC/(10^9/L)	NEU/(10^9/L)	RBC/(10^{12}/L)	HgB/(g/L)	PLT/(10^9/L)
d1(1.9)	2.94	1.41	2.88	82	75
d3(1.11)	3.28	1.59	2.9	87.0	181
d5(1.13)	12.4	9.5	2.91	85.8	401
d7(1.17)	2.92	2.05	2.68	78	291
d10(1.20)	15.8	55.02	2.65	78	177
d13(1.23)	1.9	1.43	2.58	73	72 ↓

表 8-11 凝血功能检测结果

凝血功能检测	d3(1.11)	d12(1.21)
凝血酶原时间(PT)/s	15.1	14.1
凝血酶原活动度(PTA)/%	76	88
国际标准化比值(INR)	1.23 ↑	1.12
纤维蛋白原(FIB/(g/L)	4.24	3.45
部分活化凝血酶原时间(APTT)/s	53.8	54.8
凝血酶时间(TT)/s	14.9	17.1
D–D 二聚体定量/(μg/ml)	1.44	1.64

表 8-12 住院期间主要用药

药物	剂量	用法	起止时间
重组人粒细胞集落刺激因子	300μg	i.h. q.d.	d1~4, d9~11
重组人白介素 -11(I)	1.5mg	i.h. q.d.	d1~3
重组人红细胞生成素	10 000U	i.h. q.d.	d3~15
蔗糖铁注射液	100mg	iv. drip q.d.	d9~14
0.9% 氯化钠注射液	100ml		

续表

药物	剂量	用法	起止时间
地塞米松磷酸钠粉针	5mg	i.v. q.d.	d5~7,d12
0.9%氯化钠注射液	100ml		
盐酸帕洛诺司琼注射液	0.25mg	iv. drip q.d.	d5~7
0.9%氯化钠注射液	100ml		
托烷司琼	6mg	iv. drip q.d.	d12
0.9%氯化钠注射液	100ml		
顺铂	40mg	iv. drip q.d.	d5~7
5%葡萄糖注射液	250ml		
吉西他滨	2 000mg	iv. drip q.d.	d5, d12
0.9%氯化钠注射液	250ml		
低分子肝素钠	4 250U	i.h. q.d.	d9~15

（一）治疗方案评估

1. 患者评估

（1）男性，67岁，KPS 70%；临床诊断：食管鳞状细胞癌Ⅳ期。

（2）本次入院前患者既往接受了1周期紫杉醇＋卡铂化疗、3周期GP方案化疗和1周期的放疗。

（3）本次入院时辅助检查示 WBC 2.94×10^9/L，NEU 1.41×10^9/L，RBC 2.88×10^{12}/L，HgB 82g/L，PLT 75×10^9/L，为Ⅱ度骨髓抑制。

2. 治疗方案分析与选择　食管鳞状细胞癌的治疗在临床上根据患者的机体状况、肿瘤的病理类型、侵犯范围（分期）和发展趋向应采取包括手术治疗、放射治疗和化学治疗在内的综合治疗。该患者行一周期紫杉醇联合卡铂化疗后复查，提示肿瘤较前进展且发生骨转移，肿瘤分期达到Ⅳ期。Ⅳ期食管癌以化疗和姑息治疗为主，治疗目的是减轻症状、延长生存期。患者改行GP方案化疗2周期，并在化疗后行食管放射治疗。放疗结束后，复查CT提示肿瘤较前稍有好转，后继续行2周期GP化疗。该患者食管癌治疗方法合理。

VTE的治疗目标是降低血栓脱落导致肺血栓栓塞症的风险，并缓解疼痛、肿胀以及呼吸困难等症状。抗凝治疗可阻止新的血栓形成，同时体内纤溶机制的启动可使闭塞的血管重新开放。《肿瘤相关静脉血栓栓塞症的预防与治疗中国专家指南（2015版）》（以下简称指南）关于住院患者发生VTE建议：对于不合并抗凝禁忌证的肿瘤患者，一旦确诊VTE，应立即开始治疗（疗程5~

7天），可以使用低分子肝素、普通肝素（静脉给药）或磺达肝癸钠。对于合并VTE的肿瘤患者，除非急性期存在药物禁忌证，低分子肝素长期治疗效果更佳。患者诉左下肢水肿，结合外周血管彩超和肺动脉CTA结果，考虑患者深静脉血栓，肺动脉未见明显栓塞征象，使用低分子肝素钠持续抗凝治疗，符合治疗原则。

（二）药学监护要点

1. 药物治疗方案分析评价

（1）预防性抗凝：Caprini VTE 风险评估模型根据患者的病史相关因素、实验室检查相关因素、手术相关因素对患者发生 VTE 风险进行评分。该患者发生 VTE 的风险因素包括①一般性患者危险因素：晚期癌症（食管癌伴骨转移）、高凝状态、体力状态差（KPS 70%）、高龄（67 岁）。血红蛋白 < 10g/dl（Hb 85.8↓g/L）；使用促红细胞生成素（EPO）（d3~16）。②治疗相关危险因素：化疗。根据 Caprini VTE 风险评估模型，该患者风险评分为 3 分，为高危风险等级。Caprini 预防建议 2~3 分的患者采取机械性预防，3~4 分的患者采取机械性预防或普通肝素、低分子肝素、Ⅹa 因子抑制剂。住院的肿瘤患者，在没有机械性预防禁忌证的情况下，应考虑采用充气加压装置（VCD）进行机械性预防。对于无抗凝禁忌的所有肿瘤住院患者（卧床 ≥ 4 天），应进行预防性抗凝，预防性抗凝应贯穿整个住院期间。然而该患者未进行预防性抗凝。

（2）治疗性抗凝：患者诉左下肢水肿，结合外周血管彩超和肺动脉CTA结果，考虑患者深静脉血栓，肺动脉无未见明显栓塞征象。指南推荐对于不合并抗凝禁忌证的肿瘤患者，一旦确诊VTE，应立即开始治疗（疗程5~7天），可以使用低分子肝素、普通肝素（静脉给药）或磺达肝癸钠。该患者无相关抗凝禁忌证，立即开始采用低分子肝素钠进行抗凝治疗。低分子肝素钠具有抗Ⅹa活性，药效学研究表明其可抑制体内、体外血栓和动静脉血栓的形成，但不影响血小板聚集和纤维蛋白原与血小板的结合。在发挥抗栓作用时，出血的可能性较小。指南推荐对于合并VTE的肿瘤患者，低分子肝素长期治疗效果更佳，应接受3~6个月以上的低分子肝素或华法林治疗。因此，该患者应在出院后继续抗凝治疗。

2. 治疗过程监护　由于低分子肝素钠的分子量不同，抗Ⅹa活性及剂量不同，不同的低分子肝素不可互相替代使用。低分子肝素钠给药途径为皮下注射，禁止肌内注射，肌内注射可致注射部位局部血肿。最适宜注射部位是避开脐周2cm左右两侧腹外侧壁交替使用。针头垂直刺入捏起皮肤所形成的褶皱，注射完毕松开手指，若未捏起皮肤注射时易刺入肌内。注射完毕后应局部用棉球压迫针眼处15~20分钟，防止移位引起紫癜、疼痛性红斑。

3. 不良反应监护

（1）监控血小板计数：使用低分子肝素钠治疗期间应严密监控血小板计数。建议在使用低分子肝素治疗前和治疗期间进行常规监测。如果血小板计数显著下降（低于原值的30%~50%），应停用低分子肝素钠。

（2）出血：使用低分子肝素钠可能出现不同部位的出血反应，如皮肤黏膜出血，牙龈出血。与下列药物合用可增加出血倾向：用于解热镇痛剂量的乙酰水杨酸（及其衍生物），非甾体抗炎药（全身用药），酮洛酸，右旋糖酐40（肠道外使用）。用药期间如出现出血应立即通知医生。

（3）过敏反应：低分子肝素钠可能发生局部或全身的过敏反应。注射部位如出现瘙痒、皮疹、发红，可用碘伏擦拭缓解症状。

第三节　感　　染

一、概　　述

肿瘤患者合并感染（infections of the cancer patients）是肿瘤的常见并发症，也是其死亡的常见原因。

（一）病因

肿瘤患者合并感染的病原体包括细菌、真菌、病毒、囊虫等。细菌及真菌常源于癌症患者自身所带菌群，也可由环境病原体所致。人体某些免疫屏障功能下降甚至破坏，如皮肤黏膜破损及肿瘤阻塞部位都可能发生细菌移位，使正常细菌转变为致病性菌种；也可成为病原体入侵人体的门户。癌症患者容易合并感染，其易感原因如下。

1. 粒细胞减少症　肿瘤患者接受化疗、放疗可导致粒细胞的减少或缺乏以及功能障碍，这些重要的免疫功能缺损，很容易发生细菌感染或感染扩散，甚至造成真菌感染及非条件致病菌感染。

2. 免疫功能低下　癌症患者接受放化疗等抗癌治疗、激素治疗、脾切除术后及癌症患者自身免疫功能低下使得患者容易感染病原体。免疫功能低下的患者易感病原体为细菌、真菌、病毒、寄生虫等。文献报道的感染常见部位有呼吸道、口咽部、泌尿道、肛周、肠道、皮肤、导管相关感染以及部位不明的感染。不同部位感染、院内院外感染的病原体不完全相同。

3. 其他原因　肿瘤局部浸润导致局部正常组织防御屏障破坏或肿瘤阻塞正常组织器官腔道，肿瘤坏死，侵入性操作留置导管，长期卧床，长期住院及使用抗生素，营养不良，低蛋白血症，神经功能障碍等。

（二）临床表现

1. 发热　临床发现中性粒细胞减少性发热，但必须除外其他原因（常见为肿瘤坏死、输血、化疗或生物反应调节剂的应用等）引起的发热，如粒细胞 < 0.5×10^9/L，应迅速凭经验积极治疗，以免病菌播散。

2. 菌血症　菌血症的原发病灶包括肺炎、肛管病变、咽喉炎和其他，如泌尿道和静脉插管也常带有病原体。粒细胞减少症的患者出现菌血症的风险升高，常分离出的病原体有革兰氏阴性杆菌（大肠埃希菌、克雷伯杆菌和金黄色葡萄球菌），革兰氏阳性球菌（包括葡萄球菌链球菌、肺炎链球菌等）也不少见。

3. 二重感染　中性粒细胞减少的白血病患者患有菌血症时，由于广谱抗生素的应用，一些耐药菌和真菌得以大量繁殖，因此常伴真菌病血症。白念珠菌最易引起消化道感染，表现为口腔鹅口疮、口干燥，严重时说话困难、咽痛、声音嘶哑等；舌部乳头缩短、光红无苔，口腔黏膜疹可延及腭垂、硬腭咽、舌、颊及后，也常伴肛门及生殖器官的症状。口腔感染向下蔓延可产生假膜性肠炎，使组织坏死，入侵血液循环。通常血培养阳性以前可出现真菌性眼内炎，患者眼眶痛、视力减退、玻璃体混浊，可见玻璃体中和视网膜上伴有的白色绒毛样渗出物，或出现全身感染或心内膜炎，预后不良，应予警惕。

4. 肺炎　肺炎最常发生于中性粒细胞减少和免疫受抑的癌症患者，70%以上为革兰氏阴性杆菌，病毒、真菌也不少见。肺炎患者发热较高，但咳嗽不多。

（三）诊断

合并感染的治疗患者可出现发热及受感染器官组织出现相应的炎症变化，严重时可能出现低血压及循环系统等并发症。对于怀疑感染的患者应仔细体格检查，明确感染病灶，包括耳、鼻窦、口腔、肺、放置导管区、皮肤、黏膜、泌尿生殖系统等。争取明确病原体类型并进行药敏试验，如进行血、尿、痰、脑脊液、大便培养等，必要时需进行创伤性取材检查。

二、药物治疗原则

癌症患者合并感染的治疗方法与其他感染相似，需及时治疗有效控制感染，以避免出现严重后果。在未确诊或无法确定病原体时，可凭经验开始治疗，一旦确诊感染病原体的类型，则可有针对性地给予敏感药物。

1. 初始经验治疗　初始经验性抗菌药物治疗旨在降低细菌感染所致的严重并发症和病死率，其原则是覆盖可引起严重并发症或威胁生命的最常见和毒力较强的病原菌，直至获得准确的病原学培养结果。需要综合评估患者、细菌以及抗菌药物本身等多方面因素,选择具有杀菌活性、抗假单胞菌活性且安全性良好的广谱抗菌药物,并需注意与治疗原发病药物(如造血系统肿瘤的化疗药物、免疫抑制剂等)之间是否存在不良反应的叠加。

2. 抗菌药物的调整 在接受经验性抗菌药物治疗后,应根据危险分层、确诊的病原菌和患者对初始治疗的反应等综合判断,决定后续如何调整抗菌治疗。正在接受经验性口服或静脉治疗的低危门诊患者,如果其发热和临床症状在 48 小时内无好转,应住院重新评估并开始静脉应用广谱抗菌药物治疗。对于明确病原菌的患者,可根据药敏结果采用窄谱抗生素治疗。在抗菌药物治疗无效时,应考虑真菌和其他病原菌感染的可能性,参照血液病患者的真菌诊治指南尽早开始抗真菌或抗其他病原菌治疗。

3. 特殊感染治疗

(1)与放置导管有关的感染:大多为革兰氏阳性细菌感染,少数是革兰氏阴性细菌或真菌感染。治疗的最好办法是更换或取出导管。

(2)真菌感染:粒细胞减少症的患者易发生念珠菌感染,甚至发生深部组织念珠菌感染,治疗可选用两性霉素 B 或伊曲康唑。

(3)疱疹病毒感染:癌症患者容易出现带状疱疹病毒或单纯疱疹病毒感染,治疗可选用阿昔洛韦等抗病毒药物。

(4)诺卡菌属感染:反复用细胞毒类化疗药物及皮质激素类药物的癌症患者易感染此类菌属,治疗可选用磺胺类药物,注意需要足够疗程用药。

4. 生物调节剂治疗 该治疗可改善患者的免疫功能,增强患者自身对病原体的抵抗和清除能力。生物调节剂治疗包括以下几种。

(1)粒细胞成分输血:用于粒细胞减少合并感染的患者。

(2)粒细胞生长刺激因子:粒细胞集落刺激因子(G-CSF)或粒细胞巨噬细胞集落刺激因子(GM-CSF)可有效促进粒细胞的生成。

(3)被动免疫治疗:如抗革兰氏阴性菌的单克隆抗体、免疫球蛋白、肿瘤坏死因子、白介素 -2、干扰素等。

5. 预防感染 对于易发生感染的癌症患者,采取适当的预防措施可以减少患者感染机会。

(1)避免创伤。

(2)保持清洁环境:与易感染患者接触的所有人员,尤其是医务人员应常洗手,避免医源性感染;隔离及房间空气净化;注意饮食卫生,避免食入铜绿假单胞菌污染食品;患者注意自身的清洁。

(3)预防性用药:粒细胞生长因子及抗菌药物,主要用于感染高危患者,如粒细胞低于 2×10^9/L 的患者。

三、药学评估与监护要点

案例

患者,男,67岁。身高180cm,体重68kg,体表面积1.88m²。患者因"反复胸闷、气喘7年余"入院。查体:T 38.5℃,R 20bpm,P 78bpm,BP 116/76mmHg。KPS 70%,神清,皮肤巩膜无黄染,双侧颈部可扪及多个肿大淋巴结,质硬,无压痛,余无特殊异常。行左颈部包块穿刺细胞学检查:淋巴结转移性未分化小细胞肺癌伴坏死。结合胸部CT检查结果,诊断为右肺小细胞癌广泛期(双颈、右肺门、纵隔、胸腔积液)。实验室检查血常规正常。于2015年11月23日开始行IP方案化疗一周期:伊立替康(CPT-11)65mg/m² iv. drip d1,8;顺铂(DDP)60mg/m²胸腔灌注,q21d.。

化疗结束5天后(2015年12月5日),患者出现间断发热,体温38.6℃,同时诉精神较差,出现右侧胸痛及腹痛,伴有咳嗽,咳少量黄白色黏痰,解稀糊状大便3次。血常规提示发生Ⅳ度骨髓抑制。给予患者头孢噻肟钠舒巴坦钠,重组人粒细胞集落刺激因子(G-CSF)及止泻、补液等对症支持治疗。对症支持治疗两天后(2015年12月7日),患者诉精神、食欲好转,但仍有间断发热及腹痛,体温最高达38.0℃,解糊状大便2次。血常规提示仍为Ⅳ度骨髓抑制。粪常规:真菌(3+)。痰培养示热带念珠菌。遂参考临床药师建议,停用头孢噻肟钠舒巴坦钠,换用比阿培南;同时给予伏立康唑抗真菌,继续给予止泻、补液等对症支持治疗。患者加强抗感染治疗3天后(2015年12月10日)体温恢复正常,T 37.2℃。诉右侧胸痛减轻,无咳嗽、腹痛等不适,解软便1次。血常规提示白细胞及中性粒细胞较前有所上升,但血小板出现Ⅱ度减少。遂停用伏立康唑;继续给予比阿培南、升白及支持对症治疗,并开始行升血小板治疗。2015年12月12日,患者生命体征平稳,神清,精神食欲较前明显好转,未诉发热、咳嗽、腹痛等不适。血常规提示白细胞、粒细胞恢复正常,血小板及血红蛋白轻度下降,停用升白、升血小板、抗感染等治疗,办理出院。患者住院期间血常规与主要治疗药物见表8-13和表8-14。

表8-13　患者住院期间血常规结果

日期	WBC/(10⁹/L)	ANC/(10⁹/L)	HgB/(g/L)	PLT/(10⁹/L)
12.5(d1)	1.04	0.06	107	96
12.7(d3)	0.9	0.08	102	103
12.10(d6)	1.74	0.89	100	66
12.12(d8)	9.51	7.16	98	85

表 8-14 患者主要治疗药物

药物	剂量	频次	途径	疗程
注射用重组人白介素 –11	1.5mg	q.d.	i.h.	12.10~12.12（d6~8）
重组人粒细胞集落刺激因子注射液	300μg	q.d.	i.h.	12.5~12.12（d1~8）
注射用头孢噻肟钠舒巴坦钠	4.5g	q12h.	iv.gtt	12.5~12.6（d1~2）
注射用伏立康唑	0.2g	b.i.d.	iv.gtt	12.7~12.10（d3~6）
注射用比阿培南	0.3g	b.i.d.	iv.gtt	12.7~12.12（d3~8）

（一）治疗方案评估

1. 患者评估

（1）患者，男，67 岁，KPS 70%。

（2）诊断为右肺小细胞癌广泛期（双颈、右肺门、纵隔、胸腔积液）。

（3）化疗前实验室检查血常规示正常，遂行 IP 方案化疗一周期：CPT-11 65mg/m^2 iv. drip d1，8；DDP 60mg/m^2 胸腔灌注，q21d.。

（4）化疗结束 5 天后，患者出现间断发热，体温 38.6℃，同时诉精神较差，出现右侧胸痛及腹痛，伴有咳嗽，咳少量黄白色黏痰，解稀糊状大便 3 次。血常规提示发生Ⅳ度骨髓抑制。

2. 治疗方案分析与选择　患者危险度分层对于中性粒细胞缺乏伴发热患者的经验性选择抗菌药物至关重要。危险度分层标准参照美国感染病学会（IDSA）《中性粒细胞缺乏伴发热患者治疗指南（2011 年版）》。患者为小细胞肺癌广泛期患者，行一周期 IP 方案（伊立替康＋卡铂 / 顺铂）。化疗结束后 5 天患者 ANC 0.06×10^9/L，WBC 1.04×10^9/L，体温 38.6℃，发生粒细胞缺乏伴发热，同时伴有腹痛、腹泻、咳嗽、咳痰，其感染的危险性及血液学毒性会增加，评估属于高危组。

高危患者应首选住院接受经验性静脉抗菌药物治疗。初始经验性抗菌药物治疗旨在降低细菌感染所致的严重并发症和病死率，其原则是覆盖可引起严重并发症或威胁生命的最常见和毒力较强的病原菌，直至获得准确的病原学培养结果。该患者在获得病原学培养结果前，选择了经验性静脉抗菌药物治疗，选择合理。

在接受经验性抗菌药物治疗后，应根据危险分层、确诊的病原菌和患者对初始治疗的反应等综合判断，决定后续如何调整抗菌治疗。有持续性发热但无明确来源、血流动力学不稳定的中性粒细胞缺乏患者，应将其抗菌方案扩展至能够覆盖耐药性革兰氏阴性菌和革兰氏阳性菌以及厌氧菌和真菌。该患者在经验性用药两天后仍持续发热，遂换为碳青霉烯类，并根据病原学结果加用抗真菌药物。该患者符合指南处理原则。

患者在使用抗菌药的同时,还有给予升白细胞、升血小板、止泻、补液等对症支持治疗。

（二）药学监护要点

1. 药物治疗方案分析评价

（1）抗菌药物的初始治疗方案分析:该患者经评估为感染高危人群,高危患者需要静脉应用可覆盖铜绿假单胞菌和其他严重革兰氏阴性菌的广谱抗菌药物,该患者的初始治疗方案选择了头孢噻肟钠舒巴坦钠。虽然该药可覆盖多种产 β- 内酰胺酶的革兰氏阳性和阴性菌,作用较强,但铜绿假单胞菌对其高度耐药。鉴于此情况,临床药师建议将该患者初始治疗药物更换为可覆盖铜绿假单胞菌和其他严重革兰氏阴性菌的哌拉西林他唑巴坦或碳青霉烯类,医生当时未采纳建议。

（2）抗菌药物的调整方案分析:在中性粒细胞缺乏期间,关于何时、如何作出调整抗菌药物覆盖的决定,应根据危险分层(低危或高危)、确诊感染的病原菌和患者对初始治疗的反应等因素进行综合判断。有持续性发热但无明确来源、血流动力学不稳定的中性粒细胞缺乏患者,应将其抗菌方案扩展至能够覆盖耐药性革兰氏阴性菌和革兰氏阳性菌以及厌氧菌和真菌。该患者在应用头孢噻肟钠舒巴坦钠两天后仍持续发热,因此将头孢噻肟钠舒巴坦换为碳青霉烯类药物比阿培南。

患者入院后持续出现腹泻,粪常规示真菌(3+),痰培养病原学检查结果提示热带念珠菌存在。考虑可能存在真菌感染,给予患者伏立康唑抗真菌治疗。2011 年美国胸科学会《成人呼吸与重症监护患者真菌感染治疗指南》推荐伏立康唑作为首选药物。但有研究显示伏立康唑适用于非粒细胞缺乏患者念珠菌血症及念珠菌属所致播散性皮肤感染,腹部、肾脏、膀胱壁及伤口感染,并且 FDA 未批准将粒细胞减少患者的经验性抗真菌治疗作为伏立康唑的适应证。同时,2015 年《抗菌药物临床应用指导原则》推荐伊曲康唑静脉注射液和两性霉素 B 脂质体用于中性粒细胞缺乏怀疑真菌感染患者的经验治疗。为此,临床药师建议抗真菌治疗药物更换为伊曲康唑,医生未予采纳。

（3）抗菌药物的疗程:抗菌药物使用疗程取决于致病菌种类和感染部位,抗菌药物使用应持续用至少整个中性粒细胞减少期间(直至 ANC $\geqslant 0.5 \times 10^9/L$),如临床需要,用药时间可适当延长。念珠菌病治疗疗程尚不明确,一般认为一旦培养或血清学检查结果转阴时应停止治疗,通常在 2 周以上。患者在入院 5 天后体温恢复正常,ANC 恢复至 $0.89 \times 10^9/L$,此时停用伏立康唑,继续给予比阿培南抗感染治疗 2 天。但抗真菌治疗疗程仅有 3 天,应考虑适当延长用药疗程。

2. 伏立康唑的治疗过程监护

（1）配置过程：在静脉滴注前先溶解成 10mg/ml，再稀释至不高于 5mg/ml 的浓度。静脉滴注速度最快不超过每小时 3mg/kg，每瓶滴注时间须 1~2 小时。

（2）给药过程：伏立康唑粉针剂不可用于静脉推注。使用伏立康唑治疗前或治疗期间应监测血电解质，如存在低钾血症、低镁血症和低钙血症等电解质紊乱应予以纠正。

3. 不良反应的监护

（1）皮肤反应：监护头孢类药物和碳青霉烯类药物可能出现的皮疹、荨麻疹、瘙痒等皮肤反应。伏立康唑治疗的患者中皮肤反应比较常见，大多数皮疹为轻到中度。如果患者出现皮疹，应当密切观察，如果病情进展，则要停用伏立康唑。伏立康唑还和皮肤光敏反应有关，应用伏立康唑时应避免长期、强烈的阳光直射。

（2）肝、肾功能损害：头孢噻肟钠舒巴坦钠可能引起碱性磷酸酶或血清氨基转移酶轻度升高、暂时性血尿素氮和肌酐升高等。比阿培南也可能引起实验室指标异常，主要表现为 GPT 升高、GOT 升高、嗜酸性粒细胞增多等。患者在伏立康唑治疗初以及在治疗中发生肝功能检查异常时均必须常规监测肝功能，以防发生更严重的肝脏损害，并且需要监测肾功能，特别是血肌酐值。

（3）视觉障碍：和伏立康唑有关的视觉障碍存在于短期和长期治疗中，约 30% 的受试者出现视觉改变、增强，视物模糊，色觉改变或畏光。视觉障碍呈一过性，可以完全恢复。应用该药时可发生长期的视觉不良事件，包括视神经炎和视盘水肿。

（4）血常规：用重组人粒细胞集落刺激因子期间应定期监测血常规，以免造成中性粒细胞过度增高，若大于 10×10^9/L 应立即停药。重组人白介素 -11 用药期间，一般隔日 1 次检查血常规，注意血小板的变化，在血小板升至 100×10^9/L 时应及时停药。使用期间应注意毛细血管渗漏综合征的监测，如体重、水肿、浆膜腔积液等。

第四节　肿瘤营养支持

一、概　述

（一）肿瘤营养不良的流行病学

肿瘤患者营养不良的发生率相当高，其发生与肿瘤类型、部位、大小、分期、抗肿瘤治疗方法相关。约 15% 的肿瘤患者在确诊时发现近 6 个月体重下降超过 10%，其中胰腺癌、食管癌、胃癌、结直肠癌等消化系统肿瘤营养不良发生率最高。营养不良可增加并发症发生率、降低生存质量,甚至影响预后。有报道显示,每年全球约有200万肿瘤患者死于严重营养不良。肿瘤患者的营养支持治疗已成为肿瘤多学科综合治疗的重要组成部分,合理、有效地提供营养支持对改善肿瘤患者的预后及生活质量具有积极作用。

(二)肿瘤营养不良发生的原因

肿瘤患者发生营养不良的原因较为复杂,相关发病因素间相互作用,共同促进了营养不良的发生。主要包括以下几个方面:

1. 肿瘤自身的影响 肿瘤局部作用造成的影响与肿瘤位置和大小有关,如消化道肿瘤快速增长后可直接压迫或阻塞消化道,引起吞咽困难、疼痛、梗阻等不良反应,进而严重影响营养物质的摄入吸收。

2. 肿瘤患者代谢异常 肿瘤患者代谢改变主要表现在葡萄糖利用增加、脂类和蛋白质分解加强和蛋白质合成降低。长期代谢改变会导致储存脂肪耗竭,蛋白质合成能力降低和糖代谢异常,引起患者消瘦,体重不断下降,出现恶病质(cachexia)。

(1)糖代谢:最早发现肿瘤细胞的生化特征就是糖代谢从氧化磷酸化向有氧酵解转变,即瓦博格效应(Warberg effect)。肿瘤细胞的糖酵解能力是正常细胞的20~30倍,糖酵解的增强与肿瘤的生长速度成正比,此外,肿瘤细胞糖异生和磷酸戊糖通路代谢也增强。

(2)脂代谢:肿瘤相关的脂代谢改变与其他病理性脂代谢变化有显著不同特点,包括整体脂类水平改变、血浆甘油三酯水平改变和血脂组成改变等。许多研究发现肿瘤患者即使患有的是非侵袭性肿瘤,并且没有发生营养摄入改变,都会显示腹膜后储存脂肪的严重下降,这提示肿瘤产生了一种分解脂类的物质并释放入血液中。这种脂代谢紊乱和循环中脂解活性因子在癌症早期就存在,并且随着癌症进展而愈来愈严重。

(3)氨基酸代谢:肿瘤组织的蛋白质合成及分解代谢都增强,但合成代谢超过分解代谢,甚至可以夺取正常组织的蛋白质分解产物,合成肿瘤本身所需要的蛋白质,结果可使机体处于严重消耗的恶病质状态,摄食并不能逆转恶病质患者的肌肉消耗。有学者认为肿瘤细胞或宿主细胞产生某些代谢介质参与了恶病质的过程。致炎细胞因子如肿瘤坏死因子(tumor necrosis factor, TNF)-α、白介素(interleukin, IL)-6、IL-1和干扰素γ(interferon-γ, IFN-γ)等在肿瘤恶病质过程中扮演重要角色,这些细胞因子直接影响患者食欲和改变机体代谢。

3. 抗肿瘤治疗导致多种不良反应 化疗药物在抗肿瘤治疗的同时极大影响机体营养状况,可引起恶心、呕吐、食欲下降、乏力、黏膜炎、味觉改变、腹胀、腹泻等,造成肿瘤患者营养摄入不足或丢失,进而引起营养不良;放疗在杀伤恶性肿瘤细胞的同时,对周围的正常组织或器官也不可避免地造成损伤,且在不同部位放疗产生的症状不同,可能影响营养物质的摄入和吸收,使营养状况恶化。

二、药物治疗原则及方案

(一)肿瘤营养支持治疗的原则

严重的营养不良或因胃肠道障碍和其他代谢、药物、放疗等毒副因素预期患者饮食不足超过一周者,应给予肠内或肠外营养支持;营养良好或仅有轻度营养不良并估计自然饮食充足的患者,不需要特殊营养支持;多周期化疗或放疗无效的进展期肿瘤患者,营养支持只能起到缓解自身消耗的作用。

(二)肿瘤患者的营养筛查与评估

合理的营养支持治疗,首先需要正确评估肿瘤患者的营养状况,筛选出存在营养不良或存在营养风险的患者,及时给予治疗。同时,在治疗过程中还需要进行再评估,以便及时调整营养支持治疗方案。

1. 营养风险筛查(nutritional risk screening,NRS2002) NRS2002是欧洲临床营养与代谢学会(The European Society for Clinical Nutrition and Metabolism,ESPEN)推荐用于住院患者的营养风险筛查工具,以128个RCT研究为基础,从营养状况、疾病、年龄三个方面评估住院患者营养风险。评分≥3分即存在营养风险,需要进行营养干预;评分<3分则不需要进行干预,但应每周进行复筛。

2. 患者提供的主观综合评价法(patient-generated subjective global assessment,PG-SGA) PG-SGA是从SGA基础上发展起来,适用于肿瘤患者的营养状况评估工具。由患者自我评估和医务人员评估两部分组成。具体内容包括:①体重;②摄食情况;③症状;④活动和身体功能;⑤疾病和营养需求的关系;⑥代谢方面的需要;⑦体格检查。前4个方面由患者自评,后3个方面由医务人员评估。评分0~1分(PG-SGA-A)为营养状况良好,不需要干预措施,治疗期间保持常规随诊及评价;评分2~8分(PG-SGA-B)为中度或可疑营养不良,根据患者存在的症状和实验室检查结果,进行营养干预;评分≥9分(PG-SGA-C)为严重营养不良,急需进行症状改善和/或同时进行营养干预。

3. 综合营养评估 综合营养评估通常包括病史、体格检查、实验室检查、人体测量等。相应的检查指标有体重、BMI、肱三头肌皮褶厚度(TSF)、上臂肌围(AMC)、上臂围(AC)、血清白蛋白、前白蛋白及转铁蛋白等,肿瘤恶病质常常伴随炎症反应的激活,有时也需要测定C反应蛋白用以评价机体炎症状况。

(三)肿瘤患者营养支持治疗途径的选择

1. 肠内营养支持途径 肠内营养支持主要分口服和管饲两种方式,管饲又可分为两大类:有创和无创。无创的置管技术主要是指经鼻胃途径放置导管,根据病情需要,导管远端可放置在胃、十二指肠或空肠中;有创的置管技术根据创伤大小,分为微创(如经皮内镜下胃造瘘术 PEG、经皮内镜下空肠造瘘术 PEJ)和外科手术下的各类造口技术。

中华医学会肠外肠内营养学分会(Chinese Society for Parenteral and Enteral Nutrition, CSPEN)指南推荐:鼻胃管适用于接受肠内营养时间少于 2~3 周的患者,管饲时患者头部抬高 30°~45°,可减少吸入性肺炎的发生;接受腹部手术并且术后需要长时间肠内营养的患者,建议术中放置空行造瘘管;施行近端胃肠道吻合术、需要肠内营养的患者,应当经过吻合口远端的空肠营养管喂养;非腹部手术患者,若需要接受大于 2~3 周的肠内营养,如严重的头部外伤患者,经皮内镜下胃造瘘术(PEG)是首选的管饲途径。

2. 肠外营养输注途径 用于肠外营养输注的静脉置管途径可分为周围静脉导管(PVC)与中心静脉导管(CVC)。中心静脉置管又可分经外周静脉穿刺置入中心静脉导管(PICC)、直接经皮穿刺中心静脉置管、隧道式中心静脉导管(CVTC)、输液港(port)。选择何种途径,需考虑以下因素:患者以往静脉置管病史,静脉解剖走向,出凝血功能,预计肠外营养持续时间,护理环境,潜在疾病等。中心静脉置管的应用越来越普遍,包括肠外营养液输注、血液制品输注等。应用 CVC 可显著减少周围静脉穿刺的次数,但也导致一些并发症的发生,因此必须由经培训的专门人员置管和维护。

CSPEN 指南推荐:经周围静脉缓慢均匀输注能够耐受常规能量与蛋白质密度的肠外营养配方全合一溶液,但不建议连续输注时间超过 10~14 天(C);如果患者经周围静脉输注出现 3 次以上静脉炎,考虑系药物所致,应采用 CVC 或 PICC 置管(D);患者的肠外营养支持时间预计 > 10~14 天,建议采用 CVC 或 PICC 置管(B)。

(四)肿瘤患者营养支持制剂的选择

1. 肠内营养制剂 目前可供临床使用的肠内营养制剂品种繁多,主要可分为氨基酸型、短肽型(要素型)、整蛋白型(非要素型)、组件式肠内营养制剂。肠内营养制剂组成成分主要包括碳水化合物类、蛋白质类、脂肪类、维生素类、无机盐类(宏量和微量元素),还有的含有强化营养素类(如谷氨酰胺、精氨酸、支链氨基酸、核苷酸、ω-3 不饱和脂肪酸类等)。不同类型和组成成分的肠内营养制剂临床作用不同,氨基酸型、短肽型主要适合于胃肠道消化和吸收功能部分受损患者,如短肠综合征、胰腺炎患者等;整蛋白型又分为平衡型、疾病专用型和其他类型,适用范围广,如烧伤、创伤、意识障碍、肿瘤患者等。同时疾病专用型制剂中还有肿瘤专用型肠内营养制剂,适用于肿瘤患者的代谢需求,含蛋白质 18%~21%、脂肪 40%~50%,碳水化合物含量则较少。对于胃肠道功能正常或部分受损的营养不良的肿瘤患者进行肠内营养支持应首选整蛋白型肠内营养制剂,同时在实施肠内营养过程中应根据患者营养状况、疾病、代谢状态及胃肠道功能等进行适当调整。

2. 肠外营养制剂　通常肠外营养制剂包含氨基酸、脂肪乳、葡萄糖、维生素、电解质和微量元素。肠外营养液多为上述注射液通过一定方式混合而成。也有些制剂采用多腔袋的形式,预先将多种营养素置于不同的腔内,临用时再混合。

(1)氨基酸注射液:目前临床常用的氨基酸注射液包括两大类,平衡型氨基酸注射液与疾病适用型氨基酸注射液。平衡型氨基酸注射液含有人体合成蛋白质所需的必需和非必需氨基酸,适用于没有肝、肾功能障碍的普通患者,补充此类氨基酸的目的主要在于维持正氮平衡。其制剂中 EAA 与 NEAA 的比例为 $1:1~1:3$,此外含有的氨基酸比例也与健康人体一致。疾病适用型氨基酸注射液包括肝病适用型氨基酸注射液、肾病适用型氨基酸注射液、创伤适用型氨基酸注射液和免疫调节型氨基酸注射液。

(2)脂肪乳注射液:脂肪乳注射液按分子结构和组分不同又可分为长链脂肪乳注射液、中长链脂肪乳注射液、结构脂肪乳注射液、鱼油脂肪乳注射液、多种油脂肪乳(SMOF)注射液等。

(3)多腔袋制剂:由于配置肠外营养液需要一定的配置环境和复杂的配置过程,不便于临床的使用。即用型预混式多腔袋肠外营养产品将不同成分分置于不同腔室,使用前只需按说明挤压开密封条,即可将各腔溶液混合。目前主要有"双腔袋"(葡萄糖、氨基酸)和"三腔袋"(葡萄糖、氨基酸、脂肪乳)。

(4)维生素制剂:人体日常所需的维生素一共有 13 种(包括 9 种水溶性维生素和 4 种脂溶性维生素),目前复合的维生素制剂有很多,例如脂溶性维生素注射液(Ⅰ)、脂溶性维生素注射液(Ⅱ)、注射用水溶性维生素、注射用 12 种复合维生素等。通常情况下,每日一支即可满足一天的维生素需求,需注意的是"注射用 12 种复合维生素"中不含维生素 K,如有需要需单独补充。

(5)电解质制剂:电解质广泛分布在细胞内外,参与体内许多重要的功能和代谢活动,对正常生命活动的维持起着非常重要的作用。肠外营养支持时需补充钠、钾、钙、镁、磷及氯等电解质,维持水电解质平衡。

常见的电解质制剂有 0.9% 氯化钠、10% 氯化钠、10% 氯化钾、15% 氯化钾、10% 葡萄糖酸钙、10% 硫酸镁、25% 硫酸镁、复合磷酸氢钾和甘油磷酸钠等。复合磷酸氢钾属于无机磷酸盐制剂,配置不当很容易与钙离子生成磷酸钙沉淀,严重时危及患者生命。1994 年美国 FDA 就曾通报由于肠外营养液配置不当,产生磷酸钙沉淀导致患者死亡的案例。正因如此目前临床已很少使用复合磷酸氢钾,取而代之的是使用甘油磷酸钠,后者与钙离子没有配伍禁忌,可安全用于肠外营养液。电解质紊乱是肠外营养支持常见的代谢性并发症,因而需根据患者情况个体化补充电解质,尤其是磷的补充,可预防再喂养综合征(refeeding syndrom, RFS)的发生。

（6）微量元素制剂：临床常用多种微量元素制剂有注射用多种微量元素（Ⅰ）和注射用多种微量元素（Ⅱ），前者用于婴幼儿，后者用于成人。通常情况下，每日一支即可满足一天的微量元素需求。肠外营养支持尤其是全肠外营养支持，应注意微量元素的补充。

三、药学评估与监护要点

案例

患者，女，69岁。身高158cm，体重54kg，BMI 19.62kg/m²。2年前因直肠肿瘤行直肠低位前切后出现胰腺转移。行介入化疗栓塞治疗后症状缓解。1个月前出现皮肤黏膜黄染，伴小便深茶色，大便陶土样改变。无腹痛、恶心、呕吐，伴背痛。查胆红素增高（TBIL 341.69μmol/L，DBIL 239.57μmol/L），予保肝、减黄治疗，效果不佳。进一步查腹部超声提示胰头囊性占位，肝内胆管扩张、胆总管扩张、胆囊增大，胆囊炎并胆囊内胆汁淤积。于当地医院行减黄治疗，经皮经肝穿刺胆管引流术，术后患者皮肤黏膜黄染较前减轻，大、小便颜色较前恢复。患者目前皮肤黏膜黄染，自觉乏力、持续性背痛，否认腹痛。睡眠、精神、情绪欠佳，大小便频次正常。体重近1个月下降4kg。

体格检查：发育正常，全身皮肤黏膜中度黄染，全身淋巴结未触及肿大，双侧巩膜中度黄染，双侧瞳孔等大等圆，对光反射存在，心肺未见明显异常，腹软，上腹部轻压痛，余未见明显异常。

辅助检查：腹部CT提示胰头实性囊性占位，胰腺转移瘤。腹部B超提示肝内胆管扩张、胆总管扩张、胆囊增大，胆囊炎并胆囊内胆汁淤积。查胆固醇2.07mmol/L，甘油三酯0.97mmol/L，低密度脂蛋白1.21mmol/L，高密度脂蛋白0.65mmol/L。血生化检查结果见表8-15。

表8-15 血生化检查结果

检测项目	检测值	正常值范围
白蛋白	33g/L	35~55g/L
前白蛋白	104mg/L	200~400mg/L
总胆红素	166.2μmol/L	5.1~22.2μmol/L
结合胆红素	134.4μmol/L	0.00~6.80μmol/L
谷草转氨酶	55U/L	0~40U/L
谷丙转氨酶	62U/L	9~50U/L
淀粉酶	358U/L	25~115U/L
脂肪酶	519U/L	73~393U/L

初步诊断:直肠高分化腺癌(胰腺转移);梗阻性黄疸。

(一)营养治疗评估

患者目前有梗阻性黄疸,血清淀粉酶、脂肪酶均升高,血浆白蛋白及前白蛋白均下降,属于中度混合型营养不良,按营养支持方式共分3个阶段进行治疗。

第一阶段为全肠外(total parenteral nutrition, TPN)营养支持阶段:此阶段患者的一般情况差,血淀粉酶、脂肪酶均增高,提示胰腺功能较差;实验室检查提示有梗阻性黄疸存在;影像学提示上消化道梗阻。临床以控制感染、经皮经肝导管引流术(percutaneous transhepatic catheter drainage, PTCD)胆汁外引流减黄、化疗、经鼻空肠管注入液体石蜡解除梗阻,禁食减少胰腺分泌、减轻胰腺负担,通过PICC进行PN营养支持为主。

根据患者体重计算能量需求,肠外营养处方如下:5%葡萄糖氯化钠注射液1 000ml、50%葡萄糖注射液400ml、20%中长链脂肪乳250ml、8%肝用型氨基酸注射液500ml、15%氯化钾注射液30ml、水溶性维生素1支、脂溶性维生素(Ⅱ)2支、多种微量元素10ml、20%丙氨酰谷氨酰胺注射液100ml、10%硫酸镁注射液5ml、甘油磷酸钠注射液10ml、10%葡萄糖酸钙20ml、0.9%氯化钠注射液200ml,入3L袋经PICC输入。总能量为1 590kcal,脂肪50g,碳水化合物250g,氮6.4g。有时在此基础上再加复方氯化钠注射液或5%葡萄糖注射液500ml。

第二阶段为PN与EN相结合营养支持阶段:患者的一般情况好转,体温恢复正常,生化检查显示结合胆红素(direct bilirubin, DBIL)、TBIL逐渐下降并恢复到正常范围,胆道梗阻逐渐减轻,血清淀粉酶、脂肪酶逐渐下降并恢复正常。因肿瘤侵犯上消化道,造成不完全性梗阻,行空肠造口术(jejunostomy)。该阶段的营养支持是在PN的同时从空肠造瘘口,泵入肠内营养制剂(短肽型肠内营养混悬液百普力500ml),即PN与EN相结合,逐渐增加空肠造瘘口入量的同时减少静脉营养量,完成TPN向完全肠内营养(total enteral nutrition, TEN)的过渡。

第三阶段为TEN即EN+自然膳食治疗阶段:该阶段患者完全停用周围静脉营养,全部营养都由空肠造瘘口泵入,并配合少量低脂自然膳食,即过渡到TEN。患者此阶段一般情况较好,已拔除PTCD胆汁外引流支架,继续保肝、营养肠道细胞、改善消化道功能及对症治疗。

患者入院有梗阻性黄疸,血淀粉酶升高,营养状况差,入院时人体测量数值降低(包括三头肌皮褶厚度、臂围、臂肌围),血浆总蛋白水平基本正常,血浆白蛋白及前白蛋白水平均降低,属于中度混合型营养不良,共分3个阶段治疗,支持50天。

经过给予营养支持,患者精神状况明显好转,皮肤、巩膜黄疸减轻。该患者为直肠癌晚期侵犯胰腺,为慢性消耗性疾病,故从人体测量数值来看恢复不明显(臂围未改变、三头肌皮褶厚度由7mm→8mm),血浆蛋白浓度仍稳定于正常范围内,但是从生化指标来看前白蛋白有上升趋势,胰腺功能已逐渐恢复,胆道梗阻现象已好转。

(二)药学监护要点

1. 肿瘤恶病质患者体内碳水化合物代谢的改变　恶性肿瘤患者的碳水化合物代谢障碍主要表现在葡萄糖转化增加和外周组织利用葡萄糖障碍、胰岛素抵抗和胰岛素分泌不足。肿瘤组织通过糖酵解通路产生大量乳酸,由乳酸生成葡萄糖及糖异生作用增加是肿瘤患者葡萄糖转化增加的主要原因。肿瘤细胞通过糖酵解获取能量与恶性程度、浸润和转移能力相关。肿瘤细胞需要大量的葡萄糖供应。肿瘤细胞的能量代谢具有葡萄糖依赖性,葡萄糖为其唯一的能量底物。

2. 肿瘤患者营养支持治疗原则　当患者有胃肠道功能,营养支持首选肠内营养,当存在胃肠道功能障碍或肠内营养禁忌时应给予肠外营养,待患者胃肠道功能逐渐恢复时应尽早启动肠内营养,直至过渡到全肠内营养及完全经口进食。

患者入院时一般情况较差,因肿瘤侵犯引起消化道梗阻症状,进行 PICC 置管给予全胃肠外营养支持,目的在于减少因经口进食或胃肠内营养支持引起的胰液分泌,减轻胰腺负担。因该患者肿瘤侵犯胰头等部位引起肠梗阻症状,通过经鼻空肠喂养管给予液体石蜡减轻肠道梗阻及胃肠减压治疗。当胰酶等生化指标恢复正常后开始经空肠造瘘口给予短肽型肠内营养(百普素)等肠内营养制剂进行空肠喂养,在空肠营养量逐渐增加后逐渐减少静脉营养量,完成由 TPN 向 TEN 的过渡。该患者为晚期肿瘤患者,且有胰腺转移,影响胰腺分泌功能和胰液体的排泄途径,故今后应考虑长期应用空肠造瘘管注入机体所需的营养。该患者停用肠外营养后,用短肽类肠内营养制剂及米汤、果汁等低脂饮食替代部分肠内营养制剂供给能量。

第五节　骨　转　移

一、概　述

骨骼是晚期恶性肿瘤最常见的转移部位之一,常见于乳腺癌、前列腺癌、肺癌、肾癌等恶性肿瘤。随着抗癌治疗方法的不断改进,晚期癌症患者的生存时间不断延长,患者出现骨转移及其他骨骼并发症的风险也随之明显增加。

恶性肿瘤细胞转移到骨骼并释放可溶介质,激活破骨细胞和成骨细胞;激活的破骨细胞释放细胞因子又进一步促进肿瘤细胞分泌骨溶解介质,从而形成恶性循环。恶性肿瘤骨转移常导致骨痛、骨损伤、骨相关事件(skeletal related events,SREs)及生活质量降低等并发症。骨相关事件是指骨转移所致的病理性骨折、脊髓压迫、高钙血症、为缓解骨痛进行放疗、为预防或治疗脊髓压迫或病理性骨折而进行的骨外科手术等。骨转移所致的骨骼病变及骨相关事件，不仅严重影响患者自主活动能力和生活质量，还影响患者预后，威胁患者的生存。

二、药物治疗原则

恶性肿瘤骨转移治疗的总体策略是采用以缓解症状、改善生活质量为主要目标的姑息治疗。恶性肿瘤骨转移的治疗目标为：①缓解疼痛，恢复功能，提高生活质量；②预防或延缓SREs的发生。而是否将控制肿瘤进展、延长生存期作为治疗目标，需视病情而定。

治疗恶性肿瘤骨转移的基本方法包括：镇痛药物治疗、骨靶向药物治疗、放射治疗、化疗、内分泌治疗、手术治疗、对症支持与康复治疗。药物治疗作为骨转移主要治疗方式之一，对于减少骨并发症及减轻骨痛、改善患者的生活质量具有重要作用。

1. 镇痛药物治疗　骨疼痛是骨转移患者的主要症状，持续有效地缓解骨疼痛是恶性肿瘤骨转移治疗的主要策略。缓解骨疼痛的镇痛治疗方法包括镇痛药、放射治疗、双膦酸盐类药物、抗癌治疗等。镇痛药是骨转移疼痛治疗的关键及基础性治疗用药，在骨疼痛治疗中，具有不可取代的作用。

骨转移疼痛的镇痛药物治疗应遵循WHO癌症三阶梯止痛指导原则：①首选口服及无创给药途径；②按阶梯给药；③按时给药；④个体化给药；注意具体细节。常用镇痛药包括非甾体抗炎药（NSAID）、阿片类镇痛药及辅助用药三大类。非甾体抗炎药及阿片类镇痛药是缓解骨转移性疼痛的主要药物。辅助用药包括抗惊厥药（如加巴喷丁和普瑞巴林）、抗抑郁药（如三环类抗抑郁药阿米替林、丙米嗪、去甲替林、地昔帕明；其他抗抑郁药如文拉法辛和度洛西汀）、糖皮质激素、局部用药（如利多卡因贴片-5%）。辅助用药常用于神经病理性疼痛等特殊疼痛类型。镇痛药物选择见表8-16。

表8-16　恶性肿瘤骨转移的药物镇痛治疗

疼痛程度	镇痛药物选择	备注
轻度疼痛（NRS 1~3）	NSAID/ 对乙酰氨基酚 ± 辅助用药；或含有阿片类和NSAID的复方制剂	NSAID 如布洛芬、双氯芬酸钠、吲哚美辛、萘普生、塞来昔布、氯诺昔康等；酌情联合应用辅助用药
中度疼痛（NRS 4~6）	阿片类镇痛药 +NSAID ± 辅助用药	阿片类镇痛药如可待因、双氢可待因；当NSAID剂量超过或接近限制剂量时，建议只增加阿片类药物剂量；酌情联合应用辅助用药

续表

疼痛程度	镇痛药物选择	备注
重度疼痛（NRS 7~10）	强阿片类镇痛药 +NSAID ± 辅助用药	强阿片类镇痛药如吗啡即释片、吗啡缓释片或羟考酮缓释片、芬太尼透皮贴剂；根据病情将阿片类镇痛药剂量调整至最佳镇痛的安全用药剂量；酌情联合应用辅助用药

2. 骨靶向药物治疗　骨靶向药物在骨转移治疗中的地位已获公认。双膦酸盐类药物和地舒单抗可抑制破骨细胞的活性，延缓骨并发症的发生、缓解症状，改善患者的生活质量，已成为治疗骨转移的重要药物。

（1）双膦酸盐类药物：双膦酸盐类药物是防治恶性肿瘤骨转移 SREs 的基础用药，可与常规抗肿瘤治疗联合使用，也可与阿片类镇痛药物联合使用。双膦酸盐类药物是内生性焦磷酸盐的同分异构体，与骨有高度亲和力，能被优先转运至骨形成或吸收加速的部位，选择性抑制破骨细胞活性和诱导破骨细胞凋亡，从而抑制骨吸收，减轻骨疼痛，降低发生 SREs 的风险。荟萃分析结果显示，双膦酸盐类药物可显著降低骨转移患者发生椎体骨折、非椎体骨折、复合型骨折、高钙血症等风险。

双膦酸盐类药物由于化学结构中与中心碳原子连接的侧链不同，其临床活性和功效亦有所不同。第一代双膦酸盐类药物以氯屈膦酸为代表；第二代以帕米膦酸、阿仑膦酸为代表，抑制骨吸收的作用强于第一代药物；第三代包括唑来膦酸和伊班膦酸，在作用强度和疗效方面优于第二代。常用于恶性肿瘤骨转移治疗的双膦酸盐类药物的用法用量见表 8-17。

表 8-17　恶性肿瘤骨转移的双膦酸盐类药物治疗

药物名称		用法用量
第一代	氯屈膦酸	口服：1 600mg/d 静脉滴注：300mg/d，滴注时间＞2 小时，连续 5 天，之后改为口服制剂
第二代	帕米膦酸	90mg，静脉滴注＞2 小时，每 3~4 周重复
第三代	唑来膦酸	4mg，静脉滴注＞15 分钟，每 3~4 周重复
	伊班膦酸	6mg，静脉滴注＞2 小时，每 3~4 周重复

注：2017 年发表的一项随机临床试验研究结果显示，在乳腺癌、前列腺癌或多发性骨髓瘤骨转移患者中（n=1 822），唑来膦酸每 12 周给药间隔（n=911）与标准的 4 周给药间隔（n=911）相比，两组在 2 年的随机化中发生至少 1 个骨相关事件的患者比例无差异。唑来膦酸每 12 周给药的临床疗效仍需进一步临床数据以及循证医学证据。

双膦酸盐类药物在恶性肿瘤骨转移上的应用强调早期、长期、规律治疗。一旦确诊骨转移，即建议开始双膦酸盐类药物治疗。无骨痛等临床症状，但已确诊骨转移的患者，仍建议常规使用双膦酸盐类药物治疗。在用药时间上，大多数临床研究中双膦酸盐类药物治疗时间均在6个月以上，疗效肯定、安全性好，且骨转移患者有必要持续接受预防或延缓SREs风险的治疗，故建议情况允许时，双膦酸盐类药物用药时间6个月以上。目前，已有双膦酸盐类药物用药2年以上的安全性数据。临床研究结果显示，双膦酸盐类药物治疗超过24个月，可显著降低SREs的发生率，且安全性良好。超过2年后的双膦酸盐类药物用药频率需要进一步的数据。研究显示，持续规律使用双膦酸盐类药物，患者SREs风险比间断使用降低58%。骨转移患者接受双膦酸盐类药物治疗期间，若再次出现SREs，仍可继续应用，可减少SREs再次发生的风险。

双膦酸盐类药物的停药指征：出现不可耐受的药物相关不良反应，或预期继续用药不再获益。经其他治疗骨疼痛缓解不是双膦酸盐类药物的停药指征。

（2）地舒单抗：地舒单抗（denosumab）是一种特异性NF-κB受体激活蛋白配体（RANKL）的人源性单克隆抗体，能抑制破骨细胞活化和发展，减少骨吸收，增加骨密度，是抑制破骨细胞活性的新型骨吸收抑制剂。2010年5月经欧盟委员会批准地舒单抗用于绝经后妇女骨质疏松症和前列腺癌患者激素抑制相关骨丢失的治疗，还用于其他治疗方法无效或不能耐受的患者，以降低患者骨折的风险。2010年6月，地舒单抗获得美国FDA批准上市。2018年4月发表的一项地舒单抗与双膦酸盐类药物在晚期癌症骨转移患者中应用的系统评价和随机对照试验的荟萃分析结果显示，与双膦酸盐类药物相比，地舒单抗在延缓首次骨相关事件发生时间以及减少辐射对骨事件发生率等方面显示有利影响，在患者总生存期和疾病进展时间上两者作用相似。两种方案的长期疗效和安全性比较仍需进一步大规模和长期研究。

三、药学评估与监护要点

案例

患者，男性，76岁。身高160cm，体重59kg，体表面积1.65m²。因"腰痛1个月余"入院。既往高血压病史15年，自服药物控制可（马来酸依那普利片，10mg p.o. b.i.d.）。无家族遗传史，否认药物食物过敏史及不良生活习惯史。

患者于2017年5月无明显诱因出现腰痛，活动后加重，夜间因腰痛无法入睡，自服去痛片后腰痛可稍减轻；伴咳嗽、咳痰，无发热、咯血、大小便困难、下肢疼痛等不适。于2017年6月10日当地医院就诊，胸部CT提示左肺上叶软组织影，约1.8cm×3.8cm，伴左肺上叶阻塞性炎症；左肺门及纵隔淋巴结肿大；右侧胸腔少量积液。腰骶椎MRI提示多节腰椎、骶椎及椎旁软组织改变,考虑多发转移瘤。起病以来,患者精神饮食一般,睡眠差,大小便正常,体力体重无明显变化。

查体:KPS 评分为 70%,右锁骨上肿大淋巴结直径 1cm,心肺听诊未闻及异常,腹平软,无压痛反跳痛,未及肿块,肝脾肋下未及。完善相关检查:RBC 3.83×10^{12}/L、HGB 113g/L;GPT 55U/L、GOT 59U/L、BUN 4.66mmol/L、Scr 69μmol/L;Ca 2.01mmol/L;CEA 7 559.24 ng/ml、NSE > 370.00μg/L;尿常规及凝血功能检查无明显异常。腹部 CT 示肝多发强化灶,结合病史,考虑为转移瘤。颈部彩超示右侧锁骨上区低回声病灶(淋巴结可能)。ECT- 全身骨显像示多发骨质病变,考虑肿瘤多发骨转移可能。肝脏占位穿刺活检组织病理:小细胞癌。心电图示:窦性心律,室性期前收缩。心脏彩超示:主动脉瓣退行性变。

诊断:左肺小细胞癌 $T_2N_3M_1$(肝多发、多发骨)。

患者入院后相继行止痛、护肝、护骨等对症治疗,明确诊断后行 EP 方案(依托泊苷 + 奈达铂)化疗。患者诊疗经过见表 8-18。

表 8-18　患者诊疗经过

日期 (2017 年)	患者情况	治疗
6.11(d1)	患者痛苦面容,诉腰痛,夜间无法入睡,NRS 8 分	氨酚羟考酮片(330mg p.o. q6h.)
6.12(d2)	患者诉仍感腰痛,NRS 6 分;活动时加重,昨日出现暴发痛 2 次;睡眠仍较差;饮食一般,大小便正常	停:氨酚羟考酮片 加:盐酸羟考酮缓释片(10mg p.o. q12h.) 和塞来昔布胶囊(200mg p.o. q12h.) 异甘草酸镁注射液(150mg iv.drip q.d.) 盐酸吗啡片 5~10mg 备用于暴发痛的解救
6.13(d3)	患者腰痛有所缓解,活动时仍感疼痛,6 月 12 日服用盐酸吗啡片 10mg 解救 2 次,NRS 4 分;睡眠好转,饮食可,大小便正常	调整剂量: 盐酸羟考酮缓释片(20mg p.o. q12h.)
6.14(d4)	患者诉腰痛明显缓解,NRS 2 分;睡眠、饮食可,大便较干硬,小便正常	某中药通便茶,1 袋,开水泡服,q.d.
6.16(d6)	患者未诉疼痛,睡眠饮食可,大小便正常	唑来膦酸注射液(4mg iv. drip)
6.17(d7)	患者午后出现发热 38.0℃、头痛、乏力症状;3 日未解大便	物理降温 乳果糖口服液(10ml p.o. t.i.d.)

续表

日期 （2017 年）	患者情况	治疗
6.18（d8）	清晨患者体温 36.6℃，头痛、乏力症状好转；精神饮食可，大小便正常	
6.20（d10）	患者精神、睡眠、饮食可；大小便正常	化疗：依托泊苷＋奈达铂 其他：地塞米松＋帕洛诺司琼＋兰索拉唑（剂量略）
6.23（d13）	患者无恶心、呕吐等不适，精神、睡眠、饮食可，大小便正常，今日出院	出院带药： 盐酸羟考酮缓释片（20mg p.o. q12h.） 塞来昔布胶囊（200mg p.o. q12h.） 盐酸吗啡片 10~15mg 备用于暴发痛的解救

（一）治疗方案评估

1. 患者评估

（1）男性，76 岁，KPS 70%。

（2）既往高血压病史 15 年，自服马来酸依那普利片，血压控制可。

（3）诊断为左肺小细胞癌 $T_2N_3M_1$（肝多发、多发骨），属于Ⅳ期、广泛期。

（4）患者入院时痛苦面容，腰痛 NRS 8 分，夜间无法入睡，属于重度疼痛，自服止痛片后疼痛稍缓解。

（5）入院后辅助检查示 GPT 55U/L、GOT 59U/L；BUN 和 Scr 正常；红细胞、血红蛋白以及血钙水平偏低。

2. 治疗方案分析与选择　患者为老年男性，晚期肺癌，多发性骨转移和肝转移，重度癌症疼痛。患者预后差，治疗目标为减轻骨疼痛等症状，避免发生病理性骨折、脊髓压迫等骨相关事件，改善生活质量；在减轻痛苦及改善生活质量的基础上，力争延长患者的生存时间。

患者骨转移所致的腰痛为慢性重度疼痛，根据《NCCN 成人癌痛实践治疗指南》，应采用强阿片类镇痛药联合非甾体抗炎药，口服途径按时给药；通过剂量滴定，明确阿片类药物有效且安全的最佳镇痛剂量，稳定控制疼痛。除采用镇痛药控制骨转移性疼痛外，应用双膦酸盐类药物治疗可抑制骨吸收并减轻骨疼痛，降低发生骨相关事件的风险。对于确诊为肺癌骨转移的患者，应尽早开始行双膦酸盐类药物治疗。该患者确诊骨转移后，在入院第 6 天即开始采用唑来膦酸治疗符合指南推荐。

患者为小细胞肺癌广泛期患者，联合化疗为主要治疗手段，临床指南推荐方案包括 EP 方案(依托泊苷 + 卡铂 / 顺铂)和 IP 方案(伊立替康 + 卡铂 / 顺铂)。患者高龄,化疗耐受性相对较弱,从安全性考虑,依托泊苷主要不良反应为骨髓抑制、消化道反应等;伊立替康除骨髓抑制外,严重腹泻为主要剂量限制性毒性,发生率高,因此选择依托泊苷更为适合。奈达铂抗肿瘤作用与卡铂相当,而肝、肾功能损伤作用小于顺铂和卡铂。患者高龄且肝功能不良,选择奈达铂合理。

（二）药学监护要点

1. 镇痛药物治疗方案分析评价

（1）镇痛药物治疗:患者入院时痛苦面容,诉严重腰痛,夜间无法入眠,NRS 评分为 7 分,属于重度疼痛;患者既往未使用过阿片类镇痛药物。根据癌痛治疗相关指南及规范,推荐口服短效阿片类药物如吗啡即释片进行快速剂量滴定,尽快确定最佳用药剂量。该患者初始镇痛药物直接采用复方制剂氨酚羟考酮片,未进行剂量滴定;此外,患者肺癌多发肝转移且高龄,入院时查转氨酶升高,应注意对乙酰氨基酚的肝脏毒性。建议换用吗啡即释片或吗啡以及羟考酮缓释片进行初始剂量滴定。

患者入院第 2 日疼痛控制不佳,换用盐酸羟考酮缓释片重新进行剂量滴定,采用吗啡即释片解救暴发痛,同时联用非甾体抗炎药塞来昔布,符合骨转移疼痛治疗指南推荐;入院第 4 天镇痛剂量调整至最佳,患者疼痛控制良好。

塞来昔布为选择性 COX-2 抑制剂,消化性溃疡、穿孔、出血、肾损伤等不良反应的发生率相对较低,为老年人首选的非甾体抗炎药。然而,该患者目前服用血管紧张素转换酶抑制药(ACEI)依那普利控制血压,ACEI 与非甾体抗炎药均可引起肾损伤,二者合用可加重肾损伤作用;非甾体抗炎药还可降低 ACEI 的抗高血压效应,两药联用期间应密切监测血压和肾功能。鉴于药物相互作用的不利影响以及塞来昔布可能产生的心血管事件等风险,该患者疼痛控制稳定后可停用塞来昔布,不建议长期使用非甾体抗炎药。

（2）唑来膦酸治疗过程监护

1）治疗前:须检测患者的肾功能以及血清电解质水平,重点关注血清肌酐、血清钙、磷酸盐、镁等指标。对于严重肾功能损害(肌酐清除率小于 30ml/min)的患者应禁用唑来膦酸。对于低钙血症、低磷血症或低镁血症患者,应进行补充治疗。治疗前应注意询问及检查患者口腔情况,若近期行牙科手术操作,不应使用唑来膦酸治疗。

2）给药过程:唑来膦酸滴速过快易增加肾损伤风险,需匀速滴注,且滴注时间不得少于 15 分钟。

2. 不良反应监护

（1）羟考酮

1）患者高龄,且肝功能轻度不良,应密切监护便秘、恶心、呕吐、头晕、嗜睡、口干等常见不良反应。

2）便秘：注意患者每日大便情况，可预防性使用缓泻剂。患者用药后出现便秘，对症处理后好转，后期治疗应加强预防措施，避免便秘加重。

3）低血压：患者有高血压病史，住院期间服用降压药，羟考酮可舒张血管而增加低血压的发生风险，需密切监测患者血压水平。

4）呼吸抑制：患者高龄，小细胞肺癌且左肺上叶阻塞性炎症，肺功能不良，用药期间需密切观察呼吸情况。

（2）塞来昔布：患者虽无消化道疾病史及相关症状，但高龄且同时行化疗，应密切监护消化道出血、溃疡等严重胃肠道事件的发生。塞来昔布可导致血压升高，降低 ACEI 类药物的降压效应，需密切监测血压。长期用药时需密切注意心血管血栓性不良事件、心肌梗死和卒中的发生，警惕胸痛、气短、无力、言语含糊等症状和体征，一旦发生应立即停药。密切监测患者肝、肾功能。

（3）唑来膦酸

1）急性期反应：滴注唑来膦酸后应密切注意患者有无发热、肌痛、流感样症状、关节痛、头痛等症状，多出现在用药后 3 天内，为轻到中度，多可自行缓解；服用对乙酰氨基酚或布洛芬可降低减轻症状。该患者用药 1 天后出现发热、头痛和乏力症状，经物理降温后第二天症状缓解。

2）肾功能损伤：唑来膦酸经肾脏以原型排泄，可导致肾功能损伤，用药期间需密切监测肾功能情况；若轻至中度肾功能受损，应减量；若出现严重肾功能不全，如肌酐清除率小于 30ml/min，应及时停药。

3）血液及淋巴系统：该患者高龄，入院时血钙、红细胞计数、血红蛋白均偏低，治疗期间需密切监测血常规及电解质水平，建议补充钙剂和维生素 D。

4）颌骨坏死：多发生在拔牙或牙科手术后，使用前应注意行口腔检查，对口腔病变进行适当的预防性治疗；治疗期间注意口腔卫生，避免有创性的牙科检查和治疗。牙科手术前后 3 个月内不宜使用唑来膦酸。

第六节　恶性肠梗阻

一、概　　述

恶性肠梗阻（malignant bowel obstruction，MBO）是指原发性或转移性恶性肿瘤造成的肠道梗阻。恶性肠梗阻是晚期癌症患者的常见并发症。恶性肠梗阻的发生率为 5%~43%，常见原发肿瘤为卵巢癌、结直肠癌和胃癌。小肠梗阻（50%~61%）较大肠梗阻（33%~37%）多见，20% 以上的 MBO 同时发生大肠和小肠梗阻。

（一）恶性肠梗阻的病因

恶性肠梗阻的病因很复杂，大致分为癌性和非癌性两大类，明确病因对恶性肠梗阻的治疗有重要意义。

1. 癌性病因 癌性肠梗阻是恶性肠梗阻的主要原因。癌症播散转移常见引起小肠梗阻，原发肿瘤侵犯常引起结肠梗阻，合并炎性水肿、便秘、治疗相关纤维化、恶病质、电解质紊乱、肠道菌群失调等病变可能使癌性肠梗阻病情进一步复杂及恶化。

2. 非癌性病因 手术、放疗等治疗因素可引起肠粘连、肠道狭窄及腹内疝，从而引起恶性肠梗阻。年老体弱的癌症患者，或使用导致便秘的药物例如阿片类镇痛药可能发生便嵌顿而发生肠梗阻。非癌性原因所致的恶性肠梗阻的发生率占恶性肠梗阻的3%~48%。

（二）临床表现

肿瘤所致的恶性肠梗阻大多数缓慢发病，常表现为不全性肠梗阻。常见症状包括恶心、呕吐、腹痛、腹胀、排便排气消失等。初始症状通常表现为间歇性出现的可自发缓解的腹痛、腹胀，症状发作时通常仍然有排便或排气；症状随病情进展而逐渐恶化为持续性。临床症状表现及其严重程度与肠梗阻部位及程度相关。

（三）影像学检查

1. X线腹部平片 是诊断肠梗阻的常用检查方法，典型征象为肠曲胀气扩大、肠内液气平面。大多数恶性肠梗阻可以通过X线腹部平片，并结合临床表现来诊断并确定梗阻部位。

2. 腹部CT扫描 在有条件的情况下，推荐将腹部CT扫描作为肠梗阻影像学诊断的首选方法。CT诊断恶性肠梗阻的敏感性为93%，特异性为100%。腹部CT可评估肠梗阻部位及程度，还可能评估肿瘤病变范围，为决定进一步的治疗方案提供依据，同时还可用于术后随访。

3. 胃肠造影 X线胃肠造影有助于确定梗阻的位置和范围以及伴随的胃肠运动异常。口服造影和灌肠造影分别用于诊断上段小肠梗阻和结直肠梗阻。需要注意造影剂的选择，钡剂造影虽然能提供清晰的对比影像，但因钡剂不能吸收，可能导致梗阻加重，完全性肠梗阻患者禁忌使用钡剂造影，推荐使用水溶性碘对比剂。水溶性碘对比造影剂可以提供与钡剂相似的影像，并且由于其高渗透性作用，还有利于可逆性肠梗阻的肠道功能恢复。对于多发部位梗阻的患者，不推荐进行胃肠道造影检查。

二、药物治疗原则

1. 治疗目标 在不使用减压装置的情况下，或在使用胃肠减压装置的同时，控制恶心、呕吐、腹痛和腹胀等症状。

2. 药物种类　止痛药（主要为阿片类镇痛药）、抗分泌药、激素类药、止吐药。

3. 用药要点　恶性肠梗阻药物治疗的剂量和给药途径需个体化。大多数恶性肠梗阻患者无法接受口服途径给药，此时需要选择静脉或皮下途径给药。静脉给药选择中心静脉置管给药，有利于长期用药，也可根据病情及用药类型皮下注射、直肠给药、经皮给药或舌下途径给药。

（1）镇痛药：①阿片类镇痛药是缓解恶性肠梗阻中、重度疼痛的有效药物，用药原则应遵循 WHO 癌症疼痛治疗原则，规范化、个体化用药。强阿片类镇痛药治疗时应强调药物滴定，同时预防和处理阿片类药物所致的恶心、呕吐、便秘等不良反应。对于未明确病因的肠梗阻患者，应注意使用阿片类药可能影响病情观察和手术决策。对于无法口服用药的恶性肠梗阻患者，考虑芬太尼透皮贴剂，或其他用药途径。②抗胆碱类药物如氢溴酸东莨菪碱、山莨菪碱等用于缓解恶性肠梗阻所致的肠痉挛性腹部疼痛。抗胆碱类药物不能透过血脑屏障，因此失眠和欣快等中枢性不良反应较阿片类药少。

（2）止吐药：止吐药物种类分为六大类。①多巴胺受体拮抗药，如甲氧氯普胺（metoclopramide，胃复安，灭吐灵）；②糖皮质激素，如地塞米松（dexamethasone）；③5-HT$_3$ 受体拮抗剂，如昂丹司琼（ondansetron）、格拉司琼（granisetron）；④ NK-1 受体拮抗剂，如阿瑞匹坦（aprepitant）；⑤精神类药物，如氟哌啶醇（haloperidol）、奥氮平（olanzapine）、劳拉西泮（lorazepam）、阿普唑仑（alprazolam）；⑥吩噻嗪类，如氯丙嗪（prochlorperazine）、苯海拉明（diphenhydramine）、异丙嗪（promethazine）。止吐药的种类应根据患者肠梗阻及呕吐的原因、合并症等具体病情选择。例如具有促动力作用的止吐药甲氧氯普胺仅适用于肠梗阻早期、不完全性肠梗阻的患者；对于已发生完全性机械性肠梗阻的患者，使用甲氧普氯胺止吐不仅无效，而且会加重腹绞痛。

（3）激素类药物：地塞米松常用于镇痛或止吐治疗的辅助用药。但由于用糖皮质类激素有致不良反应的风险，因此使用激素治疗恶性肠梗阻时需要权衡其利弊风险，不建议长期使用。

（4）抗分泌药：①抗胆碱类药，如氢溴酸东莨菪碱、山莨菪碱等具有抑制消化液分泌的作用，因此即使无腹部绞痛的恶性肠梗阻也可以选择使用。相对于抑制平滑肌蠕动作用，抗胆碱类药物对胃肠道腺体分泌的抑制作用较弱。可引起口腔干燥、口渴等不良反应。②生长抑素类似物，如奥曲肽，其抗分泌作用优于抗胆碱类药，可以更有效地控制恶性肠梗阻的恶心、呕吐症状。在恶性肠梗阻早期，奥曲肽及时用药可能逆转恶性肠梗阻恶性进展。对不全性恶性肠梗阻，奥曲肽与促胃肠动力药、中枢止痛药等联用安全，而且有利于逆转恶性肠梗阻病情恶化。与传统抗胆碱类药相比，奥曲肽能更好地控制恶心、呕吐症状，减少胃肠道分泌量。早期同时联用甲氧氯普胺、地塞米松不仅可以缓解症状，而且可协同促进肠运动功能快速恢复，逆转肠梗阻。对于奥曲肽治疗有效，且需要长期用药维持治疗的恶性肠梗阻患者，推荐换用长效奥曲肽。长效奥曲肽单次肌内注射，每月 1 次，用药后的血浆药物浓度稳定，克服了奥曲肽作用时间短、必须每日注射、注射间期药物浓度波动的缺点。Matulonis 等研究证实，奥曲肽短期治疗有效的恶性肠梗阻患者，换用长效奥曲肽可以安全有效地维持症状的持续缓解。推荐用于奥曲肽治疗有效、预期生存期 > 1 个月的恶性肠梗阻患者。

三、药学评估与监护要点

案例

患者，男性，51 岁。身高 172cm，体重 56kg，体表面积 1.68m²。因"胃癌术后 5 年余，腹痛一天"入院。既往健康状况一般，无家族遗传史，否认药物食物过敏史及不良生活习惯史。

患者于 2008 年 3 月 1 日因"胃癌"行"远端胃大部切除术（毕 I 式）"。术后病理诊断：①胃幽门部低分化腺癌，浸润至深肌层；②上下两切端及网膜未见肿瘤细胞；③胃大小弯淋巴结见癌转移 10/15，贲门左淋巴结 0/2 未见癌转移。术后行"奥沙利铂 + 亚叶酸钙 +5-FU"方案化疗 6 个疗程。2013 年 6 月患者出现逐渐加重的腹胀不适，检查提示大量腹水及左侧胸腔积液，腹水见腺肿瘤细胞，CT 提示有腹腔淋巴结肿大，病程中有胸背部疼痛，考虑为骨转移（临床诊断）。后予以"紫杉醇 240mg d1+ 替吉奥 50mg b.i.d. d1~14"方案化疗 3 周期 +"雷替曲塞 4mg+ 重组人血管内皮抑制素注射液 60mg"腹腔灌注两次，同期予以抑酸护胃、止吐、生物治疗等辅助治疗，治疗结束后复查腹水消失，患者化疗期间未诉明显不适。此次患者因腹痛呕吐急诊入院，行腹部平片检查示：不全性肠梗阻，病程中饮食差，伴有呕吐，腹胀，大便难解，小便正常，近期体重无明显下降。

诊断：不全性肠梗阻；胃癌术后（pT$_{2a}$N$_2$M$_0$，IIIA 期）；癌性腹水。

患者入院后相继行抗感染、补液、解痉、营养支持等对症治疗，明确诊断后行"伊立替康 + 雷替曲塞"静脉化疗联合重组人血管内皮抑制素注射液和雷替曲塞腹腔灌注方案治疗。具体方案见表 8-19。

表8-19　主要治疗药物

药品名称	剂量	给药途径	给药频率	用药时间
盐酸消旋山莨菪碱注射液	10mg	i.m.	st	12.9
钠钾镁钙葡萄糖注射液	500ml	iv.drip	q.d.	12.9—12.23
盐酸左氧氟沙星氯化钠注射液	0.3g	iv.drip	q.d.	12.9—12.16
注射用泮托拉唑钠	60mg	iv.drip	q.d.	12.9—12.23
维生素 C 注射液	3.0g	iv.drip	q.d.	12.10—12.11，12.15—12.17
氯化钾注射液	10ml	iv.drip	q.d.	12.10—12.11，12.15—12.17
阿扎司琼注射液	10mg	iv.drip	q.d.	12.13—12.23
注射用盐酸伊立替康	120mg	iv.drip	st	12.14, 12.21
盐酸甲氧氯普胺注射液	10mg	iv.drip	st	12.14
盐酸洛哌丁胺胶囊	2mg×12 粒	p.o.	备药	12.14
注射用雷替曲塞	4mg	iv.drip	st	12.15
中 / 长链脂肪乳注射液 [C8–24Ve]	250ml	iv.drip	q.d.	12.15—12.23
呋塞米注射液	20mg	i.v.	st	12.15
乳酸钠林格注射液	500ml	iv.drip	st	12.16
维生素 B$_6$ 注射液	0.2g	iv.drip	st	12.16
地塞米松磷酸钠注射液	5mg	iv.drip	st	12.16
复方氨基酸注射液 [17AA–3]	500ml	iv.drip	q.d.	12.18—12.22
重组人血管内皮抑制素注射液	60mg	腹腔灌注	st	12.18, 12.21
注射用氢化可的松琥珀酸钠	100mg	iv.drip	st	12.18
注射用雷替曲塞	2mg	腹腔灌注	st	12.21

（一）治疗方案评估

该患者入院后行腹部及盆腔螺旋 CT 平扫提示：腹盆腔积液。腹部平片检查示：不全性肠梗阻。具体表现为：恶心呕吐、腹胀、大便难解。诊断：不全性肠梗阻、胃癌术后（$pT_{2a}N_2M_0$，ⅢA期）、癌性腹水。胃癌晚期常合并肠梗阻，发生原因大多是肿瘤盆腹腔内种植转移引起小肠梗阻，盆腹腔手术、放疗、腹腔内化疗等治疗因素所致的肠粘连也容易导致肠梗阻。当晚期肿瘤合并恶性肠梗阻，且患者一般情况较差时，接受手术治疗不仅难以完全解除肠梗阻，而且耐受性差。围手术期死亡率高，术后并发症发生率高，难以从手术治疗中获益。

该患者恶性肠梗阻的基本目标为缓解肠梗阻，控制恶心、呕吐、腹胀、腹痛等肠梗阻症状。患者接受以盐酸消旋山莨菪碱注射液为基础的药物治疗，有效缓解了恶性肠梗阻。盐酸消旋山莨菪碱注射液属于抗胆碱类药物，用于缓解恶性肠梗阻所致的肠痉挛性腹部疼痛，该类药物不能透过血脑屏障，因此失眠和欣快等中枢性不良反应较阿片类药少。同时该类药物具有抑制消化液分泌的作用，因此，即使无腹部绞痛的恶性肠梗阻患者也可以选择使用。相对于抑制平滑肌蠕动作用，抗胆碱类药物对胃肠道腺体分泌的抑制作用较弱。尽管药物治疗可能缓解肠梗阻，但肠梗阻病情可能持续存在，甚至病情反复，常需要持续治疗，应密切观察病情变化，个体化调整治疗方案。

（二）药学监护要点

1. 记24小时尿量，监测血糖、血电解质、血浆渗透压、水电解质平衡与酸碱平衡以及肝功能（如碱性磷酸酶、GPT、GOT）的情况。

2. 监护盐酸消旋山莨菪碱注射液可能引起的口干、面红、视物模糊、心跳加快、排尿困难等不良反应。

3. 监护患者腹部体征及排便排气情况。

4. 伊立替康可能导致胆碱能综合征。患者可能出现鼻炎、流涎增多、瞳孔缩小、流泪、出汗、潮红和可引起腹部痉挛或早发性腹泻的肠蠕动亢进等胆碱能综合征，应密切关注。迟发性腹泻为伊立替康的剂量限制性毒性，一般在用药24小时后出现，发生率高达90%，出现第一次稀便的中位时间为滴注后第5天，告知患者出现腹泻后应立即告知医生，并给予止泻药洛哌丁胺，同时补液。

5. 监护雷替曲塞的胃肠道反应。胃肠道系统最常见的不良反应为恶心（58%）、呕吐（37%）、腹泻（38%）和食欲缺乏（28%）。较少见的不良反应包括黏膜炎、口炎（包括口腔溃疡）、消化不良和便秘。

6. 该患者本次入院按期化疗，需监护肝、肾功能，消化道反应以及血常规等。

第七节 水电解质紊乱

一、概 述

肿瘤患者合并水、电解质紊乱的主要原因是肿瘤分泌的某些激素因子和代谢产物，以及抗肿瘤治疗所致的肿瘤大量坏死溶解时释放增加的肿瘤因子，引起患者代谢紊乱。最常见的有高钙血症、低钠血症、高钠血症、低钾血症、高钾血症、体液容量不足与过多等。

（一）高钙血症

1. 定义 高钙血症（hypercalcemia）是指肿瘤所致的血清钙水平＞3.5mmol/L（14mg/dl），并引起一系列临床综合征。肿瘤相关性高钙血症是一种可危及患者生命的严重并发症，其发生率约占恶性肿瘤患者的10%，常发生于晚期肿瘤患者，主要发生于乳腺癌、肺癌、骨髓瘤、恶性淋巴瘤患者。

2. 病因及发病机制 实性肿瘤分泌体液因子，如PTH、PTH相关蛋白、转移生长因子（TGF）、前列腺素（PG）、肿瘤坏死因子（TNF）、植物固醇酯、白介素（IL）-11、IL-6、1,25-(OH)$_2$D$_3$等，刺激性破骨细胞骨吸收及肾小管钙重吸收，导致血钙升高；肿瘤骨转移，瘤细胞产生的蛋白分解酶导致骨基质溶解、破坏，以及瘤细胞释放某些破骨细胞刺激因子使破骨细胞增生导致溶骨，继发高钙血症；血液系统肿瘤如骨髓瘤、淋巴瘤及白血病多见，由于肿瘤细胞分泌破骨细胞激活因子OAF、IL等引起高钙血症。

3. 临床表现 高钙血症的主要临床表现是神经系统、肾脏、胃肠功能失调，其中以神经系统功能紊乱症状最为明显。神经系统功能紊乱常表现出嗜睡、意识模糊、反射降低、肌无力、震颤、冷漠或焦虑不安，严重时可能出现反应迟钝和昏迷，脑电图检查出弥漫性慢波。肾脏功能紊乱表现为烦渴、多尿，肾功能不良会加重肾小球损伤，使高钙血症进一步加重。胃肠道功能紊乱表现为畏食、恶心、呕吐、腹痛、便秘。肿瘤相关性高钙血症是肿瘤的重症并发症，严重时可导致心律失常，甚至心脏停搏导致猝死。

（二）低钠血症

1. 定义 是指血钠浓度＜135mmol/L，伴血浆渗透压下降。

2. 病因及发病机制 低血容量低钠血症，主要原因是丢钠多于失水，有大量胃肠液丢失引起的肾外丢失以及利尿等经肾丢失。正常血容量低钠血症，有大量饮水、输液的患者血钠可以被稀释，肾上腺功能不全和抗利尿激素分泌异常综合征，引起抗利尿激素分泌增多的肿瘤、脑部疾病、肺部疾病等；也见于应用某些药物（氯磺丙脲、长春新碱、氯贝丁酯、阿司匹林、布洛芬和其他非处方镇痛药、加压素、缩宫素等）。

3. 临床表现　可有恶心、呕吐、乏力、意识改变、昏迷、血钠降低等。

（三）高钠血症

1. 定义　高钠血症是指血钠浓度＞145mmol/L，伴血浆渗透压增高。

2. 病因及发病机制　水摄入不足或丢失过多、有中枢神经系统损害的病史者以及饮食和治疗原因。

3. 临床表现　烦躁、乏力、神志改变、肌张力增高，可出现蛛网膜下腔出血和颅内出血，通过血生化判断高钠情况。

（四）低钾血症

1. 定义　低钾血症是指血钾浓度＜3.5mmol/L。

2. 病因及发病机制　低钾血症的主要原因有：钾摄入不足，包括禁食或畏食、偏食；钾排出增多，如消化液丢失、尿液丢失等；钾分布异常，如某些药物能促进细胞外的钾进入细胞内；临床上缺镁常伴随缺钾。

3. 临床表现　低血钾的临床症状不仅与血钾浓度有关，更重要的是与缺钾发生的速度和持续时间有关。血钾浓度＜3mmol/L可能引起肌肉无力、抽搐，甚至麻痹，特别是心脏病患者，可出现心律失常。除肌肉松弛性瘫痪外，还存在腱反射减退。严重低钾的最大危险是发生心源性猝死。

（五）高钾血症

1. 定义　高钾血症是指血钾浓度＞5.5mmol/L，一般高血钾比低血钾更危险。

2. 病因及发病机制　常见发病因素有肾脏功能障碍导致排钾过低、代谢性酸中毒、横纹肌溶解以及限制肾脏排钾的药物。

3. 临床表现及诊断要点　高钾血症在心脏毒性发生前通常无症状；进行性高钾血症的心电图变化呈动态性。

（1）当血钾＞5.5mmol/L时，ECG可出现Q-T间期缩短和高耸、对称的"T"。

（2）血钾＞6.5mmol/L时，可能表现为交界性和室性心律失常、QRS波群增宽、P-R间期延长和P波消失，甚至导致室性期前收缩或心室颤动。

（六）体液容量不足

1. 定义　体液容量不足（脱水）在身体丢失水分大于摄入水分时产生，当体液容量减少，超过体重的2%以上时称为脱水。

2. 病因及发病机制　水平衡调节方式有渗透压调节：下丘脑-神经垂体-抗利尿激素；血容量调节：肾脏-血管紧张素-醛固酮。当调节方式失常，会出现容量不足。

（1）经肾丢失

1）急性肾衰竭多尿期：由于肾小管功能尚弱，可以从尿液中丢失大量钠、水。

2）一些以肾小管损害为主的慢性肾脏疾：如失盐性肾炎时，肾小管对醛固酮缺乏正常的反应性，故重吸收钠减少。

（2）肾外丢失：最常见的是剧烈呕吐、腹泻所致的等渗消化液大量丢失；其次是胸腔积液、腹水的大量形成、积聚难以被机体利用；再次是大面积烧伤时创面血浆大量外渗等。

3. 临床表现　口干、乏力，坐、卧位（舒张压差≥10mmHg）。

（七）体液容量过多

1. 定义　指体内的总水量过多，常伴高钠，但循环血容量可能正常或降低。

2. 病因及发病机制　细胞外液分布异常常见于各种原因引起的水肿和浆膜腔积液，循环血容量可降低，刺激口渴中枢促进AVP等分泌增多，加重水钠潴留。

3. 临床表现及诊断要点　原发病表现突出，加上血钠和渗透压检查不难诊断。

二、药物治疗原则

（一）高钙血症

1. 补充水分　高钙血症患者补充足量的水分，可以恢复血容量，增加肾小球滤过率，抑制肾小管对钙的重吸收。

2. 利尿　在补充水分的同时，应注意合理使用利尿药。当补液使患者的血容量恢复正常时，给予呋塞米等利尿药有助于利尿，并可阻断肾小管对钙重吸收，避免使用可增加钙重吸收的噻嗪类利尿药。

3. 限制钙摄入　避免摄入含钙量高的食品，避免补充维生素D。

4. 双膦酸盐类药物治疗　双膦酸盐类药物是焦膦酸盐分子的稳定类似物，可治疗高钙血症及骨痛，亦可治疗和预防骨相关事件。

5. 降钙素　可以迅速抑制骨的重吸收，给药后数小时内血钙降低。降钙素的用法为2~8U/kg，皮下或肌内注射。但其长期疗效差于双膦酸盐类药物，应在给予降钙素的同时配合应用糖皮质激素，否则机体会很快产生抗体。

6. 地舒单抗（denosumab）　是一种特异性靶向核因子-κB受体活化因子配体（RANKL）的单克隆抗体，能抑制破骨细胞活化和发展减少骨吸收，增加骨密度，预防骨相关事件。

7. 抗肿瘤治疗　当抗肿瘤治疗可能控制肿瘤及其病情恶化时，应争取机会进行抗肿瘤治疗，以利更好地控制高钙血症。

（二）低钠血症

出现严重的低钠血症（<110mmol/L）需要立即急诊处理，除病因治疗外，给予静脉补钠。经补液后收缩期仍然<90mmHg，应考虑存在低血容量性休

克,需在血流动力学监测下补充血容量。对稀释型低血钠患者可补充3%~5%高渗钠。滴注速度先快后慢,总量分次给予;需要避免纠正过快输液导致的渗透性脱髓鞘作用,出现瘫痪、失语等。相关症状多发生于纠正速度超过12mmol/(L·d),少数即使在9~10mmol/(L·d)也有可能发生。

1. 急性或严重的低钠血症患者需6小时提高血清钠10mmol/L,或血清钠目标值为120~125mmol/L,可予3%氯化钠1~2ml/(kg·h)。第一个24小时内以每小时提高血清钠水平1~2mmol/L的速度滴注,不超过12mmol/(L·d)。

2. 慢性或很难估计病程的低钠血症患者应控制在0.5mmol/L的速度以内,建议在8~12mmol/(L·d)以内,第一个48小时内的增高水平不超过20~25mmol/L。

3. 监测血钠水平,早期2~4h/次,临床症状消失后4~8h/次,直至正常。

(三)高钠血症

1. 若有小循环血量不足或低血压,予以生理盐水、乳酸钠林格液、右旋糖酐扩容血流动力学,稳定后补0.45%氯化钠溶液。

2. 治疗导致水分丢失的原发病。

3. 纠正高渗状态。停用一切含钠液;应注意血清钠降低不宜过快,如过快地降低血清钠浓度,可导致脑水肿,出现昏迷、抽搐甚至死亡;急性高钠血症(起病数小时)可以稍快降低血清钠浓度,每小时可下降1~2mmol/L;而对于病程较长或病史不清楚的患者,血清钠降低速度最高不能超过每小时0.5mmol/L,一般控制在每天下降10~12mmol/L。

(四)低钾血症

1. 积极补钾　经中心静脉补钾时的速度为氯化钾<20mmol/h,应每小时复查血钾,心脏疾病患者的钾水平不宜低于4.2mmol/L;持续心电监护,密切观察心电图变化;肾功能障碍者的补钾速度减为正常者的50%。

2. 注意事项　轻度低钾尽量采用口服途径;严重的低钾血症、胃肠吸收障碍或出现心律失常,甚至呼吸肌无力患者应该尽早静脉补钾;细胞内外平衡约需15小时,注意出现一过性高血钾。

(五)高钾血症

1. 轻度高钾血症(血钾<6mmol/L)减少钾的摄入;停用保钾利尿药、β受体拮抗药、非甾体解热镇痛药或血管紧张素转换酶抑制药;加用袢利尿剂增加钾排泄。

2. 严重的高钾血症(血钾>6mmol/L)应首先考虑采取血液净化治疗,之后进行其他处理:立即停止一切含钾的药物及食物;10%葡萄糖酸钙10~20ml静脉注射2~5分钟,立即起效,持续10~30分钟;5%碳酸氢钠静脉滴注,5~10分钟起效,持续2小时;50%GS100~200ml加RI静脉滴注15~50分钟以上,30

分钟起效,持续 4~6 小时;利尿药呋塞米 20~40mg 缓慢静脉注射,5~15 分钟起效,持续 4~6 小时。

3. 急性或慢性肾衰竭伴高钾　尤其有高分解代谢或组织损伤时,血钾＞5.0mmol/L,即应开始排钾治疗。

(六)体液容量不足

处理原则:去除诱因,防止体液继续丧失。补液种类和效果:5%GS 1L=血容量 75ml;0.9%NS 1L=血容量 200ml。

失水量(ml)=Δ 比容/原来比容 × 体重(kg)×0.2×1 000。正常比容为男 0.48,女 0.42。应加上每日生理需求量 1 500ml,第一天可补充 1/2~2/3,老年、合并心血管病或者晚期肿瘤患者应避免快速大量补液引起肺水肿。

(七)体液容量过多

1. 限制水钠摄入　钠摄入量控制在 5~6g/d;水少于前日出水量 500ml。

2. 增加水钠排出　使用利尿剂如呋塞米,20~40mg 口服,最大量每天为 100mg;也可静脉用,每天不超过 400~600mg。甘露醇,静脉滴注 20% 甘露醇 250~500ml,增强利尿效果和消除组织水肿。

3. 增加组织间液回流　血浆白蛋白低于 30g/L 时,可适当补充白蛋白 10~40g,但其半衰期短(4~6 小时),提高胶体渗透压有限,毛细血管通透性增高时白蛋白可进入组织中。

三、药学评估与监护要点

案例

患者,女性,57 岁。患者 5 年前自觉左侧乳房阵发性刺痛,发现左乳包块,就诊于外院,行乳房穿刺活检。病理结果为:浸润性导管癌,遂行左乳癌改良根治术。术后病理提示:(左)乳腺浸润性导管癌,肿物大小为 5cm×3.5cm×3cm,乳头 Paget 病及导管浸润癌,底切线无癌,同侧根治的腋窝组织中淋巴结可见转移癌(3/15)。免疫组化:ER++,PR++,CerbB-2+++。术后给予 4 周期化疗,方案为 CAF(环磷酰胺 + 吡柔比星 + 替加氟),半年后复查胸部 CT 后未见明显异常,未再系统诊治。无明显自觉不适。近半个月来,患者自觉胸痛及背痛不适,呈游走性隐痛,疼痛不受天气变化影响,疼痛逐渐影响睡眠,入睡后可疼醒,并出现胸闷憋喘。遂于当地查胸部 X 线片示:左肺占位,左侧胸腔积液。近几日症状逐渐加重,为求进一步诊治,遂来医院就诊。自发病以来,饮食可,睡眠欠佳,大小便正常,体重未见明显减轻。

诊断:左乳腺浸润性导管癌根治术后化疗后复发(Ⅳ期)右肺下叶、肝脏转移、多发骨转移、高钙血症、低钾血症、双侧胸腔积液心包积液。

患者的用药与血生化相关结果见表 8-20 和表 8-21。

表8-20　主要治疗药物

药品名称	剂量	给药途径	给药频率	用药时间
氯化钾缓释片	1.0g	p.o.	b.i.d.	11.9—11.14
10% 氯化钾 15ml+NS 500ml	15ml	iv.drip	b.i.d.	11.9—11.15
10% 氯化钾 15ml+5%GS 500ml	15ml	iv.drip	q.d.	11.16
螺内酯片	60mg	p.o.	st	11.9
呋塞米注射液	20mg	i.v.	st	11.9
唑来膦酸 mg+NS 100ml	4mg	iv.drip	st	11.9
泼尼松片	40mg	p.o.	q.d.	11.9—11.11
泼尼松片	30mg	p.o.	q.d.	11.12
鲑降钙素注射液	100IU	i.h.	b.i.d.	11.9—11.11
葡萄糖酸钙注射液	10ml	i.v.	q.d.	11.16—11.21

表8-21　患者血生化相关指标结果

监测指标	K^+/(mmol/L)	Ca^{2+}/(mmol/L)	白蛋白 /(g/L)
d1	2.9	3.67	34.1
d3	3.5	2.89	—
d4	3.1	2.34	29.3
d5	4.2	2.08	—
d8	4.8	1.7	29.4
d10	4.7	1.81	31.8
d13	4.4	1.94	29.3

（一）治疗方案分析和评估

该患者属于重度高钙血症，具体表现为入院后血生化示：ALB 34.1g/L，Ca^{2+} 3.67mmol/L，K^+ 2.9mmol/L，经计算后人血白蛋白校正的血清钙为 3.788mmol/L。临床规定超过 3.7mmol/L 为重度升高，可以引起高钙血症危象，需要紧急处理。

嘱患者停用一切富含钙类食物，并于入院当日给予补液利尿、双膦酸盐类、糖皮质激素及降钙素等处理，同时给予补钾。

利尿剂中使用了呋塞米与螺内酯，呋塞米为排钾利尿剂，患者本身又存在低钾，故同时加用了螺内酯，螺内酯与醛固酮有类似的化学结构，可以干扰醛固酮在远曲小管和集合管的皮质段部位对钠重吸收的促进作用，导致钾排出减少，是保钾利尿药，尤其适合与具有排钾作用的利尿药合用。

唑来膦酸是第三代双膦酸盐类药物，具有很强的效价强度，作用时间长，给药剂量小，患者容易耐受，是比较理想的治疗高钙血症及骨转移的药物。唑来膦酸能降低血清钙和尿液中的钙排泄量，使用过程中，应注意监测血清钙、磷、镁等电解质水平及肝、肾功能，使用时少数患者可出现体温升高、有时也会出现类似流感的症状，例如发热、寒战、类似骨骼和／或肌肉疼痛的情况。再次治疗必须与前1次至少相隔7~10天，同时治疗前应监测患者的血清肌酐水平。

在使用降钙素的同时使用泼尼松，两者有协同作用，降钙素使用时可能出现恶心、呕吐、头晕、轻度的面部潮红伴发热感，这些不良反应与剂量有关，在使用前必须进行皮肤试验。长期卧床治疗的患者，每日需检查血液生化指标和肾功能。

总体而言，在使用降钙药物的第2天，血钙就明显降低，由3.67mmol降至2.89mmol，仍高于正常值，此时停用其他药物，只使用泼尼松及降钙素缓慢降低血钙水平，效果较显著。患者后来出现低钙血症，出现矫枉过正的情况，但及时停用降钙药物，并补充葡萄糖酸钙，至患者出院时，血钙接近正常，并且在用药过程中，未出现上述不良反应。

（二）药学监护要点

1. 血生化监测　注意肾功能及电解质监测。在整个治疗过程中每1~2天检查一次血生化，若出现问题可及时纠正，待电解质恢复正常后可2~3天复查。

2. 消化系统毒性　①唑来膦酸可引起恶心、呕吐、食欲缺乏；②泼尼松可诱发或加重胃、十二指肠球部溃疡甚至导致穿孔和出血，因此在应用该药时加服胃黏膜保护剂和 H_2 受体拮抗剂；③降钙素可出现恶心、呕吐等。故在应用过程应注意患者上述反应，及时对症处理。

3. 神经精神症状　①唑来膦酸可引起头痛；②泼尼松可引起精神症状，如欣快感、激动、不安等。精神症状尤易发生于患慢性消耗性疾病者及以往有过精神疾病史者。在泼尼松用量每日达40mg或更多时，用药数日至两周即可出现精神症状。用药期间临床药师应经常询问患者的不适，并在日常交流中观察患者此类症状。

4. 并发感染　泼尼松会造成免疫抑制并继发感染，多发生在中程或长程疗法时，但亦可在短期用大剂量后出现。

5. 其他　①唑来膦酸常见发热，流感样症状（包括疲劳、寒战、不适感和面部潮红），骨痛等，可提前应用 NSAID 预防。②泼尼松常可引起血糖升高，故有糖尿病患者应谨慎使用。

第八节　恶性浆膜腔积液

一、概　　述

恶性浆膜腔积液(malignant serous cavity effusion, MSCE)包括恶性胸腔积液、恶性心包积液、恶性腹腔积液,是肿瘤晚期常见的并发症及合并症。恶性胸腔积液(malignant pleural effusion, MPE)常见于肺癌(37.5%)、乳腺癌(16.8%)和恶性淋巴瘤(11.5%)。恶性腹腔积液最常见于卵巢癌(37%),其次为肝胆胰肿瘤(21%)、胃癌(18%)。恶性心包积液常见于肺癌、乳腺癌、淋巴瘤及白血病。恶性浆膜腔积液导致肿瘤患者出现相应症状,影响生活质量及预后。

二、药物治疗原则

MSCE 的诊断一旦明确,应尽早考虑姑息治疗。治疗的主要目的是减轻呼吸困难、腹胀。MSCE 治疗方案的选择取决于多种因素,包括患者的症状和体能状况、积液的程度、原发肿瘤类型及肿瘤的局部治疗(手术,放疗,腔内治疗)或全身治疗的可能性,以及预期的生存时间等。药物治疗方法包括全身治疗、胸腹腔内治疗、使用硬化剂、对症支持治疗。

1. 全身治疗　无症状或者症状轻微的 MSCE 患者,可以不做局部治疗。部分对化疗敏感的肿瘤,包括小细胞肺癌、恶性淋巴瘤、激素受体阳性的乳腺癌以及卵巢癌等,若无化疗禁忌证,以全身化疗为主。此外,全身治疗对前列腺癌、卵巢癌、生殖细胞瘤相关的恶性浆膜腔积液可能有效。

2. 局部治疗　腹腔热灌注化疗是一种治疗盆腹腔内恶性肿瘤、残余肿瘤的手段,自 1980 年被 Spratt 等首次报道后,一直用于消化道肿瘤发生腹膜腔转移的患者。目前已有Ⅰ级证据证实,腹腔热灌注化疗在治疗和预防胃癌、结直肠癌、腹膜假黏液瘤、腹膜恶性间皮瘤等肿瘤的腹膜种植方面具有良好的效果,对于腹膜假黏液瘤和恶性腹腔积液的控制,腹腔热灌注化疗有独特的优势。

当恶性肿瘤局限于胸腔内时,胸腔内注射抗肿瘤药物除了可减少胸水渗出外,还可治疗肿瘤本身。目前局部应用的药物主要有:

(1)细胞毒性药物:如顺铂、卡铂、奈达铂、紫杉醇、博来霉素、丝裂霉素以及氟尿嘧啶(5-FU)等。药物选择取决于患者既往病史、疾病种类和药物特性。单药治疗有对肿瘤有效、肿瘤组织穿透性高、分子质量相对大、胸腹膜吸收率低、胸腹膜刺激性小等特点。

（2）生物反应调节剂：干扰素、白介素 -2、重组改构人肿瘤坏死因子（rmhTNF）、高聚金葡素（高聚生）、红色诺卡氏菌细胞壁骨架（胞必佳）、A 群链球菌（沙培林）以及香菇多糖等。

（3）靶向制剂：重组人血管内皮抑制素、贝伐珠单抗等。

（4）中药：榄香烯注射液、鸦胆子油乳注射液、康莱特注射液以及艾迪注射液等。

浆膜腔内药物注射疗效不一，均未得到多中心大样本 RCT 研究证实，有必要开展严格的临床研究以收集到可靠的证据。

3. 使用硬化剂　理想的硬化剂必须具备以下几个特征：分子量大、有化学极性、局部清除率低、全身清除迅速、剂量 - 反应曲线陡峭、人体可耐受且无或仅有轻微的不良反应等。硬化剂的选择取决于硬化剂的性质、可获取性、安全性、给药便利性、完全起效所需给药次数及费用等。

多项研究显示，滑石粉是最有效的胸膜固定硬化剂，但目前我国尚无临床可供用于胸膜固定的医用滑石粉。博来霉素是另一种可选择的硬化剂，疗效中等，每次剂量一般为 45~60mg。其他可供选择的硬化剂还有短小棒状杆菌、多西环素、四环素等，疗效不一。目前已报道可用于心包积液的硬化剂为高渗葡萄糖、放射性金、博来霉素、无菌滑石粉、多西环素和塞替派等。多西环素有效的致硬化剂量为 250~500mg。

4. 对症支持治疗　适量利尿药。

三、药学评估与监护要点

案例

患者，女，69 岁。身高 158cm，体重 63kg，确诊右肺腺癌 3 周，定期化疗。既往高血压病史 8 年余，规律服药，无家族遗传史，否认药物食物过敏史及不良生活习惯史。

患者于 2016 年 5 月无明显诱因出现胸闷，活动后较明显，伴胸痛以吸气时明显，无咳嗽、咳痰、咯血、呼吸困难等，未予重视及诊治。后出现阵发性刺激性干咳，CT 检查示：①右肺中叶肺门区占位并阻塞性肺不张、肺炎，考虑为中心型肺癌，建议纤支镜检；②纵隔淋多发淋巴结肿大，左侧腋窝淋巴结肿大；③右侧胸膜腔大量积液并右肺下叶受压萎缩不张。经管镜取示：（右肺下叶）腺癌。于 2016 年 9 月 4 日胸腔灌注斑蝥酸钠维生素 B_6 50ml，每 3 天灌注一次，共 6 次。9 月 9 日行 GP（吉西他滨 1.6g，d1，8；顺铂 40mg，d1~3）方案化疗。现患者仍胸闷，阵发性干咳。因定期化疗就诊。

患者入院查体：KPS 80%，右背部可见胸腔留置管，右下肺叩诊呈浊音，右下肺呼吸音减弱。引流出血性胸水。

诊断：①右肺腺癌；②胸腔积液（右侧）；③胸椎、腰椎转移？④肺不张（右肺）；⑤纵隔淋巴结肿大；⑥高血压；⑦腰椎间盘突出。

入院后 CEA 141.7μg/L ↑，CA125 55.93U/ml ↑，考虑上次入院胸腔灌注斑蝥酸钠维生素 B₆，疗效不佳，此次入院予换用榄香烯乳注射液胸腔灌注以抑制胸水的生成。具体方法：尽量抽净胸水，利多卡因止痛，再将 5% 榄香烯乳注射液注入患侧胸腔，注入 1 小时内嘱患者每 15 分钟变换 1 次体位。第 3 次灌注后胸水为淡黄色，2016 年 10 月 4 日予第 2 周期"吉西他滨＋顺铂"方案化疗。在灌注 4 次榄香烯乳注射液后复查胸部正位片示：右侧胸腔中等量积液伴胸膜增厚，粘连。胸腔引流液较稠，呈果冻样。出院复查肿瘤标志物示：CEA 58.6μg/L ↑，CA125 29.38U/ml ↑。主要治疗方案见表8-22。

表8-22　治疗方案

给药剂量	给药剂量	给药方法	给药时间
5% 榄香烯乳注射液	0.3g	iv.drip q.d.	d1
0.9% 氯化钠注射液	100ml		
5% 榄香烯乳注射液	0.3g	iv.drip q.d.	d5、d8、d13
0.9% 氯化钠注射液	100ml		
地塞米松磷酸钠注射液	10mg		
2% 利多卡因注射液	5ml	iv.drip q.d.	d1、d5、d8、d13
0.9% 氯化钠注射液	100ml		
注射用氯诺昔康	8mg	i.m. q.d.	d1
灭菌注射用水	2ml		
吉西他滨注射液	1.6g	iv.drip q.d.	d13、d20
0.9% 氯化钠注射液	100ml		
注射用顺铂	40mg	iv.drip q.d.	d13~15
0.9% 氯化钠注射液	100ml		
注射用奥美拉唑钠	42.6mg	iv.drip q.d.	d13~16、d20
0.9% 氯化钠注射液	100ml		
注射用盐酸托烷司琼	5mg	iv.drip q.d.	d13~16、d20
0.9% 氯化钠注射液	100ml		

（一）治疗方案分析与讨论

药物治疗方案分析评价

（1）化疗方案：该患者诊断为肺腺癌，晚期，合并大量胸腔积液。根据 NCCN 指南，以铂类为基础的化疗可延长生存期、提高症状控制率并可获得更好的生活质量。在组织学非鳞癌患者中，与顺铂/吉西他滨相比，顺铂/培美曲塞有优越的疗效和较低的毒性。该患者一线选择 GP 方案化疗，欠合理。在保证化疗疗效的同时，为减轻顺铂毒副作用，保障化疗顺利完成，提高患者的生活质量，国内大多采用大剂量顺铂分次用药方式。有 meta 分析结果亦显示，大剂量顺铂分次给药，在不降低近期疗效的情况下，减轻了化疗相关性恶心和呕吐，近期 NCCN 指南中亦提到顺铂分次给药的用法，具有一定的合理性。

（2）止吐方案：该患者化疗方案中含顺铂，属高度催吐危险（呕吐发生率＞90%）。止吐方案为托烷司琼 5mg，第 1~4 天，止吐方案不合理，建议下周期至少加入地塞米松治疗。治疗推荐：地塞米松第 1 天，12mg，p.o./i.v.；第 2~4 天，8mg，p.o./i.v.。

（3）胸腔内灌注：榄香烯是从中药莪术中提取的抗肿瘤药物，以 β- 榄香烯为主要活性成分，占 60%~72%，同时含有少量 α- 榄香烯及 γ- 榄香烯及其他萜烯类化合物。榄香烯不但可直接抑制肿瘤细胞生长，还可将肿瘤细胞阻滞在 G_2/M 期，减少其有丝分裂。榄香烯能增强肿瘤免疫原性及机体 T 淋巴细胞亚群的功能，发挥辅助抗肿瘤作用。同时因为刺激性较强，注入胸腔后，刺激脏壁胸膜发生无菌性炎症反应而减少胸腔积液的形成。该患者使用榄香烯胸腔灌注 4 次后，肿瘤标志物、胸部 X 线片评估，均显示患者疗效良好。

（4）胸腔内灌注镇痛和术前用药：利多卡因是胸腔注射最常用的局麻药，其起效迅速，应在注射前即时给药。利多卡因常用剂量为 3mg/kg，一次最大剂量为 250mg。根据患者体重计算，利多卡因用量应为 189mg，该患者仅用了 0.1g，用量过低，第一次灌注后患者疼痛，予氯诺昔康处理，第二次后开始加用地塞米松胸腔内灌注。文献报道胸腔内注入地塞米松预处理虽然有可能降低不良反应，但可能导致化学性胸膜炎产生，降低胸水控制效果，故不建议使用。建议先予足量利多卡因加生理盐水充分局麻胸腔，对于体弱、女性患者必要时予阿片类控释药物预服防止剧烈胸痛发生。

（二）药学监护要点

1. 该患者出现果冻样胸腔液原因分析　该患者第 4 次出现果冻样胸腔积液，查阅相关资料，可能与药物之间存在配伍禁忌，或与胸水性质改变相关。《当代肿瘤内科治疗方案评价》（第 4 版）榄香烯乳单药治疗癌性胸水用药注意事项提及：不能用利多卡因代替普鲁卡因注入胸腔内，因利多卡因与榄香烯乳剂发生反应，使之形成凝块，可影响疗效。杭小华等人报道榄香烯乳合并利多卡因胸膜腔注射致过敏性休克 1 例。综上考虑倾向于榄香烯与利多卡因存在配伍禁忌引起患者胸水性状改变。根据 2015 年《中华人民共和国药典》，盐酸利多卡因为酰胺类麻醉药，pH 为 4.0~5.5，盐酸普鲁卡因为酯类麻醉药，

pH 为 3.5~5.0，盐酸利多卡因与盐酸普鲁卡因官能团、pH 有所差异，胸水性状的改变可能与 pH、药物间的化学反应相关，具体的机制有待进一步研究。另外，随着治疗次数增加，胸水渗出减少，药物与胸水浓度的改变也可能引起理化性质的改变。综上所述，临床上使用榄香烯进行腔内给药时，不宜选用利多卡因进行局部麻醉。

2. 药学监护

（1）骨髓抑制为吉西他滨、顺铂的剂量限制毒性，两者联用骨髓抑制风险增加。在应用吉西他滨后可出现贫血、白细胞降低和血小板减少。骨髓抑制常常为轻到中度，多为中性粒细胞减少，一般用药 3~7 天后出现，2 周时达到高峰，以后逐渐恢复。顺铂的骨髓抑制一般较轻，发生概率与剂量有关。嘱患者出院后每 3 天查一次血常规，若感觉乏力等任何不适时及时与主管医生联系，遵医嘱用药或及时就医。

（2）吉西他滨近一半的患者用药后可出现轻度蛋白尿和血尿，但极少伴有临床症状和血清肌酐与尿素氮的变化，注意监测患者尿液。

（3）约 25% 的患者可有皮疹，10% 的患者可出现瘙痒，通常皮疹为轻度，非剂量限制性毒性，局部治疗有效，极少报道有脱皮、水疱和溃疡。

（4）托烷司琼用于预防化疗呕吐，给药时间应为化疗前 30 分钟。对于高血压未控制的患者应慎用，用药后可能引起血压进一步升高。该患者高血压病史多年，用药期间需监测患者血压。

第九节　肿瘤溶解综合征

一、概　　述

肿瘤溶解综合征（tumor lysis syndrome，TLS）是一种肿瘤急症，由大量肿瘤细胞溶解引起，大量钾、磷酸和核酸释放到体循环中。核酸的分解代谢导致高尿酸血症、高钾血症、高磷血症和低钙血症等代谢紊乱，最终发生急性少尿性肾衰竭。

TLS 在血液系统肿瘤中比较常见，如 B 细胞型急性淋巴细胞白血病（acute lymphoblastic leukemi，ALL）及 Burkitt 淋巴瘤，在实体瘤中偶发于小细胞肺癌、晚期乳腺癌等。TLS 的发生与多种因素有关，包括：①肿瘤细胞增殖率高；②恶性肿瘤的化学敏感性；③肿瘤负荷大，表现为直径＞ 10cm、白细胞计数＞ 50 000/ml、治疗前血清乳酸脱氢酶（LDH）超过正常正常值上限两倍、骨髓受累；④高尿酸血症（血尿酸＞ 446μmol/L）、高磷血症；⑤既往肾病史；⑥少尿或酸性尿液；⑦治疗期间发生脱水或水分不足。

TLS是一种严重并发症,可导致患者死亡,并且大多数TLS在化疗后诱导出现。因此,在肿瘤治疗前对TLS的发生风险进行评估和预防显得非常重要。

二、药物治疗原则及方案

TLS是肿瘤细胞破坏后激发的,超过正常生理代谢能力的代谢紊乱综合征。治疗的成功取决于治疗前准确鉴别出高危患者,根据危险度分层进行尽早的预防和治疗。

对于存在高危因素的患者,在化疗前及治疗期间应密切监测LDH、尿酸(uric acid, UA)、血钠、血钾、血钙、血磷、血肌酐和尿素水平;在启动抗肿瘤治疗前给予预防性处理,包括静脉输液、使用黄嘌呤氧化物抑制剂、碱化尿液、使用利尿剂等。

1. 水化 充分水化是预防和治疗TLS的最基本措施。除已有急性肾衰竭、少尿症、尿路梗阻、心肾功能降低者外,所有患者应在肿瘤治疗前24~48小时开始静脉水化。一般来说,每天补液量为$3L/m^2$或者$200ml/kg$(当患者<10kg时),维持尿量$>100ml/(m^2 \cdot h)$或$3ml/(kg \cdot h)$(当患者<10kg时)。如无梗阻或血容量不足,为保持上述尿量,可加用利尿剂,如甘露醇(剂量为$0.5mg/kg$)或呋塞米(剂量为$0.5~1mg/kg$);如有严重少尿或无尿,可考虑单剂量呋塞米(剂量为$2~4mg/kg$)。

2. 降低尿酸 TLS发生的主要原因是尿酸阻塞性肾病,减少尿酸产生是一种预防和治疗TLS的重要措施。尿酸来源于快速释放的细胞内核酸嘌呤的代谢。嘌呤核酸分解代谢依次产生次黄嘌呤、黄嘌呤,最后通过黄嘌呤氧化酶转化成尿酸。

别嘌醇通过竞争抑制黄嘌呤氧化酶阻止次黄嘌呤和黄嘌呤向尿酸转化。因为别嘌醇治疗起效一般需要2~3天,所以在化疗开始前2~3天开始使用,剂量为$200~400mg/(m^2 \cdot d)$。

拉布立海是一种重组尿囊素氧化酶,是一种人体内缺乏的酶。通过尿酸氧化酶促进尿酸分解代谢为尿囊素是降低尿酸的另一个方法。临床研究显示,拉布立海可有效预防和治疗年轻肿瘤患者的肿瘤相关性高尿酸血症。

乙酰唑胺可抑制碳酸脱氢酶,增加肾对Na^+、K^+、碳酸和水的排泄,使用剂量为每次$5mg/kg$,每天2~3次。

3. 纠正电解质紊乱

(1)高磷血症、低钙血症:高磷血症是TLS的一种代谢合并症,低钙血症通常是其伴随情况,继发于高磷血症对破骨细胞的作用。对于高磷血症,可用磷酸结合剂进行治疗。同时,尽可能使用不含磷的药物,避免进食高磷食物。通过调节血磷水平,低钙血症可自行缓解。若患者出现低钙症状时,予葡萄糖酸钙进行治疗。常用于治疗高磷血症的药物包括①氢氧化铝：可延缓磷酸盐在肠道的吸收。剂量为成人每次 500~1 800mg，每天 3~6 次；儿童 50~150mg/（kg·d），分 4~6 次服用。②醋酸钙：可与消化道食物中的磷酸结合成不可溶的磷酸钙排除体外。剂量为成人每餐 1.2g，当血磷 > 6mg/ml 时可考虑增加剂量。③司维拉姆：是一种磷酸盐结合剂，起始剂量为每次 800~1 600mg，每天 3 次。

（2）高钾血症：高钾血症是 TLS 常见的代谢异常，一般发生于化疗开始后 12~48 小时内。高钾血症是细胞内 K^+ 快速释放的结果，最显著的影响是心律失常，血钾轻度升高时可无心电图变化，当血钾 > 6.5mmol/L 时可出现心电图异常。对于血钾轻度升高（血钾 < 5.5mmol/L）患者，增加静脉输液量，静脉给予生理盐水和呋塞米（20mg）；或使用碳酸氢钠 89mmol 加入 5%GS 或水（替代生理盐水）中给予。对于血钾水平在 5.5~6.0mmol/L 的患者，增加静脉输液量和呋塞米的用药剂量，并口服聚磺苯乙烯钠树脂和山梨醇。对于血钾 > 6.0mmol/L，或有明显心律失常的患者，应采用联合治疗。首先，静脉给予 10% 葡萄糖酸钙 10ml，然后增加静脉输液量、呋塞米剂量，50%GS 溶液和 10IU 的胰岛素。除了有充血性心力衰竭病史或左心室功能减退的患者外，其他患者也可口服聚磺苯乙烯钠树脂和山梨醇。顽固性高钾血症在必要时进行血液透析。

三、药学评估与监护要点

案例

患者，男，43 岁。1 年前因上腹部不适伴发热就诊，腹部 CT 发现腹腔多发淋巴结肿大，行剖腹探查、淋巴结活检后，诊断为霍奇金淋巴瘤（混合细胞型）。骨髓活检提示：淋巴瘤骨髓浸润。患者确诊后行 MOPP/ABVD 交替方案化疗 8 个周期。随后复查 PET-CT 示腹膜后、盆腔多个淋巴结肿大，较前病变范围缩小。回家休养 2 个月余，3 天前患者出现高热再次入院。查体：T 38.8℃，P 92 次/min，R 21 次/min，BP 110/68mmHg；心、肺、腹部检查未见异常。肝、肾功能，电解质和凝血四项均正常。胸部 CT 提示双肺多发结节，结合病史考虑淋巴瘤肺浸润；右下肺少许感染。入院诊断为霍奇金淋巴瘤，混合细胞型，ⅣB 期（肺、腹腔淋巴结，骨髓侵犯），病情进展。

入院后经抗感染治疗肺部感染好转，体温降至正常后，予 ABVD 方案化疗（多柔比星 400mg+ 博来霉素 15mg+ 达卡巴嗪 400mg+ 长春新碱 2mg，d1、15）。化疗药物滴注完成后当天，患者出现寒战、高热、气促、呼吸困难、无尿。查体：T 40℃，P 120 次/min，R 30 次/min，BP 100/70mmHg；双下肺大量湿啰音，右下腹压痛。生化示：BUN 18.2mmol/L，Cr 232.3μmol/L，UA 637.5μmol/L，LDH 12 223IU/L，K 6.23mmol/L，Ca 1.42mmol/L，P 2.94mmol/L；凝血功能示 PT 32s，

APTT 103.8s，TT＞120s，D-二聚体阳性。考虑患者出现化疗后急性肿瘤溶解综合征合并 DIC，经对症支持治疗后症状无好转。于化疗后 12 小时行血液透析，连续透析 12 小时候患者一般情况明显好转，体温降低，呼吸困难症状改善，自解小便 400ml。复查各项指标均好转：BUN 12.7mmol/L，Cr 112.1μmol/L，UA 212.4μmol/L，LDH 6 112IU/L，K 3.68mmol/L，Ca 1.51mmol/L，P 1.75mmol/L；凝血功能示 PT 3.11s，APTT 67.4s，TT 68.3s，D-二聚体阳性。随后停止血液透析治疗，14 小时后患者症状再次加重，突然出现呼之不应、昏迷，复查 BUN、Cr、UA、K、P 再次升高，经积极抢救无效死亡。

（一）治疗方案评估

1. 患者评估

（1）男性，43 岁，诊断为霍奇金淋巴瘤，混合细胞型，ⅣB 期（肺、腹腔淋巴结、骨髓侵犯），肿瘤进展。

（2）患者已行 MOPP/ABVD 交替方案化疗 8 周期，复查 PET-CT 示较前病变范围缩小。

（3）患者入院时胸部 CT 提示双肺多发结节，结合病史考虑淋巴瘤肺浸润；右下肺少许感染，体温 38.8℃。入院后经抗感染治疗肺部感染好转，体温降至正常。

（4）患者无明显化疗禁忌证，分期ⅣB 期，治疗目的为姑息性治疗，以减轻症状，改善生活治疗为主。

2. 治疗方案分析与选择　化疗前评估患者发生 TLS 的风险，属于高危的因素有：ⅣB 期霍奇金淋巴瘤、全身广泛浸润。患者化疗滴注完当天即出现寒战、高热、气促、呼吸困难、无尿，且实验室检查结果提示患者确诊 TLS。确诊后经对症处理无好转后即开始血液透析治疗并取得了一定疗效。透析后 UA、LDH 和电解质水平等各项指标均有所好转后暂停血液透析。然而，TLS 进展迅速，且患者合并 DIC，最终患者因机体失代偿而死亡。

如前所述，TLS 是一个进展迅速的肿瘤急症，及时识别高危患者并予以预防对于避免患者的发病和死亡有重要意义。对于本例患者，应在化疗前充分评估患者的 TLS 发生风险，根据风险评估结果对其采取积极的水化、碱化、降低尿酸等预防措施。至于化疗方案的选择也应慎重，可选用发生 TLS 风险相对较低的单药方案进行治疗，同时，应对化疗药物剂量作出相应调整。一旦发生严重的 TLS，应尽快采取血液透析等抢救措施，维持水、电解质平衡，促进肿瘤代谢产物排出体外。在进行 TLS 治疗过程中，应密切监测 UA、电解质、Cr、BUN 等实验室指标，以保证治疗的成功。

（二）药学监护要点

1. ABVD 方案监护要点

（1）血象监测：ABVD 方案中四种药物均可引起血液学毒性，骨髓抑制较为常见,根据《NCCN骨髓生长因子临床实践指南》,该方案发生中性粒细胞减少的风险为中度(发生率为10%~20%)。本方案也可能发生血小板减少。一般骨髓抑制最低点出现在用药后15天,28日左右恢复,因此,治疗过程中应密切监测血象变化,化疗后每3天复查一次血常规。

(2)肝、肾功能监测:肝肾毒性为化疗的常见毒副作用,一般监测血生化中的GOT、GPT、CRE和BUN等指标,一旦出现肝、肾功能异常予以对症处理,必要时须停止或推迟下一程化疗。

(3)心功能监测:多柔比星的急性心脏毒性可通过心电图的心律失常发现,慢性心脏毒性可表现为LEVF降低。故ABVD方案每次化疗前,必须复查心电图以监测患者的心功能。由于蒽环类导致的心脏病变往往出现在停止化疗后的1~6个月,故心功能监测应持续到化疗结束后的6个月。

(4)肺功能监测:博来霉素的肺毒性可出现在10%~23%的用药患者中,表现为呼吸困难、咳嗽、胸痛、肺部啰音等,故使用该药物时需要随时监测肺功能,尤其注意患者肺活量、动脉内氧气分压、肺部听诊等。一旦发现肺部异常,应立即停药并进行对症治疗。同时应尽量避免与胸部放疗同时进行。

2. TLS的预防、治疗监护

(1)化疗前充分评估患者发生TLS的风险,如前所述,该患者属于TLS高危风险患者。故化疗前和化疗开始后都应密切监测尿量、Cr、BUN、电解质、磷、钙、UA、LDH水平,每4~6小时一次,持续48~72小时,并持续心电监护直至治疗结束。患者为高危,应在化疗前24~48小时开始行静脉水化,须维持尿量 > $100ml/(m^2 \cdot h)$。如患者尿量不足,在保证无尿路梗阻的前提下,可加用呋塞米进行利尿。使用碳酸氢钠保证尿pH维持在7.0~7.5。化疗前48~72小时使用别嘌醇促进尿酸排泄。通过以上预防措施以预防TLS的发生。

(2)TLS常无症状,通常在出现实验室检查结果异常时才被发现。部分TLS患者可伴有恶心、呕吐、嗜睡、虚弱、尿液混浊、肾绞痛等症状。本例患者,在化疗滴注完成后即出现寒战、高热、气促、呼吸困难、无尿等症状,且实验室检查示代谢功能异常,考虑出现化疗后急性肿瘤溶解综合征合并DIC,经对症处理无好转后予血液透析。对于发生TLS及相关并发症,如水、电解质紊乱和肾功能不全的患者,尤其是急性肾衰竭、尿毒症和严重电解质紊乱者,应尽可能及时进行血液透析治疗。对于严重TLS者尽早行血液透析,绝大多数可脱离生命危险。

第十节　心理精神异常

一、概　述

肿瘤的发生和发展都对患者的身体、心理造成巨大冲击，如果不能有效应对，可引起如焦虑、抑郁、谵妄、失眠等精神神经症状。据报道，癌症患者在疾病的不同时期伴有精神障碍者占53.7%，主要临床表现为焦虑、抑郁、易激怒、多疑、记忆障碍、知觉障碍、谵妄、幻觉状态、类躁狂状态等。

影响癌症患者精神心理状态的因素包括很多，主要概括为与癌症疾病和治疗相关的因素、一般因素和社会心理因素等。与癌症疾病和治疗相关的因素包括疼痛、肿瘤部位、体能、外科治疗、化疗和放疗。一般因素和社会心理因素包括年龄、性别、婚姻、社会地位、文化程度、经济收入、人格特征、宗教信仰、患病经历、原有精神疾患和社会支持。

二、药物治疗原则

（一）焦虑的药物治疗原则

肿瘤疾病伴发的失眠、抑郁、疲劳、吞咽困难或者其他躯体上的痛苦均可引起患者的焦虑。如果不能去除病因，以上症状是难以控制的。对于末期肿瘤并发焦虑的缓解一般可使用抗焦虑药。详见表8-23。

表8-23　抗焦虑的姑息治疗药物

药物	剂量范围/mg	给药频次	给药途径	备注
苯二氮䓬类				
阿普唑仑	0.25~1.0	b.i.d.~q.i.d.	p.o./s.l.	起效快，短作用
氯硝西泮	0.5~1.0	b.i.d.~q.i.d.	p.o.	起效慢，长作用（可蓄积）
地西泮	5~10	b.i.d.~q.i.d.	p.o./i.v./pr	起效快，长作用（可蓄积）
劳拉西泮	0.5~1.0	b.i.d.~q.i.d.	p.o./i.v./i.m./s.l./s.c.	
TCAs				
地昔帕明	25~300	q.d.	p.o.	镇静、口干、便秘
米帕明	25~300	q.d.	p.o.	
去甲替林	50~150	q.d.	p.o.	
SSRIs				
西酞普兰	20~40	q.d.	p.o.	

续表

药物	剂量范围/mg	给药频次	给药途径	备注
氟西汀	20~40	q.d.	p.o.	
帕罗西汀	10~50	q.d.	p.o.	
舍曲林	50~200	q.d.	p.o.	
抗精神病药物				
氯丙嗪	25~100	b.i.d.~q.i.d.	p.o./i.m./s.c.	
氟哌啶醇	0.5~2.0	b.i.d.~q.i.d.	p.o./i.v/i.m./s.c.	
奥氮平	5~10	q.n.~b.i.d.	p.o./s.l.	

（二）抑郁的药物治疗原则

医生应尽力缓解患者的症状,通过借助抗抑郁药和心理治疗的方式进行;家属和照护团队的支持对抑郁的整个干预是有效的,而且不能被抗抑郁药所代替。整个治疗团队应针对患者的照护要求来恢复患者的情绪,保证不放弃是缓解患者沮丧和绝望心理的最强措施之一。优选针对病理因素所致的症状控制,维护和促进有意义的关系,做好增大化生存治疗的各项努力。目前,《NCCN 心理痛苦的处理临床实践指南》推荐用于抑郁的姑息治疗药物主要有苯二氮䓬类和 SSRIs 类两种,药物的剂量范围、给药频次和用药途径请参考表 8-23。

（三）谵妄的药物治疗原则

首先要对谵妄进行评估,寻找导致谵妄的原因并进行纠正。导致谵妄的原因很多,包括原发于颅脑部的肿瘤,脑转移瘤,缺氧,电解质紊乱,药物引起的谵妄(如糖皮质激素类药物、阿片类药物、抗胆碱能药物、止吐剂、抗焦虑药、抗抑郁药、抗惊厥药等),感染、败血症,营养不良、弥散性血管内凝血、出血(硬膜下血肿),内分泌疾病,尿潴留,疼痛。

上述指南推荐,当患者出现轻、中度谵妄时,可选择的药物治疗方案有:①氟哌啶醇 0.5~2mg p.o. b.i.d./t.i.d.;②利培酮 0.5~1mg p.o. q.d./b.i.d.;③奥氮平 5~20mg p.o. q.d.;④喹硫平 25~200mg p.o. q.d.。重度谵妄可考虑使用:①氟哌啶醇 0.5~20mg i.v.,必要时每 1~4 小时给药一次;②奥氮平 2.5~7.5mg/d i.m.,必要时每 2~4 小时注射 1 次,最大日剂量为 30mg;③氯丙嗪 25~100mg i.m./i.v,必要时每 4 小时给药一次。如果大剂量的抗精神病药物仍不能控制患者的激越症状,可考虑再加用劳拉西泮 0.5~2mg i.m.,每 4 小时 1 次。各种药物应从最小剂量开始至最佳效果。

三、药学评估与监护要点

案例

患者，男性，49岁。体重66kg，体表面积1.72m²。患者2个月前无明显诱因出现头晕、乏力，伴食欲欠佳，近一周症状加重。伴上腹部不适，饱胀感，无明显剧烈疼痛，无恶心呕吐、反酸嗳气，无腹泻，无吞咽困难，无呕血、黑便、便血。至当地医院行胃镜示：胃底胃体巨大溃疡并出血，胃癌？病理示：异性细胞浸润，考虑恶性肿瘤。转院后结合CT、病理、免疫组化、肿瘤标记物等检查确诊为"胃低分化腺癌伴多发淋巴结转移 $cT_4N_2M_1$ Ⅳ期 HER-2(+)Lauren分型：混合型"。起病以来，患者精神尚可，食欲一般，二便无异常，近一年体重下降约7.5kg。

患者既往有晕动病史；有吸烟史20余年，1包/d。父亲因胃癌去世，哥哥50岁诊断为结肠癌。

化疗前相关检查显示无化疗禁忌，于2016年10月20日（d1）给予曲妥珠单抗512mg+多西他赛100mg静脉化疗，10月21日（d2）开始给予卡培他滨片早2.0g、晚1.5g口服化疗。具体过程见表8-24。

表8-24　患者治疗经过、症状表现及处理过程

日期	抗肿瘤治疗药物方案	症状	处理措施	血氨值/（μmol/L）
d1	曲妥珠单抗+多西他赛	间歇性打嗝	巴氯芬10mg p.o. once	
d2	卡培他滨（早2g+晚1.5g）	晚腹泻4次，呕吐3次		
d3	卡培他滨（早2g+晚1.5g）	恶心呕吐、烦躁	帕洛诺司琼0.25mg i.v. once	
d4	卡培他滨（早2g+晚停药）	精神淡漠，坐立不安，少气懒言伴恶心呕吐	急查各项指标，吸氧，灌肠，乳果糖30ml p.o. t.i.d.，门冬氨酸鸟氨酸40g iv.drip q.d.，转化糖电解质500ml iv.drip q.d.	210
d5		较前稍有好转	复查血氨，查DPD酶及5-FU浓度	75
d7		发热38.2℃，腹泻3次，WBC 1.71×10⁹/L	头孢哌酮舒巴坦2g i.v. q12h.，治疗同前	57
d8		发热38.5℃	粒细胞因子100μg i.h. q.d.，抗感染治疗方案同d7	37

续表

日期	抗肿瘤治疗药物方案	症状	处理措施	血氨值/（µmol/L）
d9		全身乏力，无发热	升白、抗感染治疗方案同 d7	
d10	卡培他滨（早2g+晚1.5g）	傍晚一过性发热38.3℃	塞来昔布 200mg p.o. once	
d11	卡培他滨（早2g+晚1.5g）	恶心，傍晚精神恍惚		
d12	停药	精神淡漠，懒气少言伴恶心呕吐	门冬氨酸鸟氨酸 40g iv.gtt q.d.，乳果糖 30ml p.o. t.i.d.，昂丹司琼 8mg iv.drip b.i.d.	93
d13		精神淡漠，懒气少言	乳果糖 30ml p.o. t.i.d.，昂丹司琼 8mg iv.drip b.i.d.	55

（一）治疗方案评估

1. 患者评估

（1）男性，49 岁，临床诊断为：胃低分化腺癌伴多发淋巴结转移 $cT_4N_2M_1$ Ⅳ期 HER-2（+）Lauren 分型：混合型。

（2）患者为晚期、初诊，KPS 评分为 90 分，化疗前各项指标提示患者无化疗禁忌，可耐受化疗。

（3）患者有癌症家族史，父亲因胃癌去世，哥哥 50 岁时诊断结肠癌。

（4）患者有晕动病史，有吸烟史。

2. 患者精神症状及血氨升高原因分析　患者此次为第 1 程行化疗，静脉化疗（曲妥珠单抗＋多西他赛）过程顺利，无出现严重不适。口服卡培他滨 1 天后出现恶心呕吐、腹泻，2 天半后出现烦躁、精神淡漠、坐立不安、懒气少言等症状。患者无颅脑转移瘤、无精神疾病家族史、无酗酒史、无药物滥用史，临床药师考虑药物存在引起谵妄的可能性。

氟尿嘧啶引发血氨升高发生率为 5.7%。卡培他滨致暂时性高氨血症较为少见，发生率仅有 0.1%~0.5%。根据药品不良反应相关性评价 Naranjo's 量表对卡培他滨与高氨血症进行相关性评价：①口服卡培他滨与高氨血症脑病的出现有合理的时间关系；②卡培他滨引发高氨血症脑病已有文献报道；③患者在停用卡培他滨后其症状有所减轻；④患者再次使用卡培他滨后出现相似症状；⑤无药物外的原因引起相同的不良反应。对照 Naranjo's 计分法，卡培他滨得分为 8 分，评定为"很可能"级别（确定相关性的标准：≥9 分为很可能的；5~8 分为可能的；1~4 分为可疑的；≤0 分为不大可能的）。

3. 氟尿嘧啶类药物引发血氨升高的临床特点 氟尿嘧啶类药物引发高氨血症的共同点包括：①80% 左右为胃肠道肿瘤；②64% 发生在第 1 个疗程，氟尿嘧啶剂量大多为 2 400mg/m^2, c.i.v. 46h；③认知障碍的主要表现为反应迟钝、失忆、神情淡漠、共济失调；④认知障碍出现之前大多出现恶心、呕吐、腹泻等消化道症状；⑤血氨范围为 117~611.1μmol/L，超过正常值（47μmol/L）1.5~12 倍。本例患者为胃腺癌患者第 1 程行化疗，发生恶心呕吐、腹泻后出现精神淡漠，懒气少言症状，血氨升高至 210μmol/L。对于使用氟尿嘧啶类药物行化疗的患者，如在化疗第 2 天左右出现较严重的恶心、呕吐、腹泻等消化道症状，应提高警惕，以避免发生较严重的高血氨脑病。

4. 氟尿嘧啶类药物引发血氨升高的可能机制 目前，氟尿嘧啶类药物引起高氨血症的机制仍不明确，存在两种可能的机制：①二氢嘧啶脱氢酶（dihydropyrimidine dehydrogenase, DPD）的缺乏；②氟尿嘧啶的代谢产物氟代柠檬酸的影响。

DPD 酶是 5-FU 代谢的速率限制酶，分布在肝脏、胃肠道黏膜和外周淋巴细胞，DPD 酶缺乏会导致严重的胃肠道反应和骨髓抑制。DPD 酶＜ 1.8μmol/L 或低于正常活性值 70% 时，出现毒性反应的危险性显著增加。该患者 DPD 酶活性为 1.84μmol/L，未达到 DPD 酶缺乏的临界值，且当时检测 5-FU 浓度为 0，但 DPD 酶活性具有生理节律性，即在凌晨 1 点时活性最高，下午 1 点活性最低。该患者抽血时间为凌晨 2 点，因此引发血氨升高的原因不能排除是否由于 DPD 酶缺乏所引起。

5-FU 分解代谢产物氟代柠檬酸可抑制尿素循环，从而使氨不能及时排出体外而导致体内氨的暂时性的升高。如果合并肾功能不全、便秘和体质量下降，可能出现高氨血症。另外，脱水 / 血容量不足、感染等均有可能加重 5-FU 相关性高氨血症。该患者无便秘、感染，但其肌酐清除率仅为 51.02ml/min，体重下降 7.5kg 左右，且血容量不足均为加重因素，可引起 5-FU 相关性高氨血症。

综上，该患者发生高氨血症的机制可能为 5-FU 代谢产物（氟柠檬酸）对尿素循环的抑制作用而引起血氨暂时性的升高，不能排除 DPD 酶缺乏的影响。

（二）药学监护要点

1. 初始治疗方案的药学监护要点

（1）疗效监护：结合患者临床症状，每周期化疗前行肿瘤标志物水平检测，每 6~8 周行影像学检查进行疗效评价。

（2）不良反应监护：该方案的主要不良反应为骨髓抑制、胃肠道毒性、肾脏毒性、心脏毒性、手 - 足综合征和输液反应等。用药期间应注意观察是否发生上述不良反应；定期进行血常规、血生化、心电图等检查。

（3）执行情况监护：卡培他滨在餐后 0.5 小时服用；多西他赛开始滴注几

分钟内可能发生过敏反应,给药的前 10 分钟内滴速宜慢,如发生过敏反应,症状轻微时(局部皮肤红斑)则不需要终止治疗,当发生重度过敏反应时,如血压快速下降、支气管痉挛、全身皮疹等,则立即停止治疗并给予对症处理;曲妥珠单抗与葡萄糖注射液属配伍禁忌,使用时应注意使用配套的稀释液稀释,随后用生理盐水溶解。曲妥珠单抗注意首次输注时间为 90 分钟,如果首次耐受良好,后续治疗的输注时间改为 30 分钟。

2. 高血氨的药学监护要点

(1)紧急情况监护:包括低流量吸氧,心电监护,清洁灌肠,急查血常规、血生化、血氨、血气等各项指标。

(2)一般监护:限制蛋白质摄入,发生神经系统症状时慎用镇静药水合氯醛、速效巴比妥类药物,可使用地西泮或氯丙嗪,注意纠正电解质和酸碱平衡紊乱。

(3)使用药物对症治疗时的药学监护:主要通过减少肠道氨的产生来降低血氨水平,给予乳果糖、促进体内氨的代谢。使用乳果糖期间注意患者大便情况的改变,腹泻时可能出现脱水和电解质紊乱。给予门冬氨酸鸟氨酸以促进体内尿素循环,降低血氨水平。结合本例患者,患者采用上述对症治疗后症状缓解,但再次使用卡培他滨后出现相同症状,故临床药师建议该患者后续治疗不再使用氟尿嘧啶类药物进行化疗。

（刘金玉　徐苏颖　李　梦　王　燕　傅昌芳　邓小莹　韩　娜）